Georg Lehmacher
Keine Angst, wir kommen

www.fontis-verlag.com

Für alle Leser,
die offenen Herzens meine Erlebnisse mit mir teilen.

Für alle meine Kollegen, die mich nicht nur ertragen, sondern die mich – als Freiwilligen, der diesen Dienst nicht jeden Tag macht und aus einem anderen Umfeld immer wieder in die «Rettungsdienst-welt» eintaucht – in ihren Reihen aufnehmen, auch wenn sie mich mit meinen Ansichten und meinem Humor vielleicht manchmal als einen «bunten Vogel» empfunden haben.

Für die Kollegen, die uns im Bereich Ausbildung nicht nur fachlich, sondern auch mental für das, was uns draußen begegnet, seit vielen Jahren sehr engagiert stärken.

Für diejenigen Kollegen, die bei uns oder anderswo in diesem Beruf, in dem wir versuchen, anderen zu helfen, beleidigt oder verletzt wurden oder gar, wie es erst jüngst wieder hier im Landkreis passierte, Opfer aggressiver Übergriffe wurden.

Für meine Familie, die mich immer wieder ermunterte: für den Dienst und zum Schreiben.

Vor allem auch für die, die sich in diesen Diensten und darüber hinaus am meisten um mich bemüht haben: Hans, Thomas und Rosi.

Georg Lehmacher

Keine Angst, wir kommen

*Unfassbare Geschichten
vom Rettungsdienst*

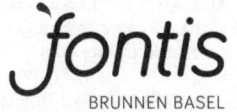

ƒontis
BRUNNEN BASEL

Bibliografische Information der Deutschen Nationalbibliothek
Die Deutsche Nationalbibliothek verzeichnet diese Publikation in der Deutschen
Nationalbibliografie; detaillierte bibliografische Daten sind im Internet über
www.dnb.de abrufbar.

**Zum Schutz von Persönlichkeitsrechten wurden alle Namen,
ferner genaue Ortsangaben und Jahreszahlen, Funkrufnamen
und weitere Details, soweit notwendig, verändert.**

2. leicht veränderte Auflage 2014

© 2014 by `fontis` – Brunnen Basel
Umschlag: Atelier Georg Lehmacher, Friedberg (Bayern)
Fotos Umschlag:
Porträt Georg Lehmacher U1: Uschi Hatzold
Hintergrundbild U1: Georg Lehmacher
Fotos U4: Renate Lehmacher
Foto Klappe: Anke Bimschas
Satz: InnoSet AG, Justin Messmer, Basel
Druck: CPI – Ebner & Spiegel, Ulm
Printed in Germany

ISBN 978-3-03848-005-1

Inhalt

JAN 2005 · TAGSCHICHT
NOTARZTEINSATZFAHRZEUG

EINSATZ # 09105

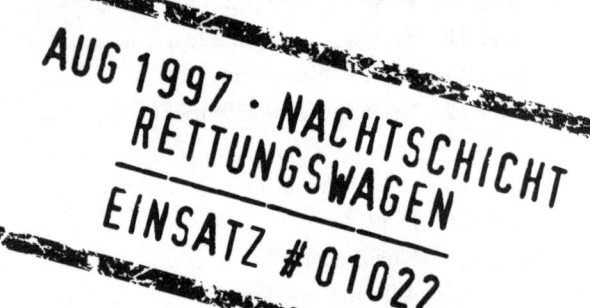

AUG 1997 · NACHTSCHICHT
RETTUNGSWAGEN

EINSATZ # 01022

DEZ 1992 · FRÜHSCHICHT
KRANKENTRANSPORTWAGEN

EINSATZ # 00001 UND 00002

Vorwort

Manch einer der jüngeren Rettungsdienst-Kollegen wird sich an der einen oder anderen Stelle wundern. Wo ist z. B. bei einem VU, der 1983 stattfand, die Stiffneck? Ganz einfach: die gab es damals im Rettungsdienst noch gar nicht. Es hat sich unglaublich vieles entwickelt in den dreißig Jahren, in denen ich dabei sein durfte. Die Trage hieß damals noch Trage, weil man sie trug – und nicht wie heute schob.

Das Wichtigste bei der Reanimation war damals nach dem Adrenalin die Blindpufferung mit Natriumbicarbonat – die heute niemand mehr macht. Defibrillation war damals eine rein ärztliche Maßnahme. Ebenso das Legen eines venösen Zugangs. Der Rettungssanitäter hatte eine Ausbildung von weniger als 600 Stunden – aber um hinten im Patientenraum eines Rettungswagens als Verantwortlicher für den Patienten zu arbeiten, genügte es auch, Rettungsdiensthelfer zu sein – mit 320 Stunden Ausbildung.

Etwa um die Jahrtausendwende herum lernte ich noch, dass das Präoxygenieren des Patienten bei der Rea extrem wichtig sei, weil das Herz dadurch wesentlich effektiver auf die Defibrillation reagiere. Heute lernt man, dass es wichtig ist, mit der Herzdruckmassage zu beginnen, und dass man, wenn es nicht möglich ist, auf die Beatmung notfalls erst einmal verzichten soll.

Viele Änderungen, die nichts mit dem medizinisch-fachlichen Bereich zu tun haben, kamen dazu. 1982 durften Frauen bei uns nur tagsüber die Wache betreten – heute bauen wir rund um die Uhr auf ihre Mitarbeit, ihre Kenntnisse und Fertigkeiten und ihre Kameradschaft.

Der Rettungsdienst muss sich heute mehr denn je mit wirtschaftlichen Fragen auseinandersetzen, und die klassischen Hilfsorganisationen haben private Mitstreiter bekommen. Gesetzliche Grundlagen haben sich verändert – und das Verständnis der Gesellschaft hat sich geändert: In den 80er-Jahren wurde man als Helfer in einer Notlage mit offenen Armen empfangen – heute muss man sich als Helfer absichern, um nicht zur Kasse gebeten zu werden, wenn einem Patienten nicht geholfen werden kann oder gesundheitliche Probleme zurückbleiben. Die Dokumentation ist zu einem eigenen Aufgabenbereich geworden. Fehler in diesem Bereich bedrohen den Helfer oft konkreter als eventuelle tatsächliche fachliche Fehler.

All diesen Änderungen im fachlichen Bereich begegnen wir nicht vor allem durch mehr Technik und Ausrüstung, sondern durch einen besseren Ausbildungsstand und ständige Weiterbildungen. Als Mitarbeiter im Rettungsdienst bin ich dafür vor allem auch denen dankbar, die hinter uns stehen. Und die das, was es an Neuerungen gibt, durchdenken und schematisieren, um es unter schwierigen Bedingungen «griffbereit» zu haben und uns stets neues Wissen zu vermitteln.

– Georg Lehmacher

Kapitel
Furchtbare Schmerzen

Mai 1983

Josef steht im Hof, als ich kurz nach 17.00 Uhr bei der Rettungswache ankomme. Er stopft in seiner Pfeife herum und versucht immer wieder, sie anzuzünden. «Du kannst schon mal den Rettungswagen durchsehen», brummt er. «Ich glaub, die linke Sauerstoffflasche muss gewechselt werden. Und nachher fahren wir dann noch tanken.»

Meine erste Nachtschicht hinten im Rettungswagen. Quasi als Verantwortlicher für den Patienten. Und doch nicht richtig. Ich bin ja nur Rettungsdiensthelfer und Josef der höher qualifizierte Rettungssanitäter. Aber ein ZDL darf bei uns nicht fahren.

«Wir hatten da ein paar, die sind hier mit den Autos so in der Gegend herumgeräubert», hatte Christian, der Wachleiter, mal bemerkt, «was die alles kaputtgefahren haben, das kann keiner bezahlen.» Also ist der Rettungsdiensthelfer und ZDL grundsätzlich immer hinten beim Patienten.

Ich bin ziemlich verschwitzt von der Fahrt an diesem heißen Tag. Mein Fahrrad binde ich an der Halterung der Regenrinne fest. Das Schutzblech ist abgegangen. Wenn ich Glück habe, sperrt mir Josef später die Werkstatt auf, und ich kann es wieder anschrauben.

«Das kannst du auch in die Halle stellen», brummt Josef und nickt in Richtung meines Fahrrads, «es ist eh genug Platz drinnen. Der 1er ist gerade in der Werkstatt.»

Der «1er» ist ein Krankentransportwagen, er hat das Kennzeichen AIC-UV 1. Ein besonderer KTW. Weil er das Vorführfahrzeug der Herstellerfirma war und einen 180-PS-Motor hat, und nicht die zu dieser Zeit üblichen 76-Diesel-PS, wird er gerne gefahren.

«Hatte der UV-1 einen Unfall?», frage ich.

«Nein», schüttelt Josef den Kopf und pafft Rauchwolken vor sich hin. Endlich ist seine Pfeife angebrannt. Ein etwas süßlicher Tabakduft.

«Die Elektrik hatte ein Problem, das Blaulicht ging immer von alleine an. Als ich mit Wolfgang letzte Woche auf der Rückfahrt von Murnau war», lacht er jetzt, «hab ich mich gewundert, dass auf einmal alle vor mir zur Seite fahren. Das war vielleicht peinlich!»

«Und was habt ihr dann gemacht?»

«Die Sicherung raus», sagt er.

«Ach, klar.» Logisch, da hätte ich auch selbst drauf kommen können.

«Aber dann», grinst er, «ging auch der Funk nicht mehr.»

«Aha. Wie ging es dann weiter?», er wartet wohl darauf, dass ich ihn alles einzeln frage.

«Dann ist Wolfi hochgestiegen und hat die Blaulichter mit Dreiecktüchern und Leukosilk zugeklebt.»

«Guter Plan», bemerke ich.

«Ja», sagt er, «und als wir dann in Königsbrunn waren, haben wir tatsächlich einen Notfall bekommen und den Schalter umgelegt und zuerst vergessen, dass die Dinger zugeklebt sind. Aber wir haben es schnell gemerkt. Ist ja niemand zur Seite gefahren.»

Jetzt muss ich grinsen.

«Seid ihr dann erst wieder hochgestiegen und habt die Tücher weggemacht?»

Er schüttelt den Kopf. «Nein, es war nicht weit bis zum Einsatz. Das hätte nur noch länger gedauert. Wir haben den Warnblinker angemacht, und: das Horn ging ja. Und als wir dann am Einsatz waren, ging dafür das Horn nicht mehr aus.»

Ich kratze mich am Kopf. Solche Pannen brauche ich heute nicht. Die erste Schicht hinten im Patientenraum – das ist eh aufregend genug.

«Heute Nacht wird es sicherlich ruhig», sage ich, während ich das Fahrrad wieder losmache.

«Sicher nicht», bemerkt Josef, «der erste warme Tag. Und das noch vor dem Feiertag. Du kannst drauf warten, dass es scheppert. Wenn du ein Motorrad haben willst», scherzt er, «brauchst du dir für so einen Tag nur eine große Wiese zu kaufen.»

Das ist nicht witzig, Josef!

Ein beklommenes Gefühl breitet sich in meinem Bauch aus.

«Ich hoffe, es bleibt trotz des Vatertags morgen ruhig», bemerke ich.

«Christi Himmelfahrt!», poltert er.

«Wie?», frage ich.

«Das ist Christi Himmelfahrt! Nicht Vatertag», brummt er noch einmal. «Erstens», sagt er, «ist es nicht das gleiche! Und zweitens sind wir in Bayern.»

Ich nicke.

«Ich wette, wir haben noch vor Sonnenuntergang einen Verkehrsunfall mit einem Motorrad, Moped oder … Fahrrad», wechselt er wieder das Thema.

Weil mir das erstens nicht recht ist und ich zweitens aus Prinzip gerne widerspreche, setze ich dagegen:

«Ich wette, es wird ruhig heute Nacht und wir haben gar nichts», erkläre ich bestimmt.

Er hält mir die ausgestreckte Hand hin. «Die Wette gilt! Zwei Mark.»

Ich schlage ein.

So eine blöde Idee, gegen ihn zu wetten. Er hat viel mehr Erfahrung. Ich stelle mein Fahrrad in die Halle und schaue in meinem Geldbeutel nach. Es sind noch 1,62 DM drin. Lauter Kupfergeldstücke.

«Geht auch 1,62 DM?», frage ich ihn.

«Das Kleingeld kannst du behalten», bemerkt er.

«Dann 1,50 DM.»

———————

Fernsehen. Es gibt nur drei Programme. Die Nachrichten sind schon rum.

«Das mit den Hitlertagebüchern, die sie da angeblich jetzt gefunden haben ...», fängt Josef an. «Das glaube ich nicht.»

«Die würden das nicht so groß bringen, wenn es nicht sicher wäre.»

«Ach was», winkt er ab. «Das glaubt doch keiner. Dass der Tagebücher geführt hat und keiner hat jemals etwas davon gehört.»

«Und was sonst? Meinst du, die hat jemand nachgemacht?»

«Jedenfalls glaube ich es nicht», sagt Josef noch einmal.

«Die weiße Feder» läuft. Den Film habe ich schon drei Mal gesehen, aber immer noch besser als diese Sendung mit Volksmusik, die Josef vorher unbedingt ansehen wollte.

Ich muss grinsen: Der coole Cowboy hat sich verliebt, küsst die Squaw. Während sie danach immer mit verzücktem Blick im siebten Himmel schwebt, wischt er sich mit coolem Blick den Mund ab.

Die Uhr, die über der Küchentür hängt, zeigt 20.45 Uhr. Draußen ist es noch hell, aber die Sonne ist schon hinter dem anderen Gebäudeteil verschwunden. Ich stelle mich ans Fenster: Auf der anderen Straßenseite sieht man oben auf dem Möbelhaus noch das gelbliche Streiflicht.

«Siehst du», bemerke ich, «ich hab die Wette gewonnen.»

Es ist immer noch schön ruhig. Auch am Funk, der auf der Wache leise im Hintergrund mitläuft, meldet sich nur selten jemand.

«Hm», brummt Josef.

Gerade als die Kamera im Film auf die menschlichen Gerippe im Tal des Todes schwenkt und die Reiter stehen bleiben, klingelt das Leitstellentelefon.

«Von wegen», höre ich Josef.

Aber dann lege ich zufrieden auf. «Ein eiliger Krankentransport. In Gersthofen. Ein älterer Patient mit einem schlechten AZ.» AZ bedeutet «Allgemeinzustand».

«Die Wette habe ich verloren.»

Ohne weiteren Kommentar nimmt Josef das Ledermäppchen, das auf dem Tisch liegt, schnappt sich seine Jacke und geht in den Flur. Ich laufe ihm nach. Er schaut kurz auf dem Augsburger Plan nach der Straße.

«Das ist auf der anderen Seite von Gersthofen», erklärt er, «wir fahren durch Lechhausen und dann auf die A8 und dann über die B17.»

Ich kenne mich in Gersthofen noch überhaupt nicht aus.

Wir fahren vor uns hin. Josef erzählt mir, dass er Zither spielt und wo er schon überall aufgetreten ist, dass dies aber schon lange her ist. Ich höre ihm nur halb zu. In Lechhausen kommen wir an einem Haus vorbei, in dem ich vor etwa zwei Monaten schon einmal war: Wir hatten einen Notfall, eine akute Linksherzinsuffizienz, eine Patientin, der es extrem schlecht ging. Im Treppenhaus hatte sie sich übergeben, im Rettungswagen war sie bewusstlos geworden. Eine Hausärztin war dazugekommen, die sich erst vor kurzem niedergelassen hatte und in den Jahren davor in München auf dem dortigen Notarztwagen tätig war.

«Alles halb so wild», hatte sie gesagt, die Patientin intubiert und dann den Transport begleitet.

«Du kannst dich setzen», meinte sie dann, «ich stehe lieber.»

Christian war losgefahren, Pit hatte den vorderen Sitz im Patientenraum besetzt. Ich den neben der Patientin. Die Ärztin stand mir gegenüber, hatte sich an der Haltestange festgehalten und mir dann noch einmal erklärt: «Alles nicht so schlimm, auch wenn es mal heftiger kommt», sagte sie, «entweder der Patient ist eh schon tot, dann eilt es nicht mehr so. Oder es gibt viel zu tun, dann ist man gut beschäftigt und denkt nicht viel nach.»

Ich hatte ihr zugenickt. Lieber nichts sagen, dann ist es auch nicht falsch.

«Es ist wichtig, dass du nicht weiter groß über diese ganzen Dinge nachgrübelst», hatte sie dann behauptet, «sonst drehst du irgendwann durch.»

Pit hatte ihr zugestimmt: «Am besten gehst du nach dem Dienst nach Hause und vergisst alles wieder.»

Ein paar Tage danach hatte ich den Namen der Patientin bei den Todesanzeigen in der Zeitung gefunden und das Gesicht der älteren Dame immer noch vor Augen. Und die kleine Wohnung, in der alles vollgestellt war. Das Zimmer mit den vielen Nähutensilien, in dem sie keuchend auf dem Sessel gesessen hatte.

Und jetzt, beim Vorbeifahren an ihrem Haus, erinnere ich mich wieder an diesen Einsatz und hab es immer noch nicht vergessen. *Okay – vielleicht werde ich nie ein guter Sani,* denke ich.

«Heee», keift Josef von der Seite, «hörst du schlecht?»

Der Funk. Die Leitstelle ruft uns wohl schon zum zweiten Mal.

Ich nehme den Hörer und melde mich. «31/37 Auftragsänderung: Verkehrsunfall schwer, B300, Gallenbacher Berg», höre ich den Leitstellendisponenten.

Wir sind kurz vor Augsburg-West. Josef gibt Gas, nimmt die Ausfahrt, aber statt rechts abzubiegen, fahren wir durch das Kleeblatt des Straßenkreuzes über der A8. Mitten in der Kurve ist ein Lkw, der nicht richtig weiterkommt. Josef überholt ihn in der Auffahrtsschleife, unser Wagen schlingert, er gerät auf den unbefestigten Teil, Steine prasseln an das Blech. Er fängt den Rettungswagen wieder, dann sind wir an dem Lkw vorbei, Josef schimpft und flucht laut. *Das ist die andere Seite von bayerisch,* denke ich still vor mich hin.

Aber dann wird mir wieder mulmig: Die Leitstelle hat wohl alle Hände voll zu tun. Ich höre mit, dass der Aichacher Notarzt in Pöttmes belegt ist, aber der Rettungswagen aus Aichach zu dem Unfall am Gallenbacher Berg kommt.

«Ein Arzt ist ebenfalls unterwegs zu Ihnen», erklärt die Leitstelle. Dass einige andere Fahrzeuge unterwegs seien, dass sechs verletzte Personen gemeldet sind. Über Funk meldet sich auch eine Polizeistreife und erklärt, dass eine Person eingeklemmt und vermutlich bereits tot sei, fragt nach, wann der Notarzt kommt.

Der Augsburger Notarztwagen meldet sich aus Königsbrunn, er hat einen Patienten an Bord. Man beschließt, den Patienten in einen anderen Rettungswagen umzuladen. Aber dann höre ich, dass man umdisponiert hat und stattdessen der Arzt auf den 31/02 umsteigt und das EKG mitnimmt.

Als wir von der A8 auf die B300 abbiegen, bekommen wir noch mit, dass in Friedberg noch zwei Kollegen, die man zu Hause angerufen hat, einen Krankentransportwagen besetzen. Insgesamt sind erst drei Rettungswagen unterwegs. Und der Notarzt, der aber eine längere Anfahrt haben wird.

«Es ist kein Motorrad», sagt Josef, «also hast du gewonnen.»

Die Wette hatte ich vergessen. *Ja,* denke ich, *und außerdem ist es auch lange nach Sonnenuntergang.*

Die Leitstelle teilt uns mit, dass der Hubschrauber der Bundeswehr aus Landsberg trotz der bereits hereingebrochenen Nacht demnächst starten werde.

Beim Näherkommen sehe ich einen Streifenwagen mit Blaulicht und einen Rettungswagen. Die Unfallstelle ist nicht ausgeleuchtet, die wenigen Blaulichter und ein Warndreieck sind das Einzige, was den Unfallort absichert. Weiter hinten erkennt man im Scheinwerferlicht, dass Teile auf der Fahrbahn liegen und auch, dass seitlich zerstörte Fahrzeuge stehen, in alle Richtungen gedreht. Vor uns stehen einige Autos in einer Schlange, ein Autofahrer schert noch kurz vor uns aus, um zu versuchen, an den anderen vorbeizufahren. Und das offensichtlich, ohne in den Rückspiegel zu schauen. Josef muss scharf bremsen, er schimpft wieder laut vor sich hin. Dann steht uns dieses Auto auch noch im Weg rum, denn überall liegen Trümmerteile herum, und der Fahrer traut sich offenbar nicht weiter.

Ich versuche zu erkennen, wie viele Fahrzeuge am Unfall beteiligt sind: Insgesamt scheinen es drei zu sein. Neben einem der Autos, das von uns aus links steht, leuchtet ein Polizist mit einer Handlampe in den Innenraum.

Beim Aussteigen höre ich Schreie von mehreren Menschen. Vor allem eine männliche Stimme, die sehr laut ist. Ich schnappe mir den Notfallkoffer, die Tasche mit der Sauerstoffflasche und klemme mir noch eine Handlampe unter. «Da sind schon zwei Kollegen», sagt ein Polizeibeamter, «da, dahinten, Sie müssen dort schauen», er zeigt auf ein Autowrack, das im Dunkeln liegt, das man nur durch die Reflexion der Blaulichter auf den zerknitterten Blechteilen erkennen kann.

«Sind in dem Wagen dort zwei Patienten?» Josef keucht nach dem Aussteigen hektisch. Er zeigt auf den Wagen, in den der andere Beamte mit der Lampe leuchtet. Ein Feuerwehrmann versucht offenbar, durch das zerstörte Fenster hindurch eine Herzdruckmassage durchzuführen. Schon von hier aus erkennt man das Gesicht einer Frau, die voller Blut ist und die nach oben starrt.

Das Martinshorn des von gegenüber anrückenden Feuerwehrfahrzeuges übertönt die Schreie, die Scheinwerfer blenden, dann verstummt das Horn. Das Fahrzeug stellt sich leicht schräg an den Rand, einen Moment lang erkenne ich gar nichts mehr in der Dunkelheit.

«Die Frau ist wahrscheinlich tot», sagt der Polizist, er setzt hinzu: «Das hat euer Kollege gemeint. Um den Mann kümmert er sich.»

Josef und ich eilen weiter. Neben dem Autowrack liegt ein Mann, der vor Schmerzen laut schreit. Ich lege den Koffer auf den Asphalt, klappe ihn auf. Die Handlampe stelle ich neben mir ab, schalte sie auf die hellere Stufe, Josef läuft weiter.

Dass beide Oberschenkel gebrochen sind, erkennt man bereits ohne eine genauere Untersuchung. Das Gesicht des Mannes und sein Arm sind voller Blut. Ich habe nicht gelernt, einen Zugang zu legen. Ich versuche, ihm eine Sauerstoffmaske aufzusetzen, drehe die Flasche auf. Der Mann windet sich, schreit laut, schiebt die Maske zur Seite, ich schiebe sie wieder zurück vor das Gesicht.

Vier Wochen als Praktikant mitfahren, zwei auf dem Krankentransportwagen, dann sechs Wochen Zivildienstschule, davon eine Woche Staatsbürgerkunde. Ich bin völlig überfordert. Dieser Mann, der schreit, dass es nicht auszuhalten ist. In diesem Moment könnte ich auf den ganzen Staatsbürgerkunde-Unterricht pfeifen. Der Mann braucht einen Zugang und eine Infusion, etwas gegen die Schmerzen, vielleicht sollte er intubiert und beatmet werden. Ich habe mal heimlich geübt, aber nicht wirklich gelernt, einen Zugang zu legen.

Ich versuche, dem Mann in die Pupillen zu leuchten. Ich meine, dass die Pupillen beidseitig gleich reagieren. Ich lege das Blutdruck-messgerät an, die Manschette zittert in meiner Hand. *Entweder der Patient ist eh schon tot, dann eilt es nicht mehr so. Oder es gibt viel zu tun, dann ist man gut beschäftigt und denkt nicht viel über alles nach.* Dieser Patient ist nicht tot, aber ich bin nicht gut beschäftigt. Ich kann keinen Blutdruck messen, der Puls am Handgelenk ist so schwach, dass ich ihn nicht sicher tasten kann. Für einen Moment schaffe ich es, den Carotis-Puls am Hals zu tasten, der Puls fliegt, ist sicher über 120. Dann windet sich der schreiende Mann zur Seite, bevor ich mit dem Auszählen fertig bin.

Hinter mir läuft eine Maschine hoch, ein Diesel. Ich bekomme mit, dass andere Rettungsfahrzeuge eintreffen, die Pkws, die sich auf beiden Seiten angestaut haben, drehen alle um. Die Straße ist kom-plett gesperrt. Ein Lichtmast wird errichtet, er beleuchtet dieses Auto gegenüber mit der Beifahrerin, die vermutlich nicht mehr lebt. Mit schwerem Gerät beginnt man damit, das zerstörte Auto, dessen Türen sich nicht mehr öffnen lassen, auseinander zu sägen. Es riecht nach Benzin, aber hier auf dem Boden um mich herum ist nichts da-von zu sehen.

Immer wieder brüllt der Mann vor mir so, dass ich kaum etwas anderes mitbekomme. Das Licht der Lampen streift auch seinen Kör-per, schemenhaft sehe ich das schmerzverzerrte Gesicht vor mir, er-kenne Bartstoppeln und Gesichtsmuskeln, die so angespannt sind, dass sie sich durch die Haut hindurch genau abzeichnen. *Dieses Schreien macht mich noch wahnsinnig.* Aus der Ferne hört man das dröhnend-klappernde Geräusch eines Hubschraubers, der sich lang-sam nähert.

Ich lege alles bereit, was man braucht, um einen venösen Zugang zu legen. Gesehen habe ich es einige Male. Erklärt bekommen habe ich es auch. Und dann an einer Puppe geübt. Und dann in der Zivil-dienstschule, obwohl es der Kursleiter verboten hatte, abends im Ab-stellraum neben der Teeküche. *Wenn nur dieses furchtbare Schreien endlich aufhören würde.* Zwei Männer mit fluoreszierenden Helmen kommen in meine Richtung, aber dann sehen sie auf die Oberschen-kel meines Patienten, verziehen das Gesicht und machen einen Bo-gen um mich.

«Ich brauche hier einen Arzt», rufe ich ihnen zu.

«Ist noch nicht hier», sagt der eine. Man sieht, dass er versucht, an dem Patienten vorbeizuschauen. «Die da drüben warten auch», er-gänzt er, «die brauchen ihn auf alle Fälle zuerst.»

Wo ist überhaupt Josef?

Das Klappern der Rotorblätter wird lauter und lauter, man hat das Gefühl, der Hubschrauber müsse schon fast hinter uns sein. Ein Kol-lege, den ich nicht kenne, taucht aus dem Dunkel auf. «Also, was hat dein Patient hier?»

«Die Oberschenkel», ich versuche lauter zu schreien als dieser Mann, «die sind wohl gebrochen. Vielleicht auch noch das Becken. Und eine Kopfplatzwunde, vielleicht was am Arm. Die Pupillen scheinen seitengleich zu reagieren und ...»

«Hast du schon einen Arzt hier gehabt?», unterbricht mich der Kollege, den ich kaum verstehen kann. Zum einen, weil es unglaublich laut ist, zum anderen wegen seines tief bayerischen Akzents.

«Nein.»

Er notiert sich etwas auf einem Zettel und ist schon wieder weg. Das klappernde Geräusch dröhnt aus der Richtung des Wagens, den die Feuerwehr gerade aufschneidet. Jetzt spüre ich richtig viel Wind, ein paar Plastikverpackungen von Infusionen oder Ähnlichem wehen an mir vorbei. Selbst in diesem Lärm ist das grauenhafte Schreien dieses Mannes noch klar zu hören. Dort bei dem Wrack, das links steht, mit den beiden eingeklemmten Personen, ist jetzt alles hell erleuchtet, kurz streift mein Blick eine Person, die mit erhobenen Händen den olivgrünen Hubschrauber mit der leuchtorangefarbenen Tür einweist. Dann wird es leiser, der Wind hört auf, die Rotorblätter werden langsamer und laufen aus.

Ich habe die Nadel in der Hand. *Ich muss aufhören zu zittern.* Ich konzentriere mich. Für einen Moment wird das Zittern weniger. *Ganz ruhig bleiben.*

Als ich ansetze, schreit der Mann besonders laut, zieht den Arm weg, ich ziehe ihn wieder zu mir her. *Hör doch für einen Moment auf zu schreien, bitte!!!* Jemand strahlt mit einer Lampe auf den Arm, genau erkenne ich die Venen nicht. Aber dann spüre ich einen kleinen Widerstand, habe den Eindruck, es könne passen, ziehe die Nadel zurück, um zu prüfen, ob der Zugang richtig liegt. *Das hätte ich nicht dürfen. Aber was kann ich verlieren?*

Eine Erinnerung ist plötzlich nah. «Das ist das Schlimmste am Sterben, die schlimmen Schmerzen, die ein Mensch hat, bevor er dann endlich tot ist. Elendig stirbt der Mensch», habe ich die Stimme meines Opas in den Ohren, der mir das einmal sagte. Jetzt geht es mir immer wieder durch den Kopf. «Dass der Mensch leiden muss, wie ein Hund ...», höre ich seine Stimme in mir.

«Zuerst die Stauung aufmachen», höre ich eine Stimme hinter mir. Ich sehe an einer weißen Hose entlang nach oben. Das ist die Person, die die Lampe hält, die auf das Handgelenk des Patienten gerichtet ist. Aus der Tasche blitzen der Reflexhammer und der graue Schlauch eines Stethoskops. «Na, zuerst aufmachen», sagt die Stimme hinter mir. Die Stimme des Mannes klingt freundlich und ruhig. Bevor ich dazu komme, beugt er sich selbst vor, macht das. «Okay, die liegt», sagt er.

«Es war nur Glück», sage ich etwas leiser.

«Wie bitte ...?», er versteht es nicht.

«Sie sind Arzt, ja?», rufe ich wieder etwas lauter. Er reagiert nicht, die isotonische Kochsalzlösung, die ich bereit halte, schiebt er zur Seite, stattdessen zieht er eine *Haes* aus meinem Koffer, hängt das System daran.

«Im Schuss reinlaufen lassen!»

Er nimmt die Blutdruckmanschette und legt sie um die Plastikflasche, pumpt auf.

«Was nur reingeht! Und danach sofort die andere», ergänzt er, «oder noch eine Haes, egal, schau, dass da anständig was reinläuft.»

«Intubation?», frage ich, «möchten Sie ihn intubieren?»

«Später vielleicht, ich habe jetzt keine Zeit.»

«Haben Sie kein Schmerzmittel für den Mann?», will ich noch wissen. Er hatte sich schon umgedreht, um weiterzugehen, dreht sich nun noch einmal zurück.

«Nichts, was wirklich bei *diesen* Schmerzen helfen könnte!», sagt er. «Habt ihr Opiate im Auto?»

«Nein», antworte ich, «tut mir leid. Wo soll ich es her haben, Opiate dürfen wir nicht.»

«Ich auch nicht so einfach … ich komme wieder, sobald ich mit den anderen durch bin», sagt er.

«Solange der so schreit, atmet er wenigstens», ruft er noch. Dann hält er ein paar Meter weiter bei einem anderen Patienten an. Ich erkenne Josefs Gesicht dort zwischen einigen anderen.

Ein Rettungswagen hält einige Meter weiter hinter mir. Ein Blick rundherum: Inzwischen ist alles voller Blaulichter. Rettungswagen, Polizei, Feuerwehr, ein Krankenwagen.

Das Auto, das so hell beleuchtet wird, ist fast aufgeschnitten. Der Fahrer ist offenbar bewusstlos, die Frau daneben schon im Auto mit einem weißen Tuch abgedeckt.

«Zuerst den Jungen aus dem blauen Pkw dahinten», höre ich die Stimme mit dem starken bayerischen Akzent hinter mir, «dann den hier.»

Ich höre seine Stimme lauter werden, sehe zwei hauptamtliche Kollegen von meiner Wache, die eigentlich vor uns Tagdienst hatten. Sie stellen eine Trage neben mir ab.

«Kommt er zu euch ins Auto?», frage ich.

«Nein, wir haben nur den KTW dabei.»

Ich stehe auf, gehe ein Stück zur Seite, die anderen beiden positionieren sich am Kopf und am Thorax. Rundherum die stroboskopartigen Reflexe der Blaulichter, auf der Wiese, sogar hinten auf den Bäumen, die ein Stück weiter weg sind. Wir heben den Mann, der dabei noch lauter schreit, so gut es geht auf eine Vakuum-Matratze, formen diese rundherum an, saugen ab, langsam wird die Form fest. Dann bringen wir den Mann in das Wageninnere des RTW, mit dem Josef und ich da sind. Der Arzt, der die Infusion angehängt hatte, steigt ebenfalls kurz zu. Ich bekomme mit, dass der Hubschrauber wieder anläuft und startet, am Funk höre ich die bayerische Stimme, die jetzt – so gut es geht in Hochdeutsch – mit dem Hubschrauberpiloten funkt.

«Bitte zur Klarheit, beachten Sie fei die Bäume im Westen und Überlandleitungen im Süden.»

Josef taucht in der Seitentür auf. «Alles so weit klar hier?», fragt er.

«Der Notfallkoffer steht noch draußen», entgegne ich ihm.

Kurz darauf schiebt er ihn in das Seitenfach neben der offenen Tür. Der Arzt hängt eine weitere Infusion an. «Name?», fragt er mich, während er sein Protokoll ausfüllt.

«Keine Ahnung», sage ich.

«Ich frag mal nach», meint Josef und verschwindet wieder.

«Wir können dann demnächst losfahren», sagt der Arzt und fügt hinzu: «Zentralklinikum.»

«Schockraum?», frage ich nach.

«Wir können es ja mal so anmelden», meint er, «aber wir haben insgesamt drei Patienten, die wir eigentlich für den Schockraum anmelden müssten, also müssen wir sehen, was möglich ist.»

Josef kehrt zurück. Er hat eine Jacke in der Hand und einen Geldbeutel.

«Das müsste dem Patienten gehören», erklärt er.

«Die waren jetzt auch am Rotieren», meint Josef. Er zeigt mit der Hand nach hinten, in Richtung des Schockraums, aus dem wir zu unserem Fahrzeug zurückkehren.

«Hast du den Zettel mit dem Namen?»

Er greift an seine Jacke, zieht ein kleines ausgedrucktes Klebeetikett ab, das er nur leicht an den Stoff angeheftet hat, und gibt es mir. Der Name steht darauf, das Geburtsdatum und der Wohnort.

«Und die Krankenkasse?», möchte ich wissen.

«Wir hatten nur den Ausweis», erklärt er, «keine Versichertenkarte, wir müssen morgen noch mal in der Klinik anrufen. Bis dahin haben sie es sicher.»

«Hans-Peter Zäuninger, 12.4.1936», notiere ich. Der Mann ist 47, etwa so alt wie mein Vater.

«Ich hätte ihn für viel älter gehalten», sage ich, während ich schreibe.

«Wenn man krank ist, sieht man nicht jung aus», sinniert Josef.

Ein Kollege kommt vorbei, erkundigt sich nach dem Einsatz, bietet uns eine Zigarette an.

«Ich rauche nicht», sage ich.

«Und ich nur Pfeife», meint Josef, «diese Glimmstängel sind nichts, die zieht man nur gedankenlos rein, ohne sie zu genießen. Wenn ich mir schon den Teer in die Lunge sauge, möchte ich wenigstens Freude daran haben.»

«Der Patient, der mit dem Hubschrauber reinkam, hatte wohl ein Schädel-Hirn-Trauma», sagt Josef dann, «haben sie drinnen gesagt. Beide Pupillen weit und lichtstarr.»

«Beide?», fragt der Kollege, der sich nun selbst eine Zigarette anzünden will.

Josef nickt.

«Dann sieht es nicht gut aus für den», meint er. Das Feuerzeug funktioniert nicht richtig.

Josef schüttelt den Kopf.

«Nein, sieht nicht gut aus», er zieht eine Packung Streichhölzer aus der Tasche und zündet die Zigarette an. «Lass dir mal von einem Pfeifenraucher helfen», meint er süffisant.

«Wir haben nur noch eine isotonische Kochsalzlösung im Auto», erkläre ich Josef, «wir müssen bald auffüllen, vielleicht sagen wir es der Leitstelle, wenn wir uns wieder klar melden.»

Josef schüttelt den Kopf. «So melden wir uns überhaupt gar nicht klar», sagt er, «schau dich mal an.»

Ich sehe an mir runter. Die Hose, mein Hemd und auch die Jacke sind seitlich voller Blut.

«Damit kannst du höchstens Patienten erschrecken, aber rausfahren gar nicht mehr.»

Einen Tag später

Josef sitzt am Tisch in der Küche.

Ein mitgebrachtes Brot und ein Kaffee stehen vor ihm. «Dein Geld», sagt er.

Auf dem Tisch liegt etwas Kleingeld. Mir ist nicht gleich klar, was er meint.

«Die Wette», wird er jetzt deutlicher.

«Behalt das Geld», sage ich.

«Nein, wieso? Du hast gewonnen», sagt er, «ich lass mich doch nicht wegen 1,50 DM lumpen und mir nachsagen, ich habe meine Schulden an einen Zivi nicht bezahlt», erklärt er mir mit einem ernsten Gesichtsausdruck.

«Es war kein Motorrad. Und nicht vor Sonnenuntergang», meine ich, «aber du hattest irgendwie doch recht.»

«Nein: Du hast gewonnen.»

«Ich hab keine Lust mehr auf solche Wetten.»

Er zuckt mit den Schultern. «Dann tun wir es in die Kaffeekasse, basta.»

Ich setze mich hin. «Wo sind denn die von der Tagschicht?», frage ich.

«Die haben mir einen Kaffee gekocht und sind dann rausgefahren», grinst er.

Ich nicke.

«Schon in der Klinik angerufen wegen der Krankenkasse?»

«Ja, privat versichert.»

Ich gieße mir Kaffee ein. Die Milchdose ist leer.

«Im Kühlschrank ist noch welche», sagt er, «noch zwei Dosen.»

Ich bin noch müde.

«Nein, lieber schwarz.»

«Stell dir vor», sagt er, «der hatte gar kein Problem mit dem Hirn.»

«Wer?»

«Der Unfallverursacher, den sie mit dem Hubi in die Klinik gebracht haben.»

«Sondern?»

«Der war so betrunken, dass er deshalb keine Pupillenreaktion mehr hatte.»

«So ... geht das überhaupt?»

Josef zuckt mit den Schultern. «Scheint wohl zu gehen.»

Ich nehme einen Schluck. Schwarz schmeckt nicht. Ich hole mir doch noch die Dosenmilch aus dem Kühlschrank.

«Dann hatte er doch ein Problem mit dem Gehirn», bemerke ich.

«Nein, mit Alkohol», widerspricht Josef.

«Ja», sage ich, «eben.»

«Ach ...», er hält meine Bemerkung offenbar für unpassend und dreht die Augen nach oben.

Juli 1985

Zäuninger. Der Name ist nicht gerade häufig bei uns hier in der Gegend. Eigentlich hatte ich ihn vor diesem Unfall noch gar nie gehört. *Zäuninger* lese ich auf dem Namensschild des Kollegen, der an diesem Tag vor dem Eingang des Krankenhauses in Friedberg steht. Für einen Moment stutze ich, erinnere mich an diese Nacht vor fast zwei Jahren.

Ist das unser Patient von damals? Nein, sicher nicht. Der war bei dem Unfall ja schon 47 Jahre alt. Und dieser Kollege hier ist vielleicht wenige Jahre älter als ich, aber sicher keine 30 Jahre alt. Eher 25.

Ich grüße höflich. Die Kollegen sind aus Dachau. Haben eine ältere Dame hier in die Klinik gebracht. «Aus Dachau hierher?»

«Nein», schüttelt der Kollege den Kopf, «wir waren im Klinikum wieder einsatzklar, aber der Transport ging ja in unsere Richtung, da hat uns die Leitstelle den Transport hierher noch mitgegeben.»

«P. Zäuninger», lese ich nochmals auf dem aufgenähten Namensschild. Vielleicht steht das «P» für Peter. Der Patient damals hieß Hans-Peter, soweit ich mich erinnere.

Ob ich ihn einfach danach fragen kann?

Ich denke an die Schweigepflicht. Lieber lehne ich mich nicht zu weit aus dem Fenster. Ich schiebe unsere Trage in das Auto und verabschiede mich. Inzwischen bin ich nicht mehr Zivi. Ich fahre den KTW, mit dem wir heute unterwegs sind, und habe stattdessen selbst einen Zivi als Begleiter dabei.

Aber dann entscheide ich mich anders und steige doch noch mal aus.

«Hör mal», fange ich vorsichtig an, «bitte entschuldige, wenn ich so frage, aber ... hatte bei dir in der Familie mal jemand einen Unfall?»

«Ja», sagt er, «warst du damals mit draußen?»

Ich nicke.

«Meine Eltern», sagt er. «Beide. Damals haben sie in Klingen bei Aichach gewohnt.»

Ich überlege.

«Wie war das damals?», fragt er mich.

«Na ja», ich überlege, was ich sagen darf und was nicht. «Ich fand es schlimm», winde ich mich um eine konkrete Antwort herum.

Das war vermutlich nicht das, was er hören wollte, sicher wird er noch einmal nachhaken.

«‹P›, steht für?», ich deute auf sein Namensschild.

«Peter», sagt er.

«Und ... wie geht es deinen Eltern heute?», frage ich.

«Meiner Mutter gut. Sie hat ein paar Narben am linken Arm. Aber sonst nichts. Und sie hat panische Angst vor dem Autofahren, vor allem in der Nacht. Mein Vater war fast ein Dreivierteljahr in den Kliniken», erklärt er mir, «er ist früher gerne Fahrrad gefahren. War an den Wochenenden oft wandern in den Bergen. Das geht eben jetzt alles nicht mehr. Lange Zeit sah es so aus, als müsse man ihm das linke Bein ganz abnehmen. Aber er hatte Glück.»

«Das tut mir leid», sage ich.

Er schüttelt den Kopf. «Nein, mein Vater ist sehr glücklich, dass er noch lebt. Ist seit etwa einem Jahr in Pension. Er hat sich sehr verändert», erklärt er, «er ist unglaublich dankbar für jeden Tag, den er hat. Und dass auch meiner Mutter nicht mehr passiert ist. Hast du damals das Auto gesehen?», fragt er mich.

«Das Auto lag im Halbdunkel», sage ich, «ich hatte keine Zeit. Aber gut sah es nicht mehr aus. Überall lagen Trümmer herum.»

Dieses Schreien. Ich erinnere mich nur immer an dieses grauenhafte Schreien.

«Ich hab das Auto gesehen», nickt er mir zu, «ich habe es gesehen. Meine Güte!», sagt er leise.

Sein Nicken ist in ein Kopfschütteln übergegangen.

«Das ging nicht mit rechten Dingen zu. Dass die beide lebend aus dem Auto gekommen sind. Du hättest das Auto mal genau ansehen müssen. Das Lenkrad steckte im Sitz. Meinen Vater hat es während des Aufpralls irgendwie zur Seite gedreht, frag mich nicht, wie. Das war sein Glück. Ich hab mir das Auto am nächsten Tag angesehen.»

Ich hole tief Luft. Wir schweigen.

«Meine Güte», wiederholt er noch einmal, «eigentlich gibt's das gar nicht.»

Er sieht nach oben zum Himmel.

«Verstehe», sage ich.

«Der andere ist verurteilt worden. Zehn Jahre. Da war nichts mehr mit Bewährung», fährt er dann fort, «ich glaube, man hat ihm Vorsatz unterstellt. Und besondere Uneinsichtigkeit. Wie gibt's denn so was: Der hat wohl noch vor Gericht abfällig über das Mädchen geredet, das er zu Tode gefahren hat.»

«Was???», frage ich nach.

«Ja», sagt er, «die war siebzehn, er einundzwanzig und hatte seinen Führerschein davor schon abgeben müssen. Die hatten ihn schon mal betrunken erwischt.»

Oh ja: Ganz sicher hatte der ein Problem mit dem Gehirn, denke ich.

«Und … hat dein Vater mal etwas von dem Unfall selbst erzählt?», möchte ich wissen. «Ich meine, wie er alles erlebt hat?»

Dieses Schreien – es geht mir immer noch nach.

«Hm», es kommt fast lachend aus ihm heraus, «er hat gesagt, es war seltsam. Ein ganz eigenartiges Erlebnis.»

«Eigenartig?», ich stutze.

«Ja. Er hat das Gefühl gehabt, dass er sehr weit weg war. Am Ende eines langen Tunnels. Er hat von dort aus für eine kurze Zeit etwas gesehen, das er für sein Auto gehalten hat. Und jemand in Rettungsdienstklamotten. Und dann hat er eine Stimme gehört, die seine eigene war, die nicht aufgehört hat zu schreien. Aber … er sagt immer, es ging ihm da richtig gut. Schmerzen oder so – die hat er erst später in der Klinik gehabt. Er hat wohl nicht viel mitbekommen.»

«Okay …?»

Mit allem hatte ich gerechnet, nur damit nicht.

«Ich denke, wir müssen dann los», erkläre ich ihm.

«Und du? Du warst nur so dabei? Oder direkt bei meinem Vater? Wie heißt du eigentlich?»

«Georg.»

«Georg …?», es klingt fragend. Ich möchte ihm nicht meinen ganzen Namen nennen.

«Warst du damals auch schon beim Rettungsdienst?», stelle ich ihm eine Gegenfrage.

«Nein. Erst danach. Ich wollte schon immer was machen. Eigentlich mehr Erste-Hilfe-Ausbilder. Nach dieser Sache hab ich mir dann einen Ruck gegeben.»

«Hm», ich überlege. «Sag deinen Eltern einen schönen Gruß, okay? Ich freu mich, wenn es ihm wieder gut geht.»

Er nickt mir zu. «Von Georg, ja?»

«Ja», ich gehe zu meinem Wagen zurück. Der Zivi wartet schon.

Bevor ich die Tür zuschlage, halte ich noch mal einen Moment lang inne.

«Danke», rufe ich ihm noch zu, «du hast mir ziemlich geholfen.»

Er schaut mich fragend an.

Dann schaue ich nach dieser weißen Linie im Rückspiegel, an die ich mich halten muss, um rückwärts die Rampe herunterzufahren.

2. Kapitel
Ich denke manchmal noch an Herrn Krügler

Juni 1985

Freitagabend.

«Ich komm dich vielleicht nachher noch besuchen. Mit wem hast du Dienst?»

«Walter», sage ich knapp.

«Mhm», Renate überlegt. «Und morgen?»

Ich schaue kurz in den Dienstplan, der über meinem Schreibtisch hängt. «Morgen Nacht fahre ich mit Hardy.»

«Dann komme ich wohl eher morgen Abend mal vorbei.»

Mit Walter hat sie kein Problem, aber es geht ihr ein wenig wie mir. Sie kann auch nicht wirklich viel mit ihm anfangen. Er gehört einfach zu einer anderen Generation, hat andere Interessen, es gibt kaum Themen, man sitzt eher herum und schweigt sich ein wenig an oder tauscht Belanglosigkeiten aus. Sind Kollegen da, mit denen man auch außerhalb des Dienstes mal was unternimmt, schaut sie häufig auf der Wache vorbei, und solange wir keinen Einsatz haben, schauen wir uns einen Film an oder spielen Karten oder Mensch-Ärgere-Dich-nicht.

Trotzdem lasse ich ihr das Auto. Falls sie doch noch was unternehmen möchte oder auf die Idee kommt, vorbeizuschauen.

Kurz nach 17.00 Uhr steige ich aus dem Stadtbus. Es ist schwül. Etwas von einem Gewitter liegt in der Luft, aber man sieht nur wenige der weißen Wolken am Horizont. Walters alten Citroën sehe ich nirgends. Normalerweise steht das Auto immer an der gleichen Stelle auf dem Parkplatz, wenn er Dienst hat.

Der Parkplatz des Rettungswagens ist leer. Kurz nachdem ich den Seiteneingang betrete, sehe ich Hardy im Gang stehen. «Guten Abend, Hardy.»

«Hi, Schorsch», begrüßt er mich, ohne mich anzusehen.

Er liest sich durch, was an der Wand angeschlagen ist. Einer der Aushänge betrifft die Einrichtung des Rettungswagens:

«Dienstanweisung zur FAHRZEUGEINRICHTUNG», steht groß darüber.

Darunter wird darauf hingewiesen, dass es in der letzten Zeit häufiger vorgekommen sei, dass vor allem ehrenamtliche Mitarbeiter den Inhalt der Schubladen oder des Notfallkoffers umgeräumt hätten, zusätzliche Medikamente oder Ausrüstungsgegenstände dort untergebracht hätten, deren Einsatz im Rettungsdienst der Wachleitung nicht bekannt gewesen sei, dass andere Ausrüstungsgegenstände nicht an der vorgesehenen Stelle gewesen seien und dass jede Veränderung der Ausrüstung mit der Wachleitung und dem Chefarzt des Kreisverbandes abgesprochen werden müsse und vor allem bei Dienstende unbedingt der ursprüngliche Zustand wiederherzustellen sei.

Zwei weitere Aushänge betreffen das Sommerfest der Wache und das Waschen und Reparieren von Privatfahrzeugen auf der Wache, das nur während der Zeit gestattet sei, in der der betreffende Mitarbeiter ehrenamtlich Dienst mache und der Schichtführer es genehmigt habe. Darunter hängen zwei Postkarten, eine aus Südamerika, und eine stammt von der Nordsee.

Im ersten Moment glaube ich, dass Hardy noch von der Tagschicht übrig ist. «Ist Walter schon unterwegs?», frage ich ihn.

Er schaut mich groß an.

«Na, ist der RTW schon wieder draußen?»

«Nö. Den hab ich heute noch gar nicht gesehen …» Also hab ich mit Hardy Dienst.

«Was ist mit Walter?», möchte ich wissen.

«Keine Ahnung, irgendwie krank, Christian hat mich gestern Nachmittag angerufen.»

Zuerst freue ich mich, dass ich mit ihm Dienst habe. Er ist eher meine Wellenlänge. Außerdem arbeitet er als Krankenpfleger, ist fachlich fit, man hat ein sicheres Gefühl, wenn man mit ihm unterwegs ist und in eine brenzlige Situation kommt. Und man kann immer wieder auch etwas von ihm lernen. Aber dann bin ich etwas genervt.

«Sascha ist auch da, er zieht sich gerade um.»

«Sascha?», frage ich. Auch der arbeitet im Klinikum, auf der Intensiv. «Wieso … was macht der?», möchte ich wissen.

«Wir wollten schon lange mal wieder zusammen einen Dienst machen, er fährt zusätzlich mit.»

«Aha …»

Also bin ich mehr oder weniger überflüssig. Wenn die beiden, die auch sonst ständig etwas miteinander unternehmen, zusammenhängen, bin ich das fünfte Rad am Wagen. «Dann hätte ich auch zu Hause bleiben können …», meine ich.

«Jetzt komm, hab dich nicht so», Hardy verdreht ein wenig die Augen.

«Wir fahren eben zu dritt. Wir können ja ein wenig Medikamente lernen oder was in der Richtung.»

Wenig später sind wir hinten im Wagen und checken alles. «Also zu dritt ist es schon ein wenig eng hier», meint Sascha lachend. «Mach du doch mal 'n Kaffee …»

Genau so hatte ich es mir vorgestellt. Und genau so hatte ich es mir nicht gewünscht.

Als ich zehn Minuten später wieder in die Garage schaue, haben die beiden gerade den Notfallkoffer offen.

«Was macht das denn da?», ich schaue auf zwei Ampullen, die mir an dieser Stelle unbekannt vorkommen.

«Aspisol …», sagt Sascha. «Das gehört eigentlich in jeden Notfallkoffer mit rein.»

«Drinnen hängt extra ein Aushang …»

«Ja-ja», meint er, «wir nehmen es nur heute Nacht mal mit, morgen Früh kommt es wieder raus. Hast du schon das Fahrtenschreiberblatt gewechselt?»

Einzeln sind die beiden wirklich okay, zusammen gehen sie mir manchmal auf die Nerven.

Eine halbe Stunde später sitzen wir in der Wache. Es ist schwül, immer wieder stehen nicht nur mir die Schweißtropfen auf der Stirn.

«Lasix ist ein Schleifendiuretikum …», beginnt Sascha mir zu erklären. Dann fängt er an, mir die Funktionsweise der Niere zu erläutern, aber so detailliert und mit Fachbegriffen angehäuft, dass ich nichts mehr verstehe. Hardy bremst ihn.

«Beschränk dich mal auf das Wesentliche.»

Hardy beginnt noch einmal von vorne, macht mir ein paar Zeichnungen dazu und erklärt mir, dass der Wirkstoff Furosemid ist. «Und hier …», zeigt er auf seine Zeichnung, «also im aufsteigenden Teil dieser Henle-Schleife wird dieses sogenannte Transportprotein gehemmt. Die Folge ist: Da werden richtig große Mengen an Flüssigkeit über die Harnwege», er zeigt wieder auf seine Zeichnung, «ausgeschieden.»

«Ist wesentlich effektiver als der Kaffee», Sascha grinst wieder und kippt noch zwei Löffel Zucker in seinen frisch eingeschenkten Kaffee.

Im Hintergrund läuft das Fernsehgerät. Hardy kommentiert die Nachrichten. «Die sind alle gleich», meint er. «Alle. Breschnew, Andropow, Gorbatschow. Alle kommen sie aus dem Dunstkreis des Geheimdienstes. Und alles skrupellose Apparatschiks.»

«Er hat von einer umfassenden Abrüstung gesprochen», werfe ich ein.

«Pah. Vergiss es», sagt Hardy. «Da wird sich in hundert Jahren nichts tun.»

«Ich glaube doch. Denen geht das Geld aus für die Rüstung», bemerke ich.

«Die lassen doch eher ihre Leute verhungern ...», entgegnet mir Hardy.

«Können wir hier vielleicht mit der Niere weitermachen und das Fernsehgerät ausschalten?», meint Sascha verärgert.

Kurz darauf unterhalten sich die beiden über langzeitbeatmete Patienten und über Personalien von Leuten, deren Namen ich noch nie gehört habe. Und diese Diskussion ist noch wesentlich hitziger als meine mit Hardy über Politik.

Als endlich das Leitstellentelefon klingelt, ist es schon kurz vor 20.30 Uhr. Ich bin fast froh, dass wir endlich mal rauskommen. Hardy ist vor mir im Gang, er steht anstelle von Walter als Fahrer im Dienstplan.

«Macht es dir was aus, wenn Sascha vorne sitzt ...?»

Natürlich macht es mir was aus. Wirklich nervig.

«Nein, ist mir egal», antworte ich beleidigt.

Als Sascha den Einsatz aufnimmt, stehe ich noch an dem Trennfenster zwischen dem Patientenraum hinten, wo ich eingestiegen bin, und dem Cockpit und höre mit.

«Krügler, Atemnot, Carl-Baader-Weg 25, Notfalleinsatz», höre ich die Stimme der Leitstelle.

«Ach je ...», sage ich.

«Was?», möchte Sascha wissen.

«Da fahren wir zurzeit drei Mal in der Woche hin», übertreibe ich ein wenig.

Hardy ist schon auf den Hof gefahren, schaltet das Blaulicht an. Ehe ich mich hinsetze, erkläre ich den beiden noch durch die Luke:

«Das ist ein Drogenabhängiger: Heroin. Da waren wir in den letzten Wochen mehrfach, weil seine Mutter uns angerufen hatte, aber es war vor allem ein häuslicher Streit. Nur einmal haben ihn die Kollegen mitgenommen, da war er ausgerutscht und hatte sich den Arm verletzt, aber der kam am gleichen Tag zurück. Ich dachte, er wäre gar nicht zu Hause ... Ich hatte vergangenen Dienstag Spätschicht, da haben wir ihn als normalen Krankentransport abgeholt zum Entzug. Bin mal gespannt, was heute wieder ist ...»

Dann setze ich mich auf den Stuhl und schnalle mich an. Von hier hinten sieht man kaum etwas vom Verkehr. Ab und zu die Straßenlaternen, die in der hereinbrechenden Dunkelheit schon über mir strahlen und über der Dachluke in rhythmischen Abständen nach hinten verschwinden, ein paar Mal erkenne ich das rote Licht von Ampeln. Immer mal wieder Seitwärtsbewegungen des Rettungswagens, die ich ebenso wenig nachvollziehen kann wie das Aufschalten des Horns. Ich sehe nicht, wann wir an eine Kreuzung heranfahren, und ebenso wenig den Verkehr um uns herum.

Einmal höre ich Sascha laut «Obacht!» rufen, und Hardy steigt in die Eisen. Vor meinem Inneren habe ich diesen Harald Krügler, einen jungen Mann, den ich in den letzten Monaten tatsächlich häufiger vor mir hatte, der ein wenig an Brian Jones erinnerte mit seiner Frisur, der auch jetzt, wo es warm war, meist Jacken oder Pullis mit hohen Kragen trug und der auf Fragen oder den Versuch einer Unterhaltung meist nur mit einem Lächeln reagiert hatte, das ebenso sonnig und freundlich wie auch irgendwie arrogant wirkte. Dieser Krügler, der kaum älter sein mochte als ich, den ich immer korrekt mit «Sie» angeredet hatte, obwohl er mich einfach duzte. Noch am letzten Dienstag hatte ich irgendwie versucht, mit ihm ins Gespräch zu kommen.

«Na, jetzt wird es warm, jetzt kommt der Sommer doch noch», hatte ich versucht, eine Unterhaltung zu beginnen.

«Du verstehst 'ne Menge vom Wetter», hatte er ironisiert. «Und sicher auch eine Menge vom Leben, was?»

Ein seltsamer Typ, der etwas Trauriges in seinen Augen hatte und mir trotz seiner Überheblichkeit sympathisch war.

Danach hatten wir schweigend hinten in diesem Krankentransportwagen gesessen, bis er sich kurz vor der Klinik erkundigt hatte, wann wir endlich da seien, um endlich «eine zu rauchen». Und jetzt waren wir also wieder zu diesem Mann unterwegs. *Vermutlich hat er den Entzug abgebrochen.*

Kurz darauf gibt Hardy ein letztes Mal Gas, der Wagen macht einen Schlenker, dann bremst er stark ab, und das verstummende Motorengeräusch wird durch das regelmäßige Klacken der Warnblinkanlage ersetzt. Noch bevor ich richtig aufgestanden bin, öffnet sich die Schiebetür an der Seite. Sascha schnappt sich den Notfallkoffer, Hardy das EKG. «Bring du den Absauger und die Sauerstofftasche mit.»

Klar, Hardy, ich bin ja nicht blöd, was noch fehlt, trage ich euch dann schon hinterher.

Obwohl ich mir für einen Moment noch überlege, dass wir beides sicherlich nicht brauchen, denn um wieder einmal einen Familienstreit zu schlichten, brauchen wir eigentlich das ganze Zeug nicht. Die beiden stehen schon vorne an der Tür mit der geriffelten Glasscheibe, Sascha klingelt, die Tür ist offenbar nur angelehnt, die beiden verschwinden im Innern.

«Die Treppe rauf und dann rechts …», rufe ich noch, aber die beiden bleiben im Gang stehen. Einen Moment später bin ich auch im Haus und sehe auch, warum. Da steht ein älterer Herr, etwa sechzig Jahre alt, den ich bis dahin noch nicht gesehen habe. Er trägt graue Shorts und ein Unterhemd und Sandalen. Er ist schneeweiß, zitternd hält er sich an einer Kommode fest, er ringt um Luft, scheint um jeden Atemzug zu kämpfen.

«Los, schnell, die Trage …», schreit mir Hardy entgegen.

Ich will mich umdrehen, da ruft Sascha: «Den Sauerstoff, schnell», und reißt mir die Tasche aus der Hand.

Ich bekomme noch mit, dass Hardy den Mann fragt, ob er Schmerzen in der Brust hätte, aber der versucht nur krampfhaft, mit weit aufgerissenen Augen irgendwie Luft zu bekommen.

Ich laufe zum Auto, reiße die hinteren Türen auf und schnappe mir, so schnell es geht, die Trage, aber da kommen mir die drei schon entgegen.

«Lass drinnen …», sagt Hardy.

Sascha versucht, dem Mann eine Sauerstoffmaske vorzuhalten, ein paar Mal versucht der, diese wegzuschieben.

«Das ist, damit Sie besser Luft bekommen», erklärt er dem Mann.

Ich schiebe die Trage wieder auf das Gestell, die beiden stützen ihn unter den Achseln, er ist schneeweiß, so weiß habe ich noch nie eine Haut gesehen wie die dieses Mannes. Mit einem Mal ist mir wesentlich wohler, dass die beiden das Ganze in die Hand genommen haben und ich ihnen mehr oder weniger nur noch assistiere.

«Hol das Zeug, das noch drinnen steht», ruft Sascha.

Hardy winkt ab. «Bestell erst den 01, vermutlich ein Infarkt oder eine Lungenembolie …»

Der «01», der Notarztwagen aus dem Klinikum, der den Funkrufnamen 33/01 hat. Während die beiden versuchen, den Mann, der sich zunächst dagegen wehrt, nicht mehr zu stehen, auf die Trage zu legen, funke ich.

«Leitstelle von 33/37.»

«33/37, Sie haben gerufen?»

«Notarztnachforderung, Verdacht auf einen Infarkt.»

«33/37, Notarzt derzeit belegt», höre ich die Stimme am Funk.

Der Patient liegt inzwischen auf der Trage, Hardy schiebt ihn nach innen, Sascha ist neben mir eingestiegen, jetzt spart er sich die laut Funkregeln vorgeschriebene Höflichkeitsform, schnappt mir den Hörer aus der Hand: «Schau zu, das du einen Doktor herbekommst!»

Kurz darauf hört man die gleichförmige Stimme des Leitstellenmitarbeiters: «Verstanden … 33/01 mit Standort, können Sie den Doktor entbehren …?»

Den Rest bekomme ich nicht mehr mit, ich bin auf dem Weg nach drinnen, hole den Koffer und das EKG.

Als ich zurückkomme, ist Hardy dabei, einen Zugang zu legen, Sascha legt die Sachen zurecht, die man für eine Intubation braucht.

«Wollt ihr ihn intubieren?», frage ich.

«Komm, kleb das EKG.»

Aber da bin ich eh dabei.

Einen Moment später schauen die beiden kurz auf das EKG. Der NAW meldet sich am Funk.

«Wir haben den Patienten im Auto, den Notarzt brauchen wir nicht unbedingt, der steigt um auf den 33/05.»

«Verstanden», das ist wieder die Stimme der Leitstelle. «33/37, nehmen Sie Kontakt auf mit dem 33/05.»

Dieses Mal funkt Hardy. «33/05 mit Standort?»

«Leitershofen, Deuringer Straße …»

«Wir fahren Ihnen dann gleich entgegen, vorgeschlagener Treffpunkt Rotes Tor, Patient mit cardiogenem Schock», sagt Hardy, während er mir mit einem Nicken die Schlüssel zuwirft.

Einen Moment später sitze ich vorne, sehe mich noch einmal um. Dieser ältere Herr, dieses schneeweiße Gesicht. *Der Mann wird sterben,* schießt es mir durch den Kopf.

«Okay, können wir?»

«Junge, die Flügel raus, gib Energie!», schreit Hardy von hinten, ich fahre los. Ein paar Sekunden später biege ich auf die Friedberger Straße ein. Ein paar Mal sehe ich mich um, Hardy und Sascha, die an der Infusion drehen, Medikamente aufziehen, aber dann konzentriere ich mich auf das Autofahren, so schnell wie möglich und gleichzeitig so ruhig, wie es nur geht. Ich versuche, jeder Unebenheit der Straße auszuweichen oder sie langsam zu passieren. Kurz vor dem Roten Tor sehe ich das erste Mal die Blaulichter des entgegenkommenden Fahrzeugs, bremse langsam ab und bringe den Rettungswagen zum Stehen, der 33/05 fährt von vorne auf meine Straßenseite und hält direkt vor mir an. Während ich die Handbremse anziehe, sehe ich schon einen kleineren älteren Mann in einem weißen Arztkittel aus dem gegenüberstehenden Fahrzeug aussteigen. Ich steige ebenfalls aus, gehe zur Seitentür.

Hardy winkt mir zu: «Bleib vorne, Georg, hier hinten ist es voll genug.»

Er klingt nicht mehr so aufgeregt wie noch am Einsatzort.

Als ich wieder auf dem Fahrersitz bin und nach hinten schaue, sehe ich, dass Sascha schon das Beatmungsgerät an das Tubusende anschließt, das bereits aus dem Mund des Patienten ragt. Sascha und Hardy unterhalten sich kurz mit dem Arzt, die Szene hat etwas Vertrautes, offenbar kennen sie den Notarzt bereits aus der Arbeit in der Klinik. Diese weiße Hautfarbe, dieser Blick des alten Mannes, dieses Zittern, als er ein paar Minuten vorher noch an der Kommode stand und sich festhielt, hatte etwas sehr Eindringliches. *Wie ein letztes Festhalten an dieser Welt.* Innerlich bin mir sicher: *Er wird noch in der Nacht sterben, es gibt nichts mehr, das das aufhalten kann.*

Dieser Kampf um das Überleben, dieses krampfhafte Ringen um jedes bisschen Luft, welch ein furchtbarer Abschied aus dieser Welt, er tut mir einfach nur leid. Dann gibt mir Hardy ein Handzeichen, ich ziehe an dem vor mir stehenden RTW vorbei, fahre weiter Richtung Klinik. Leise höre ich Hardy hinter mir, sehe ihn kurz im Rückspiegel, den Funkhörer in der Hand, ohne zu verstehen, was er sagt, dann die Stimme des Leitstellenmitarbeiters, der wiederholt, was er von Hardy aufgenommen hat:

«Patient, circa 65 Jahre alt, männlich, intubiert, beatmet, Hinterwandinfarkt, cardiogener Schock, Voranmeldung mit Anästhesie, nach Möglichkeit direkt auf die Intensiv, circa fünf Minuten Fahrzeit, verstanden.»

Tatsächlich sind wir nach etwa sechs Minuten in der Klinik, die orangen Rundumleuchten an der Decke blinken uns entgegen. Die Kollegen vom 33/01, die ein paar Minuten vor uns wieder hier eingetroffen sind, erwarten uns mit dem Tragegestell, das man zu dieser Zeit noch unter die einfachen Tragen, die wir in den 80er-Jahren benutzen, schieben muss. Ich rangiere rückwärts auf die Stellfläche, steige kurz hinten zu, Hardy zeigt auf das EKG, ich nehme es in die Hand, während der Notarzt die Beatmungsplatte mit aus dem Rettungswagen schiebt. Wenig später laufen wir, so schnell es geht, durch die langen Gänge der Klinik, das Geräusch von acht Füßen und das maschinell regelmäßige Atemgeräusch des Beatmungsgerätes eilen uns voraus.

Kurz vor 22.00 Uhr. Ich bin als Einziger schon wieder mit der Trage und den Geräten runter zu unserem Rettungswagen gefahren, um alles wieder klar zu machen, während die anderen noch oben bei der Patientenübergabe sind. Der Sauerstoff des Beatmungsgerätes ist fast leer, noch 30 Druck, ich tausche die Sauerstoffflasche aus. Die verbrauchten Medikamente können wir erst auf der Wache auffüllen, die Trage ist schon wieder frisch bezogen, die Schreibarbeit ist gemacht, das Intubationsbesteck ist gereinigt und so gut es ging hier in der Klinik desinfiziert. Ich gehe rein und hole mir etwas zu trinken, diese schwüle Hitze macht Durst.

Fliegen, die an diesem heißen Tag nervös durch die Halle fegen, vor allem in der Nähe der Abfalleimer. Eine der Fliegen, die gerade in der Nähe des Einstiegs auf dem Rücken liegt und sich immer wieder bewegt.

Wie dünn der Faden wohl ist, an dem unser Leben hängt? Ob der ältere Herr am Morgen schon geahnt hat, dass es ihm am Abend so schlecht gehen würde? Ob der Infarkt verschleppt wurde oder ganz plötzlich kam? Und wir? Was wissen wir darüber, wie für jeden Einzelnen von uns die Nacht ausgehen wird?

Vor ein paar Jahren erst war hier in der Gegend ein Mitarbeiter der Feuerwehr bei einem Einsatz getötet worden. Vor einigen Monaten hatte ein Zeitungsartikel über einen tödlich verunglückten Sanitäter in der Wache gegangen. Und selbst abgesehen von all diesen Risiken im Dienst: Wie sicher ist das Leben?

Ob dieser Herr Krügler noch etwas mitbekommt von seiner Behandlung? Dass er beatmet wird? Ob man wirklich, wenn man eine Narkose bekommt, nichts mehr erlebt? Ob man vielleicht nur in einem traumähnlichen Zustand ist? Dabei vielleicht ganz genau miterlebt, was passiert, möglicherweise heftige Angst oder Schmerzzustände durchlebt – und sich nur danach an nichts mehr erinnern kann? Ob man solche Dinge überhaupt zuverlässig erforschen kann?

«Schlaf nicht ein …» Hardys Stimme. Ich hatte gar nicht gehört, dass sich die Flügeltüren der Klinik geöffnet hatten.

«Alles paletti?», fragt er.

«Ja, schon …»

«Auto auch wieder klar?»

Ich nicke.

«Wie geht's denn dem Herrn Krügler?», möchte ich wissen.

«Da kann man noch gar nicht viel sagen», meint Sascha. «Wenn er es bis morgen Abend schafft, hat er 'ne gute Chance.»

Ich möchte noch etwas sagen, aber da ist es schon zu spät. Hardy ist an mir vorbeigelaufen, die Fliege hat er nicht gesehen, jetzt ist er draufgetreten. Vermutlich wäre sie auch nicht mehr weit gekommen …

«Du kannst natürlich auch mal vorne sitzen, wir wollten nur vorher mal …»

«Nein, ist schon okay, ist mir egal.» Jetzt ist es mir tatsächlich egal.

«Oder fahren …? Wir müssen das ja nicht so eng sehen …?»

Ich reiche ihm den Schlüssel.

Als wir auf dem Rückweg sind, fängt es an zu regnen, ein lautes Rauschen, dann prasselt es mit aller Gewalt auf das Autodach. Die Scheibenwischer schaffen es nicht, die Sicht frei zu halten. Die beiden unterhalten sich, ich habe keine Ahnung, worüber. Einmal dreht sich Sascha fröhlich nach mir um und winkt mir zu.

Ich werde diesen Anblick nicht los, diese zitternde Angst, dieses verzweifelte Ringen, dieser letzte Versuch, etwas festzuhalten, diese Augen, die uns fast nicht mehr wahrgenommen haben.

———

Einige Stunden danach.

Das kreischende Geräusch der Nadeldrucker, das immer durch den ganzen Raum dröhnt, ist verstummt. Ich stehe auf und laufe zu den Kabinen.

«Ich hab die Frau angemeldet», sage ich. Ich drücke Hardy die Akte in die Hand. Der letzte Einsatz: eine Dame Mitte dreißig mit einem Asthmaanfall. Die Uhr über der Tür der Kabine zwei: 7.05 Uhr. Wenn es gutgeht, wenn wir auf der Rückfahrt nicht noch einmal etwas «reinbekommen», fahren wir nur noch zur Wache und übergeben das Auto an die Kollegen von der Tagschicht.

«Sascha?», frage ich Hardy.

«Ist auf Kabine fünf, telefoniert im Haus herum.»

Ich nicke. Dann gehe ich zurück zu unserem Rettungswagen. Die Augen brennen. Draußen ist es schon wieder hell. Die Gewitter der Nacht haben eine schöne, klare Luft hinterlassen.

Dann höre ich ihre Schritte: Sascha und Hardy, die durch die Tür auf mich zukommen.

«Und?»

Sascha schüttelt den Kopf. «Er hat es nicht geschafft. Sie haben ihn schon runtergefahren in die Pathologie.»

Diese brennenden Augen, wenn man zu lange wach war.

Diese wunderbare, schöne klare Luft an diesem Morgen. Ein tiefer Atemzug, es tut gut.

So ein Atemzug hätte Herrn Krügler auch gutgetan.

Kapitel
Das Leben geht weiter

August 1985

Das Leben geht weiter.

Die nächste Nachtschicht: an einem Samstagabend.

«Biberle?», frage ich Sebastian.

Er zuckt mit den Schultern. «Hab ich seit diesem Dienst vor zwei Wochen auch nicht mehr gesehen.»

«Es hat ihn ziemlich mitgenommen», sagt er.

«Mich auch», entgegne ich knapp.

Er zündet sich eine Zigarette an.

Sieht fast ein wenig zittrig aus, der Glimmstängel in seiner Hand. «Ja.»

Er bläst den blauen Dunst nach oben.

Manchmal kommt mir dieser Einsatz, der nun vierzehn Tage zurückliegt, vor, als läge er in einer fernen Vergangenheit. Manchmal scheint es, als ob alles gerade erst in diesem Moment passiert sei. Es gibt Momente, da scheint es mir, als könne ich einfach noch einmal zu diesem Krankenhaus fahren, dort noch einmal mit dieser Conny und Mo reden. Die letzten Tage hatte ich versucht, nicht mehr dran zu denken, aber jetzt auf der Wache – und dazu noch ein Dienst mit Sebastian, der dabei war, als wir Conny vor dem Eingang der Klinik kennengelernt hatten. Als wir wenig später dieses Mädchen, das wir gerade noch gesehen hatten, nach diesem Unfall tot im Wald fanden. Nicht mal eine Stunde, nachdem wir uns gegenübergestanden hatten, in die Augen gesehen hatten, waren da keine Augen mehr. Nur die Spanne einiger Minuten, nachdem wir miteinander gelacht hatten, war in diesem Gesicht mit den feinen Sommersprossen kein Leben mehr.

Sebastian war dabei gewesen. Und Andreas alias «Biberle» als Praktikant.

«Ich glaube, Biberle hätte heute Tagdienst gehabt. Dann hätten wir ihn noch sehen müssen. Aber er hat wohl abgesagt», sage ich.

«Ja», Sebastian weiß genau, was ich fragen will, aber er reagiert nicht.

Es wird schon wieder früher dunkel. Ich werde diesen Kaffee trinken und dann das Auto checken.

«Ja», sagt er noch mal, während er wieder den Rauch nach oben bläst. «Weißt du schon, was du essen willst?», fragt er dann.

Ich zucke mit den Schultern.

«Das Leben geht weiter», behauptet er dann.

«Ja», entgegne ich.

«Immer», sagt er.

«Mein Vater», erklärt Sebastian dann, «sagt immer: Leben ist, wenn du Aufgaben hast. Und die Aufgaben finden, die zu dir passen, ist das Wichtigste im Leben. Er sagt …» Sebastian macht eine Pause. Mit seinem Geschwätz nervt er mich. «… die Aufgaben finden dich und deine Talente. Und du musst sie nur annehmen. Mein Vater meint, du musst nur offen sein. Deine Talente, sagt er, die Aufgaben, die du übernimmst, das ist gottgewollt. Öffne nur deine Hände und dein Herz.»

Ich höre nicht richtig zu. Und nehme es doch irgendwie auf. Leere Worte. Da ist vor zwei Wochen dieses Mädchen gestorben, mit dem wir kurz davor noch gelacht haben. Mein Herz ist nicht offen, und meine Hände halten krampfhaft den Kaffeebecher fest.

Ich sehe mich in der Wache um, die Bilder, die dort hängen. Mit Kollegen drauf, die stolz vor Rettungswagen stehen. Dabei zu sein ist gut. Aber vielleicht höre ich auch bald auf hier, und das alles wird Vergangenheit sein. Vielleicht bin ich nicht der richtige Typ für das hier.

«Manchmal kannst du einfach nichts machen», höre ich in mir Biberles Stimme nach diesem Einsatz. In mir spüre ich den Frust. Und wenn man gerade dann, wenn man es unbedingt will, eh nichts ausrichten kann, warum dann dieser Dienst? Manchmal frage ich, wie viele von den Patienten, die wir versorgen, auch trotz unserer Hilfe irgendwie überlebt hätten. Man weiß es ja nicht. Wie gering unsere Macht manchmal ist.

Nach einer schnellen Anfahrt ankommen und schon zu spät sein, bevor man losgefahren ist. *Ich mache das noch ein paar Monate, und dann höre ich auf.*

«Jedenfalls», höre ich Sebastian wieder, «geht das Leben immer weiter.»

«Ja», ich nehme einen Schluck, die Tasse ist leer. *Halt doch mal den Mund, Sebastian,* denke ich.

«Immer, Sebastian. Nur nicht immer für alle», entgegne ich ihm.

Dann stehe ich auf und gehe raus in die Halle, lege den Koffer auf die Ablage vor der Zwischenwand in dem Rettungswagen, öffne ihn. Sehe alles durch, prüfe die kleine Lampe am Spatel des Laryngoskops. Checke die Anzahl der Verbandspäckchen. Gehe die Medikamente durch.

Sebastian. Er ist hinterhergekommen.

Ich sehe ihn durch die Luke vorn stehen, er hat die Kühlerhaube geöffnet. Ich sehe, wie er den Ölstab in der Hand hält und mit einem Tuch abwischt. Ich sehe in seine Richtung. Für einen kleinen Moment lang kreuzen sich unsere Blicke, dann sieht er weg.

Der Koffer ist okay, ich schiebe ihn zurück in die Halterung, hole das EKG raus, aber da klingelt schon das Leitstellentelefon. Sebastian geht an den Apparat, während ich das EKG zurückstelle, mich auf dem Beifahrersitz platziere und den Hörer in die Hand nehme.

Bitte nicht wieder so was, schießt es mir durch den Kopf.

«Ein Krankentransport», sagt Sebastian, als er kommt.

«Eilig?», hake ich nach.

«Geh auf Empfang», sagt er. «Ist eine Rückfahrt vom Krankenhaus in die Wohnung. Der Patient wartet schon seit fast vier Stunden, aber die haben keinen Krankentransportwagen frei, jetzt sollen wir …»

Na klasse. Seit vier Stunden: Jetzt bekommen wir als Erstes zu Schichtbeginn einen vermutlich verärgerten Patienten. Ich melde mich am Funk, nehme den Einsatz entgegen, Sebastian fährt bereits, das Tor hinter uns schließt sich schon wieder, als ich die Daten notiert habe.

Aber als wir an der Ampel stehen, wenige Meter vom Lichtsignal entfernt, meldet sich die Leitstelle noch einmal: «31/37 Auftragsänderung …»

«Okay», sagt Sebastian trocken. «Wir sind wieder im Geschäft …»

Einen Moment lang ist es ruhig am Funk. Dann meldet sich der Leitstellendisponent wieder.

«Fahren Sie mal Richtung BAB 8, Auffahrt …»

«Auffahrt wo?», sagt Sebastian in meine Richtung …

«Das müsste … Auffahrt Augsburg-Ost, Richtung Dasing sein. VU schwer, Fahrzeug hat sich mehrfach überschlagen …»

Sebastian schaltet das Blaulicht ein, dreht auf der Kreuzung, ein Autofahrer, der uns gerade entgegenkommt, schaut uns groß an, einen Moment später überholen wir ihn, erst im Seitenspiegel, nachdem wir an ihm längst vorbei sind, sehe ich, dass er an die Seite fährt.

Noch einmal die Leitstelle.

«Der NAW vom Klinikum ist ebenfalls unterwegs zu Ihnen.»

Ich nicke. Aber das kann der, den ich am Funk höre, ja nicht sehen. «Verstanden», setze ich noch nach.

«Geben Sie mir Bescheid, ob Sie die Feuerwehr brauchen.»

«Ja. Verstanden.»

Als wir auf die Autobahn auffahren, erkennen wir schon das Stauende, wenig später sehen wir eine Streife am Fahrbahnrand stehen, einen Unfall können wir nicht ausmachen. Erst einen Augenblick danach sehen wir einen weißen Golf, der deutliche Spuren eines schweren Unfalls zeigt, fast hundert Meter von der Fahrbahn entfernt stehen. Er steht auf den Rädern, aber das Dach ist leicht eingedrückt und rundherum ist das Auto beschädigt. Sebastian hält vor der Streife, wir nehmen EKG, Absauggerät und Koffer und laufen los. Eine Frau steht neben dem Auto, ihr gegenüber zwei Polizisten, die sich offenbar mit ihr unterhalten.

«Mir ist nichts passiert», winkt sie uns entgegen. Eine junge Frau, etwa 20 oder 25, kurz geschnittenes schwarzes Haar, Jeans und ein roter Pulli.

Keuchend stehen wir vor ihr.

«Nichts?», fragt Sebastian.

Sie zieht die Schultern hoch. «Ich glaube nicht. Ich fühl mich okay», sagt sie. «Ich war angeschnallt. Und ich hatte ein Sauglück», sagt sie. «Ein richtiges Sauglück!» Sie lacht. «Wenn mir die Sachen ins Genick gedonnert wären …», sie zeigt auf das Auto.

Es ist bis an den Rand vollgepackt mit grauen Umzugskartons. In einem war vermutlich ein Behälter mit einer Flüssigkeit, man sieht die dunkle Verfärbung, wo es nass ist.

«Ich wollte umziehen. Nach München. Ich hab einen Studienplatz dort bekommen …»

«Haben Sie Schmerzen im Nacken oder irgendwo sonst?»

Die Frau schüttelt den Kopf.

Einer der Beamten hält ihren Führerschein nach oben, während er damit in Richtung des Streifenwagens läuft. «Den bekommen Sie gleich zurück.»

«Würden Sie bitte mit uns mitkommen? Wir würden Sie gerne nochmals durchchecken», erkläre ich der Dame.

«Aber – mir fehlt nichts …»

«Wirklich nicht?»

«Na ja …», beginnt Sebastian.

«Meinetwegen», sagt sie dann. «Ich hab ja im Moment eh nichts zu tun», lacht sie.

Ob ich so fröhlich wäre, wenn ich an ihrer Stelle wäre? Ich sehe ihr Auto:

Nach Glück sieht es nicht aus. Ich sehe ihr Lachen, *ja, das schon eher.* Ich nehme den Koffer in die linke Hand und fasse sie am Arm, um sie zu führen.

«Brauchen Sie nicht», sagt sie. «Echt! Mir fehlt nichts. Mann … hab ich ein Glück gehabt. Ich hab gerade am Radio rumgedreht und nicht auf die Straße geschaut, und dann hatte der vor mir gerade gebremst und ich hab das Lenkrad verrissen …», kichert sie. «Ich bin in den Acker gerast und es hat gepoltert und ich hab mich gedreht und überschlagen. Aber das Auto war so dicht gepackt, die Sachen waren hinten so ineinander verkeilt, dass nichts weiter passiert ist.»

«Die ist ja ziemlich aufgedreht», flüstert mir Sebastian von der Seite zu.

Weiter hinten sehen wir auch schon den NAW anrücken.

Wenig später haben wir die junge Frau an den NAW übergeben; die Frau ist nicht bei uns, sondern gleich bei den Kollegen eingestiegen. Die Beifahrertür öffnet sich einen kleinen Spalt, ein kleinerer, rothaariger Kollege schaut raus.

«Wir nehmen sie noch mit in die Klinik zum Röntgen, ihr könnt wieder fahren.»

Wir gehen zurück in unseren RTW.

«Eigentlich ein Schmarrn», sagt Sebastian. «Der fehlt nicht viel, jetzt belegt sie den NAW, und wenn der Notarzt woanders benötigt wird …»

Ich melde mich am Funk.

«Dann fahren Sie bitte jetzt zum Krankenhaus nach Friedberg und übernehmen den Rücktransport», ordnet der Leitstellendisponent an.

Bis wir dort sind, ist es sicher noch einmal eine halbe Stunde später.

«Na super», sage ich. «Die Dame wartet jetzt um die fünf Stunden. Die wird sicher richtig gut gelaunt sein.»

Als wir endlich in der Klinik sind, ist die Patientin nicht auffindbar.

«Und jetzt?»

Sebastian und ich fragen uns noch einmal in den Aufnahmekabinen durch und auch an der Pforte. Ein älterer Herr sitzt dort.

«Die ist privat abgeholt worden», sagt er. «Ist 'ne Viertelstunde her oder zehn Minuten.»

Sebastian und ich schauen uns an. «Klasse», sagt er.

«Besser als angemault zu werden», flüstere ich ihm zu.

«Die saß aber auch wirklich lange da», sagt der Mann.

«Wir konnten nicht früher», sage ich. «Wir hatten erst Schichtbeginn. Und dann gleich einen Notfall.»

«Ja, aber die wartet ja schon seit 15.30 Uhr. Da hätte ja schon längst jemand anderes kommen können.»

«Na ja, die war eben sauer», sage ich leise zu Sebastian.

«Nein», sagt der Mann. «Das nicht. Aber da war ein Herr, der sie kennt und hier in der Klinik arbeitet und gerade Schichtende hat, und der hat sie eben mitgenommen.»

«Hätte man uns auch sagen können», mault Sebastian, als wir zurück im Auto sind.

«Leitstelle von 31/37», melde ich mich am Funk.

Der Disponent antwortet, bevor ich richtig zu Wort komme: «Ihr Transport wurde gerade eben abbestellt.»

———————

Es ist kurz nach 6.00 Uhr und schon wieder hell, als wir im Klinikum stehen.

Die Nacht war stressig gewesen. Ein häuslicher Streit um kurz nach 22.00 Uhr, bei dem der Ehemann, der einen guten Kopf kleiner und sehr viel weniger korpulent als seine Frau war, vermutlich ein gebrochenes Nasenbein hatte – und erst nach einigem Hin und Her bereit war, ins Krankenhaus zu fahren, dabei aber darauf bestand, dass ihn seine Tochter dorthin fahren solle. Eine Wohnungsöffnung aufgrund des Anrufs einer besorgten älteren Dame, bei der die Wohnung am Ende einfach nur leer war, eine Stunde später. Eine Schlägerei vor einer Disko, bei dem von drei gemeldeten Beteiligten nur noch einer vor Ort war, der sich weigerte, mit uns mitzufahren, und von der Polizei mit auf die Wache genommen wurde. Und erst um 5.00 Uhr ein bewusstloser Patient, der irgendwo an der Straße zwischen zwei Ortschaften lag und von einem Autofahrer gefunden wurde: der erste Patient, den wir in dieser Nacht in unser Auto brachten, um ihn zu transportieren, und der sich dort erst einmal in alle Richtungen übergab, um uns dann anzupöbeln und wieder einzuschlafen.

Diese Nachtschicht kommt mir irgendwie blöde vor. Und das Neonlicht in der Notaufnahme und das Putzen des Autos machen mich noch müder. Aber immerhin tut es gut, dass dieser Dienst mit Sebastian aus eher normalen Einsätzen besteht. Niemand, der akut in Lebensgefahr war. Keine Rea. Niemand tot. Einfach Arbeit ohne Drama.

«Noch ein Kakao?», fragt Sebastian, als wir fertig sind.

«Du meinst, das war jetzt irgendwie appetitanregend?», lache ich.

«Das Leben geht weiter», lacht er zurück.

Das saß.

Plötzlich habe ich wieder genau das vor Augen, was ich erfolgreich verdrängt habe: Die Spur an den Bäumen, abgeschabte Rinden, Teile des Wracks. Ein Arzt, der sich über einen leblosen Körper beugt. Eine gestreifte Hose, die ich kenne. Überall Blut. Dort, wo der Oberkörper ist, nichts mehr, das man erkennen würde.

«Ich geb einen aus», sagt er jetzt auch mit gedämpfter Stimme.

Es kratzt im Hals. «Okay», sage ich. Der trockene Hals … Und es ist auch irgendwie kalt am Ende dieser Spätsommernacht. Der heiße Kakao wird mir guttun.

Leere: Außer uns niemand in der Notaufnahme. Die Diskoeinsätze sind um diese Uhrzeit schon «abgearbeitet», und die meisten Menschen schlafen wohl einfach an diesem Sonntagmorgen.

Noch etwas mehr als eine Stunde und ich fahre nach Hause und schlafe mich aus. Sebastian und ich schlürfen den heißen Kakao.

«Es soll regnen heute», sagt er.

Ich sehe einige der leeren Kakaobecher auf dem Fenstersims stehen, hinter dem man schemenhaft die Verwaltungsaufnahme sieht. Eine der Mitarbeiterinnen scheint auf das Fenster zuzugehen, dann erkenne ich ihr Gesicht, das Fenster öffnet sich.

«Ihr sollt euch am Funk melden», sagt sie.

Ich nehme den letzten Schluck aus dem Becher und werfe ihn in einen Mülleimer, während ich schon auf unseren Rettungswagen zulaufe.

Die Leitstelle nennt uns zunächst nur den Ort. Ein kleiner Ort in der Nähe von Aichach. Es gehört nicht mehr direkt zu unserem Gebiet. Ich nehme die Karte zur Hand.

«Kind, drei Monate alt, vermutlich SIDS», sagt die Leitstelle dann noch. «RTW Aichach ist belegt, der Notarzt kommt aus Aichach dazu.»

SIDS: der Ausdruck ist zu dieser Zeit neu. Plötzlicher Kindstod bedeutet es.

Sebastian schießt schon um die erste Kurve, die noch auf dem Gelände der Klinik liegt, so herum, dass der Wagen schlingert.

«Sebastian ...», sage ich nur.

«Halt's Maul», entgegnet er mir.

«Wir müssen ankommen», sage ich noch.

Wir sind auf dem Kobelweg. Er fährt etwas weniger offensiv.

«Sorry», sagt er.

Ich hole tief Luft. Die Anfahrt ist viel zu lang für die gemeldete Verdachtsdiagnose. Hoffentlich ist der Aichacher Notarzt schneller dran als wir.

Erst als wir kurz vor der Autobahn sind, meldet sich das NEF aus Aichach, das zu dieser Zeit noch wenig Einsätze hat und ohne Sanitäter von Ärzten gefahren wird, die freiwillig von zu Hause aus diesen Dienst verrichten. Unser RTW fährt hundert. Nach einer langen, ebenen Strecke auch etwas mehr. Aber bei etwas mehr als 115 km/h ist Schluss.

Unterwegs auf der Autobahn mit nicht mehr als 115 km/h zu einem Kind, das vermutlich einen Atem- und Kreislaufstillstand hat. Etwa 115 – und Schluss ... Pkws, die einen noch links überholen, die deutlich schneller sind.

Es kann einen wahnsinnig machen, dass der Wagen hier auf der geraden Strecke nicht schneller fährt.

Dann endlich die Ausfahrt Dasing. Sebastian, der nicht bremst, obwohl die Kurve näher kommt, der erst im allerletzten Moment in die Eisen steigt. Es ist schon hell, aber eine geschlossene graue Wolkendecke hängt über uns. Es beginnt zu regnen, gerade als wir in der Kurve der Ausfahrt sind.

Als wir von der Hauptstraße abbiegen, sehe ich vor uns ein Blaulicht: der Notarzt aus Aichach. Er scheint schneller zu fahren als wir, das Blaulicht verschwindet hinter einer Kuppe, und dann sehen wir es nicht mehr.

«Es ist die zweite links», sage ich, als wir in den Ort fahren. Sebastian antwortet nicht. Es ist mir egal; wenn wir nicht sowieso schon zu spät sind, ist das eh nur Glück. Aber dann wiederhole ich doch noch einmal lauter.

«Die zweite!», lege die Straßenkarte weg und zeige nach links.

Wir biegen ab, das Notarztauto steht vor uns auf dem Weg mit Warnblinker. Das Haus liegt am Hang, einige Meter von der Straße entfernt. Ich sehe noch, wie jemand eine Treppe hinaufrennt und im Haus verschwindet, nehme dort vorne schemenhaft eine Gestalt wahr, die vor der Haustür steht. Noch mal knapp hundert Meter, ein letztes Mal heult der Motor auf, Sebastian gibt selbst auf diesem kurzen Stück noch mal Vollgas, dann das metallene, reibende Geräusch der Bremsen. Einen Meter hinter dem Notarztfahrzeug kommen wir zum Stehen. Ich schalte das Blaulicht aus, während er die Handbremse anzieht. Wir springen beide aus dem Auto. Meine Tür schließt nicht richtig, der Gurt hängt raus. Ich schnappe EKG und Beatmungsplatte, Sebastian den Rest. Ich sehe noch, wie hinter mir die Beifahrertür, die offenbar nicht richtig geschlossen war, langsam wieder aufklappt und offen stehen bleibt, dann renne ich im Regen die Treppenstufen hoch.

Das Haus ist ein Neubau. Ein Vordach vor der Haustür gibt es noch nicht.

Dort, im Regen, steht eine Frau. Ihr Anblick ist furchtbar, ein Schrecken für sich. Im Vorbeirennen nehme ich sie deutlich wahr. Ihr Gesicht ist grau wie der Himmel über uns. Ihr Kopf und ihr Oberkörper sind leicht nach vorne geneigt. Die Augen sind leer, sie scheint uns nicht zu sehen. Ihre Arme hängen herab ohne jede Spannung, wie tot.

Wir rennen an ihr vorbei durch die offene Tür, während diese Frau unbewegt stehen bleibt. Auch wenn es kein medizinisches Wissen ist: Der Anblick dieser Frau genügt, um beinahe schon sicher zu wissen: Das Kind, das gleich vor uns liegen wird, wird tot sein, und wir werden wohl nichts mehr ausrichten können.

Noch einmal ein paar Stufen hoch. Das Schlafzimmer. Das Kind liegt auf dem Boden neben der Wiege, es ist nicht viel größer als der Unterarm des Arztes, der darüber gebeugt ist und gerade den Beatmungsbeutel zur Seite legt, um mit den beiden Daumen die Herzdruckmassage zu machen. Ein winziger Körper, ein lilafarbenes, graublaues kleines Etwas liegt vor uns auf dem Parkettboden. Ein Mann steht daneben in einem Schlafanzug und rauft sich die Haare.

«Den Nuller-Tubus», ruft uns der Arzt entgegen, während wir noch unsere Sachen abstellen. Er ist flink, jeder Handgriff sitzt, das kleine Mädchen, das vor uns liegt, ist in kürzester Zeit intubiert, er hört ab, dann geht es weiter: Die Beatmungsplatte anschließen. Adrenalin, eine halbe Spritze, verdünnt über den Tubus. Sebastian drückt. Ich beatme weiter, schließe nebenher das EKG an, der Arzt schließt die Beatmungsplatte an. Dann den Rest Adrenalin. Es geht nichts schief. Es ist eine erstaunlich ruhige Arbeitsatmosphäre trotz dieses Drucks, der bei einer solchen Säuglings-Rea auf einem lastet.

Noch einmal etwas Adrenalin nachspritzen. Der Doc schaltet die Beatmung von fünfzig auf hundert Prozent Sauerstoff um. Eine kleine Pause.

Das EKG ist nur eine flache Linie.

Weiter Herzdruckmassage. Natriumbicarbonat zur Blindpufferung. Alupent. Nach einer Weile eine kleine Unterbrechung.

Immer noch eine flache Linie.

Sebastian, der einen Blick auf das EKG mit den Paddels wirft. Der Arzt, der nickt. Wir stecken die Aufsätze, die die Leistung für den kleinen Körper mindern, auf die EKG-Paddels.

«Gehen Sie bitte raus», Sebastian ist aufgesprungen, schiebt den Mann durch die Schlafzimmertür nach draußen, schließt die Tür.

«Dreißig Kilojoule», ordnet der Arzt an. Schießen. Ich schaue auf das EKG, sehe im Augenwinkel, wie sich dieser winzige Körper aufbäumt. Ein Ausschlag auf dem EKG. Dann ist die Linie wieder flach.

«Gleich noch einmal.» Die Stimme des Arztes wird unruhig. Wieder «schießt» Sebastian. Wieder nur ein Ausschlag und danach, als sich das EKG beruhigt hat, eine Nulllinie. Jetzt bin ich dran mit der Herzdruckmassage. Der Körper des kleinen Mädchens: er fühlt sich kühl an. Der Arzt rüttelt an den Elektroden, aber die kleben fest, das EKG zeigt korrekt an.

«Wir sind zu spät», sagt der Arzt nach einer Weile leise. «Wir sind einfach viel zu spät.»

Er winkt. Eine kleine Pause, das EKG anschauen. Null. Nichts.

«Aufhören?», fragt Sebastian.

«Weitermachen!», ich drücke wieder. Die Beatmung läuft. Die Tür geht einen Spalt weit auf.

«Können Sie schon etwas sagen?», fragt der Mann. Eine verzweifelte Stimme.

«Nein», sagt der Arzt. «Bitte … warten Sie noch draußen.»

Sebastian schiebt den Mann sanft aus der Tür, schließt sie wieder.

«Adrenalin?», fragt Sebastian. «Noch mal Adrenalin?»

Der Arzt schüttelt den Kopf. Er setzt sich jetzt in den Schneidersitz vor das Kind hin, stützt seinen Kopf auf einer Hand auf.

«Wir machen noch ein paar Minuten weiter», sagt er. «Ich …», er holt tief Luft, «ich brauch noch einen Moment. Ich kann jetzt noch nicht rausgehen. Ich weiß noch nicht, wie ich denen das beibringen soll. Macht mal einfach noch einen Moment weiter.»

Der Arzt ist jung. Vielleicht zehn Jahre älter als ich, wenn überhaupt. Ich komme erst jetzt dazu, ihn anzusehen. Er trägt einen kurzgeschnittenen Bart. Seine verschwitzte Gesichtshaut glänzt im Schein der rosafarbenen, karierten, stoffummantelten Deckenlampe.

Wir wechseln ein letztes Mal. Sebastian drückt. Ich knie vor dem Säugling. Einige Minuten. Zeit, die nicht zu vergehen scheint. Das mechanische Geräusch der Beatmungsplatte, ein sich gleichmäßig wiederholendes Rauschen. Die Zeit scheint sich wie in einer Schleife zu wiederholen. Wie gefangen in diesem Raum.

«Schluss», sagt der Arzt dann leise.

Schluss. Es hallt in mir nach.

Schluss ... Schluss ... Schluss.

Schluss.

Sebastian hat aufgehört zu drücken. Ich schaue auf die Beatmungsplatte, die immer noch läuft. Sebastian schaltet sie ab.

«Schluss», wiederholt auch er noch einmal leise.

«Ich rede jetzt mit den Eltern.» Der Arzt steht auf, geht nach draußen, schließt die Tür hinter sich.

Ich höre draußen die Stimme des Arztes. Dann den Vater, der laut schreit.

«Nein!!! Nein!!! Nein!!!»

Etwas im Gang geht zu Bruch.

«Neiiiin!!!»

Sebastian ist aufgesprungen, springt nach draußen. Ich gehe hinterher. Aber da sitzt der Mann schon an einem Tisch, den Kopf auf die Tischplatte gesenkt.

«Das kann doch gar nicht wahr sein», stammelt er leise. «Das ist nicht wahr. Das kann nicht sein, verstehen Sie? Also ist es nicht wahr.»

Der Arzt hat seine Hand auf seine Schulter gelegt.

«Die Mutter», sagt er in unsere Richtung und deutet mit dem Kopf auf das Treppenhaus. Ich gehe nach unten. Die Frau. Sie steht unverändert dort. Der Regen läuft an ihr herab. *Sie weiß es ja wohl längst.* Ich führe sie in das Haus zurück, setze sie auf einen Stuhl. Sebastian kommt dazu.

«Ihre Tochter ist tot», sage ich. Sie schaut an mir vorbei.

«Ich weiß», sagt sie. Es klingt merkwürdig gleichmäßig und ruhig.

Wir sitzen gemeinsam da und schweigen.

Dann irgendwann erzählt sie mir, dass sie nächstes Jahr vierzig wird. Und dass sie sich viele Jahre lang ein Kind gewünscht hatten. Sie sieht mich immer noch nicht an. Dass es nie geklappt habe. Dass sie von Arzt zu Arzt gerannt seien. Endlich habe man ein Medikament gefunden, das geholfen habe.

«Ich war sehr glücklich», sagt sie, während sie an mir vorbeisieht.

«Wir waren beide glücklich», korrigiert sie.

Ich weiß nichts, was ich sagen könnte. Wir sitzen stumm da. Ich bin mir nicht sicher, ob ich der Frau den Arm um die Schulter legen oder sie einfach nur sitzen lassen soll. Von oben höre ich den Mann, leise. Er fragt den Arzt immer das gleiche.

«Haben wir etwas falsch gemacht? Sind wir schuld?»

Und der Doktor antwortet immer dasselbe. «Nein», hört man ihn immer wieder. «Sie hätten nichts daran ändern können.»

«Kann ich jetzt wieder zu meiner Tochter gehen?», fragt die Frau mich dann.

«Warten Sie einen Moment», sagt Sebastian. «Wir möchten zuerst noch den Tubus entfernen und sie wieder in die Wiege legen.»

Etwas wie ein Schuldgefühl erfasst mich. *Wir haben doch gar nichts falsch gemacht. Es lief optimal. Wir waren nur zu spät!*, denke ich. Aber das Gefühl ist da. Mit diesem Schuldgefühl kann man nicht reden. Nicht verhandeln.

«Ich möchte nach oben gehen, zu meinem Mann», sagt die Frau. Eine Müdigkeit ist in dieser Stimme, die alles erdrückt. Sie steht auf. Ich möchte sie stützen.

«Nein», sagt sie. «Ich kann schon laufen.»

Ich gehe dicht hinter ihr die Treppe nach oben. Sie setzt sich neben ihren Mann, legt ihm die Hand auf sein Knie, sagt nichts. Der Mann weint. Der Doktor schaut weg von mir. Ich sehe den Gang entlang. Ein Bild liegt am Boden, der Rahmen ist auseinander gebrochen, die Glasscheibe kaputt, eine Schale aus Ton liegt zerbrochen daneben. Auf einer Kommode ist eine Geburtsanzeige auf einem rosafarbenen Stück Papier. Dahinter an einer Pinnwand Fotos des kleinen Mädchens, einige sind nicht ganz scharf. Eines ist größer, das Kind hat darauf die Augen fast geschlossen und scheint zu lächeln. *Sie lächeln oft, wenn sie gerade zur Welt gekommen sind, und man weiß nicht, was ihre Augen sehen*, denke ich.

Mit Sebastian zusammen gehe ich noch einmal in das Schlafzimmer. Ich habe schon ein paar Mal eine Leiche extubiert und sie in ein Bett gelegt. Aber noch nie ein Kind. Wie leicht und klein diese Leiche ist. Über der Wiege bunte Holzbuchstaben an einer Schnur aufgereiht.

«MATHILDA.»

Schuld. Zorn. Wut. Ungläubigkeit.

«MATHILDA.»

Das Bild verschwimmt vor meinen Augen.

Ich höre Sebastian. Neben mir beugt er sich über diese kleine Leiche.

«Was machst du nur», murmelt er. «Mathilda ... Warum tust du denn so was? Wie kannst du nur ...?», er schüttelt den Kopf.

Die Tür öffnet sich.

Er zuckt zusammen und stellt sich gerade hin. Ich wische mir über die Augen.

Die Eltern stehen da. Sie bitten uns, hinauszugehen. Hand in Hand stehen sie vor dem Bettchen.

«Ich habe eine Nichte», flüstert Sebastian, als wir draußen sind. Sein Gesicht sieht aus wie immer. *Vielleicht kann er besser damit umgehen?*

«Sie ist ...», beginnt er einen Satz. Dann schweigt er. Ich sehe ihn nicht an.

«Sieben Monate alt», sagt er etwas später.

Ich nicke.

————————

Der Doc ist noch bei den Eltern geblieben und hat uns nach Hause geschickt. Das NEF hat er vorübergehend «nicht einsatzklar» gemeldet und mit der Leitstelle telefoniert. Es war eh kurz vor dem Schichtwechsel. Ein Kollege aus Aichach hat sich hier an diesen Ort bringen lassen, das Notarztfahrzeug übernommen und dem Arzt gebracht, der Tagschicht hat.

Wir sind auf der Rückfahrt.

«Dass der Doc so lange gebraucht hat, bis er ausgerückt ist?», frage ich.

«Sein Piepser ging nicht. Sie haben ihn dann per Telefon alarmiert», erklärt Sebastian, der noch mit dem Arzt geredet hatte.

Es tröpfelt noch. Sebastian parkt das Auto rückwärts ein. In der Garage stehen Werner und Biberle.

«Guten Morgen», ruft uns Biberle fröhlich zu.

«Hättest du nicht gestern Dienst gehabt?», frage ich ihn.

«Ich hab getauscht. Ich musste gestern mit meinem Vater Holz machen», erklärt er.

«Alles okay im Auto?»

«Ein paar Medikamente fehlen im Kinderkoffer», sagt Sebastian knapp. «Und der Nuller-Tubus. Und die Elektrodenaufsätze müssen gereinigt werden. Und eben ... schau bitte den Kinderkoffer genau durch.»

Einen Moment überlegt Biberle, dann fragt er: «Erfolgreich?»

«Nein», sagt Sebastian und geht mit den Einsatzprotokollen in der Hand an ihm vorbei in den Gang zum Wachraum.

«Scheiße», sagt Biberle.

Ich nicke.

————————

«Habt ihr wieder so einen schweren VU gehabt?», möchte Renate wissen.

«Nein», sage ich.

«Na, Gott sei Dank», sagt sie.

Ich liege im Bett, schaue an die Decke. Der Wecker neben mir tickt. Die Jalousien sind runtergelassen. Ein wenig Licht dringt durch die Ritzen nach innen. Ich denke an den Blick der Frau, an der vorbei ich in das Haus gegangen bin. Ich denke an den Bilderrahmen und die zerbrochene Schale. Ich denke an die Holzbuchstaben.

MATHILDA.

Mit Schuldgefühlen kann man nicht verhandeln. Ich denke an das Wort «Schluss». Ich denke an den Vater, der wissen wollte, ob er etwas falsch gemacht habe.

Renate nimmt meinen Arm. «Du bist so still», sagt sie.

Ich höre mich atmen.

Schluss.

Ich atme ein paar Mal tief durch. «Ich werde aufhören», flüstere ich. Sie ist still.

«Ich werde aufhören», wiederhole ich. «Hast du verstanden?»

«Ja», sagt sie.

Sie fragt nichts. Sie ist klug. Sie streichelt nur meinen Arm. «Ich verstehe», sagt sie.

Schluss.

In der Nacht immer wieder dieser Traum. Nichts von Conny. Nichts von diesem Kind oder den Eltern. Es ist einfach nur dieser Traum: Die Welt ist abgestürzt. Man kann sie retten. Es gibt eine Backup-Diskette mit den Daten aller Menschen. Und ich habe diese Backup-Diskette verloren. Ich renne herum, ich kann diese Diskette nicht mehr finden. Ich bin schuld. Ich wache auf, liege in meinem Bett. Alles ist surreal. Der Traum. Und das Leben.

«Du hast schon wieder im Schlaf geschrien.»

Der Wecker tickt. Ich bin mir nicht sicher, ob es draußen langsam hell wird oder ob meine Augen sich nur gut an das Dunkel der Nacht gewöhnt haben.

Erst wenn ich aufwache, habe ich diese Menschen wieder vor meinem Auge. In der Nacht oder im Morgengrauen sind sie am klarsten zu sehen.

«Es ist egal, ob du mit dem Fahren aufhörst oder nicht», sagt sie. «Aber du musst aufhören, dir Vorwürfe zu machen.»

«Ich mache mir keine Vorwürfe. Wir haben alles richtig gemacht», sage ich trotzig. «Ich habe nur trotzdem Schuldgefühle.»

«Wenn es dir zu viel wird», sagt sie, «dann sag deine nächsten Dienste ab. Gib die Klamotten zurück, meinetwegen. Du musst deinem Gefühl folgen. Aber du musst vor allem aufhören mit diesem ständigen Grübeln», sagt sie.

«Ja.»

«Brauchst du Hilfe?»

Ich zucke mit den Schultern. Aber das sieht man ja im Dunkeln nicht.

«Georg, brauchst du Hilfe?»

«Nein», sage ich. «Nur Ruhe.»

Ich habe fast drei Wochen lang keinen Dienst. Zwei davon sind bereits vorbei. Ich werde Christian anrufen müssen, den Wachleiter. Ich werde ihn heute anrufen. Ich überlege mir, was ich ihm sage. Ich werde ihn um ein Gespräch bitten. Wenn er nicht gleich Zeit hat, werde ich ihm am Telefon sagen, dass ich aufhöre. Ansonsten werde ich direkt heute oder morgen hinfahren und es ihm erklären. Die Sache mit Conny hatte ich ihm schon erzählt. Das andere …? Ich werde einfach sagen, es sei noch etwas hinzugekommen.

«Jetzt pass mal auf», sagt Renate unerwartet laut und energisch. «Du kannst von mir aus grübeln, wie du willst! Aber wenn das nicht besser wird, gehst du zu deinem Hausarzt und redest mit ihm. Der ist ja auch lange Zeit Notarzt gefahren, und du verstehst dich gut mit ihm.»

Sie legt eine Pause ein, ehe sie weiterredet.

«Und dann sag ich dir mal was: All diese Dinge passieren einfach. Und du kannst nichts dafür. Niemand von euch kann etwas dafür. Aber das Wichtigste ist: Ohne euch, ohne dich, ohne deine Kollegen, ohne all diese Menschen, die wie du Tag und Nacht rausfahren und das Mögliche wenigstens versuchen, ohne diesen Rettungsdienst und alle, die da mitmachen, da wäre diese Welt schlechter. Viel, viel schlimmer, als sie ist. Und das merkst du dir jetzt mal!»

Ja, es wird langsam heller draußen. Sie hat recht. Und trotzdem werde ich aufhören. Ich werde Christian anrufen. Er hat heute Spätschicht. Um kurz vor 14.00 Uhr wird er da sein. Ich rufe ihn an und bitte ihn um ein Gespräch.

Wir frühstücken zusammen.

«Irgendjemand *muss* diese Dinge tun», sagt Renate. «Es ist okay, wenn du aufhörst», sie küsst mich an der Haustür, als sie in die Arbeit geht. «Aber du kannst stolz sein, dass du dabei warst. Du und deine ganzen Kollegen.» Sie nimmt mich in den Arm. «Ich bin jedenfalls stolz auf dich. Mach's gut. Bis heute Abend.»

Sie geht das Treppenhaus runter. Einige Stufen weiter unten dreht sie sich nochmals um. «Pass auf dich auf», sagt sie.

Dann schließe ich die Wohnungstür. Es ist Donnerstag. Ich muss gleich an die Hochschule. Habe Zeichnen bei Professor Hafner von 9.00 bis 12.00 Uhr. Danach habe ich frei und werde auf der Wache anrufen.

Zweimal habe ich es schon versucht. Christian war schon um kurz nach 13.30 Uhr da, aber dann ist er gleich raus zu einem Notfall. Jetzt ist es fast 16.00 Uhr. Ich rufe noch einmal an.

Er ist gleich selbst am Apparat.

«Hallo Georg ...»

Er klingt gut gelaunt.

«Super, dass du anrufst. Ich wollte dich auch schon anrufen. Ich hab am Wochenende keinen Fahrer in Mering. Ich hab alle durchtelefoniert ...» Er legt eine Pause ein.

«Wir müssen reden», sage ich. «Christian, ich muss mal mit dir reden. Wann hast du Zeit?»

«Ist es dringend?»

«Dringend? Ja. Es ist wichtig.»

Im Hintergrund höre ich Geräusche, er hält den Hörer halb zu. Ich warte. Dann ist er zurück am Hörer.

«Also», sagt er. «Was ist? Samstag? Tagdienst Mering?»

«Ist jemand krank geworden?», frage ich eher beiläufig.

«Wolfgang. Zwei Wochen krankgeschrieben», erklärt er. «Ich hab fast alles hinbekommen. Nur nicht den Samstag.»

Wolfi tut mir leid. Aber: Ich kann ihm nicht helfen.

«Sebastian?», frage ich ihn.

«Der hat im Klinikum Frühdienst», sagt er. «Ich hab schon alle durchtelefoniert.»

«Und du?», frage ich ihn frech.

«Ich habe schon Dienst am Samstag. Mit dir zusammen Dienst in Mering», sagt er. «Wenn du dabei bist. Du bist doch dabei, oder?»

Ich überlege.

Es dreht sich in mir.

Schluss, denke ich.

«Ohne all diese Menschen, die wie du Tag und Nacht rausfahren und das Mögliche wenigstens versuchen, ohne diesen Rettungsdienst und alle, die da mitmachen, da wäre diese Welt schlimmer», höre ich Renates Stimme in mir.

«Nein!!!», habe ich die Stimme des Vaters im Ohr.

«Wenn man einen schlimmen Unfall hatte, fährt man am besten gleich wieder Auto, sonst traut man es sich nie wieder zu», höre ich die Stimme meiner Mutter in mir.

«Ich bin stolz auf dich», wieder Renates Stimme in meinem Ohr. Und Sebastian: *«Leben ist, wenn du Aufgaben hast.»*

Es dreht sich. *«...die Aufgaben finden dich ...»*

Sebastians Vater. Ich habe ihn einmal gesehen. Ein freundlicher älterer Herr, das gleiche Gesicht wie Sebastian, nur reifer, ruhiger, sonniger. Etwas in mir lehnt sich noch immer auf. *Gottgewollt. Kann Gott das alles wollen, was in der Welt passiert? Nein: Ich werde diesen Dienst nicht machen! Ganz sicher nicht!!!*

«Hallo ...? Hallo? Bist du noch dran?», fragt Christian.

«Ja», sage ich.

«Also, was ist?»

«Ja», höre ich mich. «Okay.»

«Super», er lacht. «Ich hab dich offen gestanden auch schon eingetragen – ich wusste, dass du es machst.»

«Hm», sage ich. «Wenn *du* es wusstest?»

«Und ... wenn du reden willst: Ich bin jetzt da. Kann eben sein, dass wir rausfahren müssen, das weißt du ja selbst. Oder, wenn du willst, kann ich auch heute Abend länger bleiben.»

Ich überlege.

«Wenn du möchtest», schiebt er nach. Eine Pause.

«Irgendwas stimmt doch nicht. Du bist doch sonst nicht so ruhig. Kenn dich ja gar nicht wieder ...», schiebt er nach.

«Schon okay.»

«Oder wir reden Samstag. Da haben wir den ganzen Tag Zeit.»

«Nein», sage ich. «Es hat sich erledigt.»

Er überlegt.

«Sicher? Ich dachte, es sei wichtig», fragt er noch einmal nach.

«Bis Samstag dann», sage ich und lege auf.

Kapitel
Unvorbereitet

August 1986

Tagschicht auf dem RTW in Mering.

Eigentlich habe ich schon lange Dienstende an diesem Samstag. Aber drüben im Lehrsaal sind noch Abschlussprüfungen für diejenigen, die heute ihren Lehrgang «Rettungsdiensthelfer» hinter sich bringen. Und da ist auch Renate dabei. Sie hatte den Sanitäter-Kurs belegt und anschließend auch noch den Lehrgang zum «Rettungsdiensthelfer». «Ich wollte meinen Mann ab und zu mal wieder sehen, und der macht ja fast nur noch Dienst», hatte sie lachend gesagt.

«Sind die immer noch nicht fertig?»

Es ist schon 18.15 Uhr durch, um 18.00 Uhr hätte der Kurs eigentlich schon beendet sein sollen.

Walter und Sascha haben Nachtdienst. Sascha ist in der Garage und schaut das Auto durch, Walter hat sich seine Pfeife angezündet und grinst. «Nicht so unruhig, junger Mann», lacht er, «kommt Zeit, kommt Rat.»

Ich bin langsam unruhig. Eigentlich kann ich mir nicht vorstellen, dass sie durchgefallen ist. Aber wenn sie vielleicht bei der Rea keine Luft in die Puppe bekommen hat, was auch dann manchmal passieren kann, wenn man eigentlich beatmen kann? An diese starren Puppengesichter aus Kunststoff lässt sich die Beatmungsmaske manchmal nicht gut anpassen. Ich erinnere mich, wie ich selbst immer wieder Probleme damit hatte, diese Puppen zu beatmen, bis mir irgendwann ein Intensivpfleger, der öfters mal auf der Wache war, zeigte, wie man die Maske auch bei schwierigen Patienten, wie der Puppe, problemlos dicht halten kann. «Der arbeitet in der Anästhesie im Klinikum», hatte mein Ausbilder gelacht, als er dazukam, wie der Pfleger mir zeigte, wie er die Maske anlegt, und dann hinzugefügt: «Die gehen nachts mit dem Beatmungsbeutel schlafen.»

«Das träumst du vielleicht», hatte der gegrinst.

Einmal höre ich im Gang Schritte und springe auf, weil ich denke, das müsste nun endlich Renate sein, aber dann ist es nur Sascha.

«Wir haben nur noch drei Einmallaken, und die EKG-Elektroden reichen allenfalls noch für drei Einsätze», sagt er. Auch Sascha ist einer der Krankenpfleger, die im Klinikum auf der Intensiv arbeiten und hier ab und zu Dienst machen. Er hat lockige, rötliche Haare und Sommersprossen. Walter hat sich inzwischen hinter der Zeitung vergraben und hält ihm wortlos und ohne ihn anzuschauen den Schlüssel für das Lager hin.

«Damit kannst du auffüllen», bedeutet es.

«Gleich», sagt Sascha, «jetzt trinke ich erst mal einen Kaffee, für die nächsten Einsätze reicht es ja noch.»

Einen Moment später geht endlich die Tür des Wachraums auf, aber immer noch keine Renate. Simon: einer der Prüfer, die Kurt drüben beim Abnehmen der praktischen Prüfung assistiert haben.

«Sieht nicht gut aus für die Renate mit der Prüfung», sagt er.

«Blödmann!», sage ich. Aber er schaut irgendwie genervt, ich kann seinen Gesichtsausdruck nicht deuten.

«Also was?», möchte ich wissen.

«Soll sie dir selbst sagen. Ich halt mich da raus. Ist eben nicht so einfach, bei der HLW haut es viele durch.»

Durchgefallen? Renate? Die so fleißig gelernt und sich so hinter alles geklemmt hat? Oje. Die wird frustriert sein.

Einen Moment später kommt auch Kurt rein, und hinter ihm endlich Renate.

«Habt ihr noch einen Kaffee?», fragt Kurt beim Reinkommen.

«Wie sieht's aus?», frage ich vorsichtig.

«Mhm», Kurt schaut mich skeptisch an, und Renate schaut frustriert auf den Boden.

«Leider nicht so gut. Keine Eins. Nur eine Einskommaeins», Renate und Simon prusten laut lachend los, und Sascha verschluckt sich am Kaffee.

«Blöder Hund!», sage ich zu Simon, und dann bekommt auch Sascha sein Fett ab: «Du bekommst wohl leichter einen Tubus bei einem Patienten in die richtige Röhre als den Kaffee hier beim Trinken.»

Als er wieder Luft bekommt, meint er trocken: «Klar, ist ja auch viel leichter. Beim Intubieren habe ich ja auch 'ne Lampe, die mir den Weg ausleuchtet.»

«Ihr seid ja wieder sehr spaßig», meint Walter.

«Ja», sagt Kurt, «und aus Spaß wurde Ernst, und der ist jetzt drei Jahre alt.»

Es ist ein herrlicher Sommermorgen. Der Tau liegt noch über dem Gras auf dem kleinen Wiesenstück, das an das Grundstück zur Meringer Wache angrenzt, als ich unseren VW Polo abstelle.

«Hast du den falschen Schlüssel dabei?», fragt Renate.

«Nein, das ist nur ein wenig trickreich hier, man muss den Schlüssel ein klein wenig wieder herausziehen, bevor man ihn umdreht, sonst sperrt das Schloss nicht auf.»

Einen Moment später sind wir drin.

«Ich mach uns zuerst einen Kaffee, und dann gehen wir das Auto hinten durch.»

Das Auto: Im «kleinen» RTW, einem Mercedes 308er, ist gerade mal so viel Platz im Patientenraum, wie ein Krankentransportwagen zu Beginn des neuen Jahrtausends bieten wird. Aber für diese Zeit ist es gut, hier in Mering überhaupt einen RTW zu haben. Zumindest tagsüber, denn die Wache ist eigentlich nur ein «Stellplatz», der nur mit einer Tagschicht besetzt wird. Und: Vor allem passt dieser etwas kleinere Rettungswagen in die Garage der alten Wache, die zu niedrig für den größeren Mercedes 410er ist.

Renate nickt. Ein wenig unruhig ist sie nun doch. Ihr allererster Dienst als Praktikantin im Rettungsdienst.

«Kein Problem», beruhige ich sie, «du bist nur zusätzlich zu uns hier. Du fährst mit, schaust dir alles an. Wenn du irgendwo mit anpacken kannst und es dir zutraust, ist es gut; wenn nicht, dann bleibst du ruhig im Hintergrund.»

Ich schaue nochmals auf die Uhr. 7.14 Uhr. Noch etwa eine Viertelstunde bis zum Anmelden der Schicht. Ich bin heute «Fahrer», der Sanitäter, der mit mir Dienst hat, ist ein Zivi: Alex. Der ist oft ein wenig knapp dran, aber fünf Minuten vor Dienstbeginn ist er immer da.

«Als Erstes zeige ich dir, wie man die Protokolle ausfüllt, das hält uns die Hände frei und hilft auch schon eine Menge.»

Renate nickt, sie schaut nervös auf die Uhr über der Tür zum Wachraum.

7.22 Uhr.

«Der kommt schon gleich», lache ich, «und wenn nicht, ist es auch kein Problem. Bevor der nicht da ist, melden wir das Auto nicht an.»

7.26 Uhr. Jetzt müsste er schon mal aufkreuzen. Ich gehe kurz raus, schaue in den Hof. Sein Auto ist noch nicht da. Seltsam. Dann gehe ich noch einmal zum Dienstplan. Alex Waldschmidt steht im Dienstplan, ich werde ihn vorsichtshalber mal anrufen. Renates fragender Blick.

«Ich rufe ihn mal an», mit dem Finger gehe ich die Telefonliste durch, ein altes, graues Telefon mit Wählscheibe. Eine Augsburger Telefonnummer.

7.28 Uhr. «Hallo Alex ...»

«Hallo ... Au, Mist ... ist es schon ... Ich komme sofort.»

Dann klickt es. Bis er hier draußen ist, wird es mindestens 25 Minuten dauern.

«Ich ruf die Leitstelle an», sage ich, «und sag denen, dass wir noch nicht komplett sind, und dann gehen wir den RTW in Ruhe durch. Jetzt schau nicht so. Solange wir das Auto nicht angemeldet haben ...»

Der pfeifende Ton der beiden Funkmelder, die noch in den Halterungen stecken. 7.32 Uhr. Normalerweise müsste das Auto schon angemeldet sein, logisch, dass die Leitstelle es zuerst mal bei uns versucht, wenn sie hier in der Meringer Gegend einen Notfall hat. Ich laufe raus, werde das am Funk erklären.

«Setz dich mal mit rein.»

Das Auto muss man aus der Garage fahren, drinnen bekommt man hier keine Funkverbindung. Dann stehen wir vor der Wache.

«Leitstelle von 33/38 auf Empfang, *nicht* einsatzklar», melde ich mich gleich am Funk.

«Wir haben einen Notfall in Huaschoff, muss in Ihrer Gegend sein», meint der Anrufer, «wir haben das auf der Karte nicht ausfindig machen können.»

«Huaschoff ist Heinrichshofen», erkläre ich, «das heißt hier bei den Einheimischen so, aber – wir sind nicht einsatzklar!», wiederhole ich nachdrücklich, «uns fehlt noch der Sanitäter, ich bin hier allein mit unserer Praktikantin.»

«Dann fahren Sie da raus, der Friedberger RTW ist leider bereits belegt, ich habe kein anderes Fahrzeug frei. Übernehmen Sie das auf jeden Fall mal. Wie es dann draußen weitergeht, klären wir dann ab.»

«O nein!», Renate schaut, als würde sie am liebsten wieder aussteigen.

«Wir schicken Ihnen einen Hausarzt raus, damit müssten sie vor Ort klarkommen, und der begleitet dann notfalls den Transport.»

«Verstanden, schreibklar.»

Dann notiere ich den Einsatz. Eine Fremdkörperaspiration.

«Keine Sorge», sage ich. Wir sind schon auf dem Weg, kämpfen uns durch die enge Hauptstraße in Mering. «Du brauchst nichts zu machen, das regele ich mit dem Arzt, wenn er schon da ist, und ansonsten ...»

Renate sitzt da und redet kaum ein Wort. «Hoffentlich keine Rea», sagt sie einmal, als wir für einen Moment lang zwischen dem Verkehr hindurch kein Horn brauchen.

Als wir dann durch Merching fahren, denkt sie laut. Ich verstehe nicht gleich, was sie sagt.

«Mhm?»

Sie wiederholt es etwas lauter: «Zuerst zwischen die Schulterblätter schlagen, dann den Heimlich-Handgriff versuchen. Den Absauger herrichten. Vielleicht kann man das Ding mit dem Absauger und dem Tubus rausfischen. Und ansonsten schauen wir vorsichtig mit dem Laryngoskop oder einer Taschenlampe in den Hals und versuchen mit der Magillzange den Fremdkörper zu erwischen und rauszuziehen.»

Ein paar Minuten später haben wir die kurvenreiche Landstraße verlassen und sind auf der schmalen, geraden Zufahrtstraße nach Heinrichshofen unterwegs. Ein paar Bauern auf dem Feld links der Straße schauen uns besorgt hinterher. Renate liest auf der Karte mit.

«Die nächste links ...»

Aber da steht auch schon ein Traktor mitten im Weg, auf dem ein etwa 20-jähriger junger Mann in einem abgetragenen Blaumann sitzt, der uns in die Seitenstraße lotst.

Vor der Scheunentür des Hofs steht schräg ein Pkw, dessen Heckklappe geöffnet ist, die Tür zu den Wohnräumen steht offen. Ich stelle den RTW auf der Straße ab, Renate öffnet die seitliche hintere Tür. «Lass mal», ich nehme den Koffer und das EKG. «Nimm du das Absauggerät und die Sauerstoffflasche mit rein.»

Irgendwie erwarte ich, dass der Patient auf oder neben einem Stuhl oder Sofa liegt. Aber als wir in das Haus rennen, liegt er mitten im Gang. Der Arzt kniet schon vor dem Gesicht des Mannes, das blau verfärbt ist, und versucht mit einer Taschenlampe in den geöffneten Mund des Mannes zu schauen, man hört pfeifende Atemgeräusche.

«Also schon mal keine Rea», beruhige ich Renate.

Noch vor dem Arzt höre ich die Ehefrau, die sich zum Patienten bückt.

«Er war heut schon um halber sechs im Stall, jetzt hat er g'frühstückt und ein paar Wienerle gegessen, mit so was rechnet doch koaner. Herrje ...»

«Den Absauger, schnell, und einen Tubus, guten Morgen», sagt der Arzt, während er sich mehr nebenbei für einen kurzen Moment umdreht. Dann schaut er sich noch mal kurz um und macht für den

Bruchteil einer Sekunde große Augen. Frauen im Rettungsdienst sind zu dieser Zeit eine echte Ausnahme. Renate hat dieses graue Absauggerät schon neben dem Kopf des Patienten abgestellt und zieht, während ich den Koffer abstelle, schon den Tubus aus dem Fach und öffnet die Verpackung.

Wortlos nimmt der Arzt den auf den Absaugschlauch aufgesteckten Tubus entgegen, und man hört das reibend-kreisende Absauggeräusch neben den pfeifenden, röchelnden Bemühungen des Mannes, der am Boden liegt. Ein Mann, der sicher über zwei Zentner wiegt. Der Brustkorb und der Bauch scheinen sich bei jedem Versuch, Luft zu bekommen, zusammenzuziehen, statt sich auszudehnen. Gegen den Versuch, seinen Mund weit zu öffnen und hineinzuschauen, wehrt sich der Mann instinktiv, indem er versucht, den Kopf wegzudrehen.

In einer kleinen Pause, als sich das Gesicht einmal gerade nicht verkrampft, schiebt der Arzt blitzschnell den auf den Absauger gesteckten Tubus in den Mund des Patienten, die Geräusche verändern sich, es klingt wie ein «Schwupp», dann läuft das Gerät zunehmend langsamer: Ganz offensichtlich liegt das Tubusende fest an etwas an. Kurz darauf zieht er einen wurstfarbenen, glibberigen Brocken aus dem Mund heraus, und die Atemgeräusche des Mannes klingen wie die eines Menschen, der einfach ungehindert um Luft ringt.

«Wir haben das Ding erwischt!», hält der Arzt dem Patienten den Absauger noch kurz in Sichtweite hin. Der nickt nur kurz, er schaut mit einem völlig verstörten Gesichtsausdruck nach oben an die Decke über sich.

«Oje, oje …», erst jetzt fängt die Ehefrau an, so richtig zu jammern. «Ja, Himmel, wenn Sie jetzt nicht so schnell da gewesen wären, oje …», höre ich sie neben mir reden, während man zusehen kann, wie sich die Gesichtsfarbe ihres Mannes langsam wieder normalisiert.

Ich fühle den Puls, er liegt bei 155. Renate reicht mir das Blutdruckmessgerät.

«Möchtest du nicht selber messen?», frage ich sie, sie schüttelt den Kopf.

«Ja mei, ja um Himmels willen!», lamentiert die Frau weiter, die sich abwechselnd die Hände vor das Gesicht hält und in der Luft herumfuchtelt, «i bin ja so verschrocka!»

«Wenn er sich etwas beruhigt hat», erklärt der Arzt, «werde ich noch einmal im Hals nachschauen, nicht dass wir da noch etwas vergessen haben.»

Der Patient nickt, etwas wie ein Lächeln huscht über sein Gesicht.

«So furchtbar verschrocka …», höre ich die Frau hinter mir.

«Möchten Sie mit dem Oberkörper ein wenig höher liegen?», frage ich den Mann, der mir zustimmend zunickt, als ich plötzlich hinter mir Renate höre, die laut «Schnell!!!» schreit und schon einen

Stuhl von irgendwo hergeholt hat, auf den sich die Frau nun tor-kelnd hinsetzt.

Schneeweiß sitzt sie nun da. «Des is alls so schnell ganga, des glabt ja koana», stammelt sie.

«Wo messen wir jetzt zuerst?», frage ich.

Der Arzt zeigt auf die Ehefrau. Deren Puls ist bei etwas über hundert, und der Druck liegt etwas unter hundert.

Wir beschließen, sie eine Weile mit den Beinen nach oben auf das Sofa zu legen. «Naa, des geht scho», meint sie zuerst, aber dann lässt sie sich doch, auf beiden Seiten untergehakt, in den Nachbarraum bringen.

«Jo mei», meint sie noch mal, «i hob scho gmoant, sei letzts Stünderl hot gschlong.»

Renate bringt ihr noch ein Glas Wasser. Der Arzt schaut noch einmal in den Mund des Mannes, dem wir nun ein paar Kissen untergeschoben haben, aber er hat ganz offensichtlich alles erwischt. Langsam normalisieren sich seine Kreislaufwerte, und nach einer Weile steht er wieder auf.

«Alles wieder gut?», fragt der Arzt den Mann.

«Ja, ois guuuad!», sagt er langgezogen, sein breites Lachen passt dazu.

Als die beiden wieder auf den Beinen sind, stehen wir noch kurz bei unserem Auto, Renate und ich stecken den Koffer und die Geräte wieder in die Halterung. Das Absauggerät haben wir drinnen an einem Waschbecken schon provisorisch durchgespült, damit nichts ankleben kann, auf der Wache werden wir es dann noch desinfizieren. Ich hole aus einer Schublade einen Tubus und fülle den Koffer damit auf.

«Wos is mit dem Stadler?»

Die Nachbarn stehen am Zaun und schauen besorgt zu uns, die Nachbarsfrau ist ein paar Schritte zu uns hergelaufen, die Frau des Patienten steht schon in der Tür und ruft ihr über die Straße zu, dass er fast an einem Stück Wurst erstickt wäre. Dann geht sie ein paar Schritte auf uns zu und spricht Renate an: «Mei, Sie san aber scho au a bisserl blass. Mengs eane ned a no hisetzn?»

«Nein, nein», lacht Renate, «ich sitze ja dann gleich wieder im Auto.»

«Schreiben Sie für die Versorgung der Frau auch was?», frage ich den Arzt, aber der winkt ab.

Dann deutet er mit der Hand auf Renate: «Wusste gar nicht, dass ihr jetzt auch Frauen im Rettungsdienst habt.»

«Sie fährt nur als Praktikantin mit. Als Dritte», erkläre ich.

Er schaut fragend.

«Der Kollege, mit dem ich eigentlich Dienst habe, hat schlicht und ergreifend verpennt. Sie ist heute den ersten Tag dabei.»

«Ach», grinst er, «da hat sie sich aber nicht viel anmerken lassen.» Dann hebt er das kleine Schreibbrett, das er in der Hand hält, nach oben.

«Wenn Sie mir vielleicht noch Vornamen, Geburtsdatum und Krankenkasse des Mannes geben könnten?»

«Leitstelle von 33/38 mit Namen», melde ich mich kurz darauf am Funk.

«33/38? Ihr Kollege hat sich schon vor einer Viertelstunde gemeldet, der ist jetzt auf der Wache. Mit Namen?»

«Ja. Das war der Stadler, Ernst, mit einer Fremdkörperaspiration.»

Der Motor läuft schon wieder. Als uns die Leitstelle die Auftragsnummer für das Protokoll durchgibt, öffnet sich noch einmal die Beifahrertür. Erstaunt schauen wir auf die Frau, die uns ein paar Tragetaschen ins Auto reicht. Äpfel, Weißkohl, frische Möhren sieht man in den drei Tüten.

«Do hob i eane no an Schinken nei», deutet sie auf eine der Taschen.

Renate will ablehnen, aber die Bäuerin schiebt ihr die Tüten wieder zu und schließt dann die Beifahrertür. Im Eingang des Hofs steht noch der Bauer und winkt uns fröhlich zu. Der Arzt ist gerade vor uns losgefahren, er hat noch einen Hausbesuch zu machen.

«Und so wurde aus Spaß Ernst, und der hat uns jetzt drei Tüten mit Gemüse zukommen lassen», murmelt Renate, als wir in Richtung der Wache rollen. Ein bisschen blass wirkt sie immer noch, aber auch recht zufrieden.

Kapitel
Vatergefühle

Oktober 1986

Anton: Er war schon fast siebzig Jahre alt. «Der war hier schon beim Roten Kreuz, bevor es eine richtige Wache gab», hatte mir Christian mal erzählt. Wenn er mit seinen weißen Haaren vor dem dunklen Ölbild von Henry Dunant steht, hat man immer das Gefühl, er müsse ihn noch persönlich gekannt haben.

«Ich bin der Anton», hatte er sich mir vorgestellt, als ich noch Zivi war.

«Toni?», hatte ich gefragt.

«Nein. Toni nennen sie einen anderen, der ist jünger, einer mit lockigen Haaren. Mich schimpft man Anton.»

Er hatte mir stolz erzählt, dass er noch erlebt habe, wie man Patienten auf einer speziellen Handkarre über die Pflastersteine durch den Ort in die Klinik geschoben hatte. War schon «dabei» gewesen, lange bevor der Rettungsdienst eine Einrichtung war, die Transportbelege ausfüllte und mit Krankenkassen abrechnete. Zu einer Zeit, als man Patienten versorgte, indem man ihnen einen Verband anlegte, sie zudeckte und dann in die Klinik brachte und hoffte, dass man – wenn es eilig war – dort auch einen Arzt antraf.

Wenn Anton auf der Wache saß, erzählte er oft von früher.

«Und dann kamen wir mit der Frau an, wir liefen so schnell es ging, die Schwester schaute uns groß an, und sagte: Die ist ja schon tot. Dass es vielleicht schlecht ausgehen würde, damit hatten wir schon gerechnet. Nur nicht so schnell», er erklärte er. «Und dann: Man hofft ja doch immer auf ein Wunder.»

Ja, ich kann ihn verstehen. Bei manchen Einsätzen hofft man wirklich auf ein Wunder.

Ein Notfalleinsatz, über den er oft geredet hatte. Bei dem er eine Frau aus seiner Nachbarschaft in die Klinik gebracht hatte, nachdem sie eine Treppe heruntergestürzt war. Und dass ihn das sehr mitgenommen hatte.

«Da war ich ein junger Bursche. Mei, weißt, Bub, das ist doch alles noch gar nicht so lange her», hatte er kopfschüttelnd gesagt. Seine rundherum weißen Haare redeten eine andere Sprache. Ich musste lächeln.

«Später begannen sie dann, die Patienten draußen zu versorgen, und wir mussten vieles nochmals neu lernen. Ich überlegte mir damals zuerst, einfach auszusteigen, ich war dort schon fast vierzig. Aber dann machte ich doch noch diese Ausbildung», erklärte er. «Es waren damals, glaube ich, 280 Stunden. Ich war einer der ersten hier in Friedberg, die sich Rettungssanitäter nennen durften!», erklärte er mir stolz. Seine Augen leuchten.

Ich denke daran, wie ich Anton bei einem Weinfest im eigens dafür ausgeräumten Lehrsaal begegnet war. An dem Abend hatte er auf mich eingeredet. Das war vor etwa einem Jahr gewesen. Es gab Wein aus Tirol und Essen für alle. Ich war in der Uniform dort, um mir etwas zum Essen zu holen, wollte eigentlich gleich wieder zurückgehen.

«Hattest du heute Dienst, oder hast du noch Dienst?», fragte er.

«Ich hab noch. Ich bin in der Nachtschicht», erklärte ich.

«Dann darfst du nichts trinken …»

«Ich hol mir nur was zu essen», sagte ich, «und dann geh ich wieder nach drüben. Hier ist es mir zu voll. Und in der Dienstkleidung ist mir auch nicht danach, hier auf der Party rumzusitzen.»

Es war voll, die Luft etwas stickig und laut. Alle redeten angeregt durcheinander. Jemand klopfte mir von hinten zur Begrüßung freundschaftlich auf die Schulter.

«Ich weiß nicht, ob ich das mache.» Ich hatte versucht, gegen den Lärm anzukommen und laut über den Tisch gerufen.

Er hatte geantwortet, aber ich hatte es nicht verstehen können.

«Was?»

«Was nicht geschrieben ist, gilt nicht, es ist nichts wert», hatte er mir dann noch einmal zugerufen.

«Eigentlich brauche ich das ja nicht», rief ich ihm zu. «Ich fahre ja nur ehrenamtlich und höre in ein paar Jahren sowieso auf.»

Anton hatte sein Glas abgestellt und mir dann zugeredet: «Wenn du alles hast, sogar das Klinikpraktikum, dann wärst du dumm, wenn du nicht den Abschlusslehrgang zum RS auch noch machen würdest.»

«Die sollen die Prüfung verschärft haben», sage ich. «Weil sie dann irgendwann den Rettungsassistenten einführen als Ausbildung, und dann wird man da vielleicht anerkannt. Seit das bekannt ist, haben sie die Prüfungen so verschärft, dass vierzig Prozent durchfallen.»

«Ach was», hatte er abgewinkt. «Immer diese Angstmacherparolen! Was verlierst du? Das machst du mit, dann lernst du nochmals was, und wenn du durchfällst, dann ist nichts schlechter als davor. Und wenn du vielleicht diesen Rettungsassistenten anerkannt bekommst – dann ist das ein Grund mehr.»

Ich hatte noch überlegt.

«Außerdem!», hatte er dann so laut gesagt, dass sich die anderen am Tisch umgedreht hatten. «Du schaffst das doch sowieso, mach dir doch nichts vor!»

Dann hatte er zweimal auf den Tisch geklopft und war aufgestanden. «Ich geh jetzt.»

Ich hatte auf die Uhr gesehen: 20.30 Uhr. «Jetzt schon?»

«Ja», hatte er gesagt und sich die Jacke umgehängt. «Morgen muss ich Holz machen. Und ich hab meinen Viertel schon leer. Man soll nichts übertreiben, schon gar nicht, wenn man älter wird.»

Dann war er gegangen.

———————

Ich gehe gerade zu unserem Rettungswagen.

«Hast du nicht irgendwann jetzt Geburtstag?», frage ich Alois, der heute mit mir Dienst hat.

Er grinst. Aber dann hat er auch eine Träne in den Augen. «Ja. Den 60er. Nächsten Monat …»

«Ach. Das hätte ich dir wirklich nicht angesehen.» Das Kompliment ist ehrlich gemeint. Ich hätte ihn für etwas über fünfzig gehalten.

«Ist mein drittletzter Dienst heute», sagt er. «Ich habe immer gesagt, bis sechzig. Dann höre ich auf.»

Daher die Träne.

«Ehrlich? Aber – du kannst doch … Wenn du fit bist?»

«Mit sechzig ist Schluss», lacht er. *Es ist sicher noch eine Träne dazugekommen.* «Sonst müssen mich am Ende die Patienten zum Wagen tragen …»

Ich muss wieder an Anton denken. Der ja auch schon so lange dabei ist. Und hatte mit Alois wohl ganz früher den einen oder anderen Dienst gemacht.

«Wie geht es eigentlich Anton?», frage ich.

Alois tritt einen Schritt zurück. Sein Gesicht verfinstert sich. «Hast du das denn gar nicht gehört?»

Instinktiv zieht sich mein Bauch zusammen.

Das klingt nicht gut.

«Er kam vor über einem Monat in die Klinik, man dachte erst: der Rücken. Aber es war wohl ein Hinterwandinfarkt.»

«Mein Gott, und jetzt?»

«Er ist vor drei Wochen von der Intensiv runtergekommen, es geht ihm schon besser. Aber … so wie vorher wird das nicht mehr. Er wird schon ziemliche Einschränkungen in Kauf nehmen müssen, und ob er seine Wohnung behalten kann?»

«Und – hat er keine Frau, die ein wenig nach ihm schauen kann?» Mir wird erst jetzt bewusst, dass er nie von seiner Frau geredet hatte, immer nur von den Kindern.

«Die ist doch schon vor zehn Jahren gestorben», erklärt Alois.

Es macht mich traurig. Alois' drittletzter Dienst. Und Anton schwer krank. Sein fröhliches Lachen fehlt mir ebenso wie die dramatischen Erzählungen, bei denen er sich oft mit weit aufgerissenen Augen vertraulich nach vorne beugte. Ich sollte ihn mal besuchen. Und ich verdanke ihm doch einiges …

Es ist ja oft lange ruhig zu dieser Zeit. Ein wenig gewagt ist es doch, dass er heute richtig gekocht hat. Tatsächlich hatten wir Glück: Kein Einsatz während der ganzen Zeit, in der er in der Küche stand. Und dann noch in Ruhe essen.

«Ganz schön Glück!», sage ich.

«Das ist kein Glück», behauptet er.

«Warum? Hast du das Leitstellentelefon ausgesteckt?», frotzle ich.

«Nein. Das ist Erfahrung! Ich hab natürlich genau gewusst, dass wir vor 22.00 Uhr keinen Einsatz bekommen.»

Vanillepudding zum Nachtisch. Aber dann klingelt das Telefon doch noch.

«Den Nachtisch hast du nicht eingeplant», stichele ich.

«Doch», sagt er. «Der Pudding ist ja noch warm, der muss eh abkühlen.»

Ich grinse und gehe ans Telefon, während er sich seine Jacke schnappt. «Okay... Notfall, verstanden, wir gehen auf Funk.»

«Es wird eh Zeit, dass wir abhauen: Schau mal, wie die Küche hier aussieht», ergänzt er, während wir in die Fahrzeughalle laufen.

«Na ja, ich glaube nicht, dass jemand kommt und uns aufräumt, während wir weg sind ...»

Dann sitzen wir im Auto. Alois fährt ein Stück vor aus der Halle, weil der Funk in der Garage nicht zu verstehen ist.

«Du kannst gleich nach Mering fahren», teile ich ihm mit.

Er schaltet das Blaulicht ein und biegt ein auf die Straße vor der Wache. «Was haben wir denn?»

«Eine Entbindung.»

«Eine ... WAS???»

Ich schaue zu ihm rüber, während ich den Auftrag nochmals genau per Funk bekomme.

Das Licht eines entgegenkommenden Fahrzeugs streift Alois. Er sieht irgendwie ungewohnt blass aus.

Auf der Anfahrt spiele ich schon mal durch, was ich erst vor ein paar Wochen noch einmal gelernt habe.

Möglichst steril arbeiten. Die Frau unterstützen, wenn das Kind kommt, Dammschutz ... *hm, das habe ich noch nie gemacht* ... dann eventuell den Kopf bei der Drehung unterstützen ... an den Füßen halten und vorsichtig nach oben ziehen, damit das Fruchtwasser aus dem Mund läuft; wenn die Farbe rosig ist und das Kind atmet, der Mutter auf den Bauch legen; für Wärmeerhaltung sorgen; eventuell mit dem Orosauger Fruchtwasser absaugen, falls die Farbe nicht gut ist; Abnabeln braucht man in der ersten halben Stunde nicht unbedingt. APGAR bestimmen. Falls der Wert unter 4 liegt, falls das Kind nicht atmet und keinen Puls hat ... Reanimation ... bei einem Neugeborenen ... das habe ich auch noch nicht gemacht.

Ein wenig nervös bin ich für einen Moment lang.

Ich denke an mein Klinikpraktikum zurück.

«Eine Geburt ist nichts Pathologisches ...», hatte mir ein Arzt erklärt. Heißt auf gut Deutsch: Es ist ein ganz normaler Vorgang.

«In Afrika kommen jeden Tag Tausende von Kindern zu Welt, und es ist auch kein Arzt dabei ...», hatte mir eine Hebamme erklärt. «Wenn es keine Risikofaktoren gibt, dann läuft es im Wesentlichen von alleine, und du musst das Kind nur in Empfang nehmen und dich darum kümmern, dass es warm bleibt», hatte sie ergänzt.

«Das oberstmögliche Stockwerk, wie immer», schimpft Alois, als wir in Mering das Treppenhaus hochlaufen. Eine knarrende Holztreppe. Alois sieht nicht mehr ganz so blass aus wie vorher, aber er ist doch etwas unruhig. Aber dann zuckt er doch zusammen. Oben steht wohl schon die Tür offen, man hört bis hier unten, wie die Frau lang anhaltend stöhnt.

«Ganz ruhig, Alois», sage ich. «Kinder bekommen ist nicht grundsätzlich gefährlich. Und wir helfen ja auch nur, wir müssen das Kind ja nicht bekommen.»

«Ja, ja, sicher ...», er klingt ein wenig jämmerlich.

Vor der Wohnungstür steht ein Mann, der ein kleines Kind auf dem Arm hält und immer wieder sanft wiegt.

«Guten Abend. Gut, dass Sie so schnell da sind ...», begrüßt er uns. «Meine Frau ist im Wohnzimmer.»

Wir gehen mit. Die Wehe hat offenbar gerade wieder aufgehört. Die Frau steht an einem alten Buffet aus dunklem Holz und hält sich daran fest. Sie hat ein graues Kleid an, unterhalb der Hüfte ist es patschnass.

«Wir wollten das Kind eigentlich zu Hause bekommen», erklärt sie, während sie immer noch tief Luft holt. «Aber unser Telefon geht nicht, oder es stimmt etwas nicht mit dem Telefon der Hebamme, jedenfalls erreiche ich sie nicht.»

«Schnell ...», sagt Alois. «Wir gehen lieber schnell runter ... Bevor es richtig losgeht.»

Er ist schon bei der Patientin, hält sie am Arm.

«Langsam ...», versuche ich ihn zu stoppen. «Vielleicht ist es besser, wir bleiben hier? Bis wir jetzt mit der Frau in der Klinik sind, dauert es sicherlich ...»

Aber ehe ich dazu komme, den Satz zu beenden, ist Alois mit der Frau schon hastig an mir vorbeigelaufen, durch die Wohnungstür hinaus und hat Tatsachen geschaffen.

«Werden Sie mitkommen?», frage ich den Mann.

«Nein ... das wird nicht gehen. Ich hab ja zwei Kinder hier ... den hier, und die ältere, die ist jetzt bald vier, die schläft schon ...»

Aus dem Treppenhaus von einer Etage weiter unten höre ich, wie die Frau schon wieder eine Wehe bekommt.

«Also, ich muss dann los ...»

«Wohin bringen Sie meine Frau?», erkundigt sich der Mann.

«Wohin möchte Ihre Frau denn?»

«Ich denke, nach Friedberg ...»

«Wir versuchen es, wir müssen schauen, ob das möglich ist. Wir geben Ihnen aber Bescheid. Sie bekommen auf jeden Fall einen Anruf von dort, wenn wir angekommen sind.»

Ich bin schon eine Etage weiter unten, aber die Wehe hat wohl wieder aufgehört. Alois ist mit der Patientin schon fast unten beim Ausgang.

«Der Einstieg an der Seite ist sicher zu hoch für die Frau», sage ich zu Alois. Zu dieser Zeit fehlt noch das ausfahrbare Trittbrett, das später an den Seiteneinstiegen der Rettungswagen automatisch ausfährt und eine Zwischenstufe bildet.

«Ich ziehe die Trage hinten aus dem Wagen, dann legen wir die Patientin drauf», damit drehe ich mich zu der Frau. «Wir schieben Sie dann so in den Patientenraum. Das ist angenehmer, als die hohen Stufen an der Seite hochzuklettern», erkläre ich ihr.

Ich öffne die Türen hinten, ziehe die Trage raus. Als wir die Frau hinlegen wollen, beginnt schon die nächste Wehe. Sie steht da, stützt sich mit einer Hand auf die Trage, schwankt mit der Wehe hin und her, ich halte sie am Arm.

«Na prima», sage ich leise. «Der Blasensprung war schon. Abstand etwa zwei Minuten. Bei einer Mehrgebärenden. Ich bin mir nicht sicher, ob es eine gute Idee war, jetzt überstürzt loszufahren», sage ich leise zu Alois, während die Frau noch lauter stöhnt als beim letzten Mal.

Ein Ehepaar mit einem Dackel an der Leine steht am Gehsteig gegenüber und schaut entsetzt, irgendwo im zweiten Stock des Hauses, aus dem wir gerade gekommen sind, geht Licht an und ein Fenster öffnet sich.

«Sie können weitergehen ...», murrt Alois das Ehepaar an. Der Dackel fletscht die Zähne und kläfft uns an, dann wird er weggezogen, gegen seinen Willen, wie man sieht, er wehrt sich und steht für einen Moment, von hinten durch die Leine gehalten, auf den Hinterbeinen.

Ich habe meine Hand auf den Rücken der Frau gelegt, die sich wippend mit dem Becken vor und zurück bewegt. Langsam wird sie wieder ruhiger. Ich schaue noch mal kurz nach oben zu den Fenstern. Jemand beugt sich nach vorn über den Fensterrand, als ich nach oben schaue, zieht er sich zurück und das Fenster wird geschlossen.

«Geht es jetzt wieder?»

«Ja», die Frau nickt, ist noch ganz außer Atem.

«Frau Huber, Sie möchten nach Friedberg?»

«Ja, wenn das geht ...»

«Wir lassen dort anrufen und klären das ab», sage ich.

Am Ende bekommt sie das Baby *bei uns* im Auto ...

Wir legen die Frau hin, ich schiebe die Trage in den Patientenraum und steige hinten ein. Dann schließen sich die Türen hinter mir.

«Brauchst du noch was von mir ...?», brüllt Alois mir von vorne zu, während er anfährt.

«Warte ...», ich stehe noch mal auf. «Halt noch mal an! Die Seitentür ist noch auf!»

Alois bremst noch einmal.

Ich schließe die Seitentür, schaue kurz durch die Luke.

«Langsam!», sage ich. Dann strecke ich meinen Kopf durch die Luke, damit die Frau mich nicht hört. «Fahr langsam!!! Das Einzige, was richtig schlimm wäre, wäre, wenn uns jetzt auf der Fahrt was passiert. Alois!!! – Das wäre normalerweise eine Hausgeburt gewesen», beruhige ich ihn dann. «Also sind ziemlich sicher keine Risikofaktoren bekannt.»

«Ja, klar», keucht er. «Aber schon mit Sonderrechten …?»

Das Blaulicht läuft eh schon.

«Klar. Aber nichts riskieren! Als ob du ein rohes Ei fährst …»

«Ja …»

Er fährt langsam los, ich nehme den Funkhörer hinten. «Leitstelle von 31/37, das Kind wird in Kürze da sein, bitte rufen Sie im Krankenhaus Friedberg an, ob wir kommen können, Eintreffen dort in circa zwölf Minuten …»

Die Leitstelle meldet sich nicht gleich. Gerade als ich noch einmal funken will, höre ich über den Lautsprecher: «31/37, verstanden, Kollege ist gerade am Telefon, wir klären es ab …»

Alois fährt tatsächlich so, dass es hinten kaum schwankt.

Als ich mich wieder setze, ist die nächste Wehe schon in vollem Gang. «Ist es so in Ordnung für Sie, oder müssen Sie anders liegen?»

«Okay … aaaah …», keucht die Frau.

«Soll ich das Kopfteil der Trage etwas höher machen?»

«Aaaaah … Aaaaaah … aaaaaaaaaaaaaaah …»

Es macht mich unruhig, aber ich versuche, mir nichts anmerken zu lassen.

Seltsam, man hat das Gefühl, etwas helfen zu müssen, aber es ist doch alles ganz normal.

Wir biegen gerade auf die B2 ein.

Sie wird schon wieder ruhiger, schon wieder eine Wehe geschafft.

«Wie weit ist es schon…?», frage ich.

«Noch nicht …», erklärt sie keuchend.

Ich hebe das Kleid etwas an: Zu sehen ist noch nichts. Tasten möchte ich während der Fahrt nicht.

Ich hänge das EKG an. Die Frequenz ist bei 100. Dann versuche ich, den Druck zu messen.

«Aaaaaaaaaaah … rrraaaaaaaaaaa … oje, oje … aaaaaaaaaaaaaaaaah.»

Kissing, Ortseinfahrt. Alois hat das Martinshorn zugeschaltet. Der Wagen schwankt jetzt doch stark.

«Alois!!!», rufe ich laut zwischen dem Schreien der Frau durch. Ein kurzer, ängstlicher Blick von vor der Trennscheibe nach hinten.

«Piano!», ermahne ich ihn.

Über den Lautsprecher meldet sich die Leitstelle zurück. «31/37, Krankenhaus Friedberg verständigt, weiter anfahren. Hebamme im Haus, Arzt unterwegs …»

Alois verstehe ich nicht genau, aber ich bekomme mit, dass er es bestätigt.

Der Puls ist auf 115 gestiegen, jetzt sinkt er langsam wieder. Der Blutdruck ist bei 130/90.

«Alles okay, Frau Huber?», frage ich die Patientin.

«Ja, okay …»

«Ist Ihnen warm genug?» Ich streichle ihr über die Schulter. Sie nickt.

«Ja …»

«Wir sind bald da», erkläre ich ihr. «Und Friedberg nimmt Sie auf, das geht klar.»

«Das habe ich mitbekommen», sagt sie. «Wo sind wir denn schon?»

Ich stehe halb auf, schaue vorn raus ins Dunkel, außer einem Paar roter Rücklichter weit vor mir, den Leitpfosten und dem Mittelstreifen ist da vorne alles schwarz. Dann ein Blick nach hinten, wo ich ein Ortsschild kleiner werden sehe.

«Wir fahren gerade bei Kissing raus Richtung Friedberg», erkläre ich ihr dann. Irgendwo auf der Mitte zwischen Kissing und der Abzweigung nach Friedberg beginnt das Horn über mir wieder zu tönen. Und gleichzeitig die nächste Wehe.

«Aha … aaaaaaah … hach … aaaaaaah … rrraaaaaaaaaaaaaaaaaa!»

Auf der Trage bäumt sich die Patientin auf. Ich lege ihr die Hand auf den Rücken.

Ein Blick auf den Monitor: Der Puls ist wieder ein klein wenig schneller.

Es ist schon ein wenig zum Erschrecken, vor allem als Mann, wenn man so gar kein Gefühl dafür hat, wie sich so eine Geburt anfühlen könnte …

«Alois!!!»

Man merkt sehr deutlich, dass wir an der Abzweigung nach Friedberg angekommen sind.

«Entschuldigung, ich hab mich mit der Kurve ein wenig verschätzt …», ruft er.

Die Wehe lässt wieder nach. «Alles gut?»

«Ja … alles … gut … ich hab das … ja schon zweimal … hinter mir.»

«Na ja: Da sind Sie ja Profi», lächle ich sie an. «Was soll da schon schiefgehen …»

Irgendwie doch ein mulmiges Gefühl, wäre doch gut, wir wären endlich in der Klinik. Ich werde weiterhin «den Coolen machen», auch wenn ich es nicht bin. Alleine schon, um die Patientin zu beruhigen. Und Alois, der uns fährt …

Ich setze mich, kontrolliere noch einmal den Druck. Viel zu tun gibt es ja sonst nicht.

«Haben Sie schon einen Namen für das Kind?», frage ich sie.

«Lukas, wenn es ein Junge wird», sagt sie. «Und Anna-Lisa, wenn es ein Mädchen werden sollte.»

«Sie wissen es noch nicht?»

«Nein ...», lächelt sie jetzt kopfschüttelnd. «Aber ... ich glaube, es wird ein Junge.»

Die nächste Wehe bahnt sich an. Wir sind schon in der Afrastraße am Thostisee, kurz vor Friedberg. «Aaaaaahhhhh ...»

«Wir sind bald da. Schon in Friedberg ...»

Durch das Dachfenster sehe ich die ersten Straßenlaternen über uns vorbeiflitzen.

Ist diese Wehe heftiger als die anderen?

Ich hebe noch einmal das Kleid an. Immer noch kein Köpfchen ...

Warte, Kleines ... bitte ... noch ein paar Minuten ...

Wir fahren über die Bahnbrücke, dann biegen wir ab zum Krankenhaus, rückwärts die Rampe hoch. Alois zieht die Handbremse an, springt aus dem Wagen, ich schaue kurz, er steht an der Sprechanlage, von draußen höre ich ihn rufen.

«Hallo, haaallo!!!» Er steht da, drückt ungeduldig noch einmal auf den Klingelknopf. «Warum ist hier denn keiner ... Hallo, warum hilft uns denn keiner, wir bringen die Geburt ...!!!»

Während er sich nach unten zum Lautsprecher bückt, schiebt eine Frau in weißer Kleidung die Tür auf. Ich muss grinsen, Alois schaut sie perplex an.

Ich schnappe mir den Hörer. «31/37 Krankenhaus an.»

Die nächste Wehe ... «Aaaaaaaah ...»

Ich öffne die Tür hinten.

«Alois! Jetzt komm bitte!!!»

«Ich bin doch schon da.»

Vom Parkplatz her kommt der Arzt dazu.

«Aaaaaaaaaaaaaaaaaaahhhhhh», es hallt durch die Gänge der Klinik.

Ganz sicher: DIESE Wehe ist heftiger als die anderen. Schnell in den Aufzug!!!

«Ganz ruhig, Männer, das ist alles nicht so dramatisch. Ist immer noch viel mehr Zeit, als man denkt ...», meint der Arzt lässig.

Den ersten Stock gedrückt. Er hebt das Kleid an. «Oh ... oh, oje ...»

Er schaut kurz von einem zum anderen.

«Das Köpfchen!!! STOPP!!!!!»

Wir sind oben angekommen, die Türen sind aufgegangen, er beugt sich vor und legt den roten Kippschalter um.

«Ohhhhh ... weh!!!» Das ist Alois. *Jammer doch nicht so ...* Er ist wieder sehr blass.

«Aha!», die Hebamme.

«Alois! Ganz ruhig», ich habe ihm die Hand auf den Rücken gelegt. «Alois, alles wird gut. Ruhig bleiben, tiiief durchatmen.»

Wir stehen im ersten Stock.

Das Kind schreit gar nicht. Schreien Kinder nicht immer, wenn sie gerade geboren wurden?

Aber die Farbe ist rosig.

Einen Moment lang hält die Hebamme es mit dem Kopf nach unten, dann zeigt sie es der Mutter und legt es ihr auf den Bauch.

Die Frau lacht und weint. «Hallo ...», sagt sie dann. «Hallo Lukas!»

«Ich dachte immer», sage ich «wenn sie nicht schreien, gibt es einen Klaps auf den Po.»

«Nicht, wenn es sooooo gut aussieht. Mann, da haben Sie ja einen tollen kleinen Kerl zur Welt gebracht ...»

«Herzlichen Glückwunsch!» Ich halte der Mutter die Hand.

«Hallo!», weist mich die Hebamme zurecht. «Gratuliert wird immer erst, wenn die Geburt vorüber ist. Und das ist, wenn die Nachgeburt komplett da ist.»

Okay ... das wusste ich nicht.

Ich hole eine Gold-Silberfolie aus dem Koffer, trockne das Kind ab und wickle sie zusammen mit der Hebamme um das Neugeborene.

Die Aufzugtüren sind offen. Jemand läuft in Gedanken versunken auf den Aufzug zu, ein älterer Herr mit Bartstoppeln und ungekämmtem Haar, den Blick auf den Infusionsständer gerichtet, in der linken Hand eine Packung Zigaretten. Vor dem Einsteigen hebt der Herr doch noch den Kopf.

«Ohhh, Pardon», bemerkt er erschrocken und verschwindet viel schneller, als er kam, wieder im Gang.

«Rein physiologisch, und dennoch in die Flucht geschlagen», grinst der Arzt. Jetzt rollen wir doch langsam aus dem Aufzug.

«Wir bringen Sie jetzt trotzdem noch in den Kreissaal», erklärt die Hebamme der Mutter, als sich noch einmal eine Wehe ankündigt. «Das ist die Nachgeburt – na, Sie wissen schon. Ist ja nicht das erste Mal.»

Die Frau lächelt gequält während der Wehe. «Ja.»

«Ich hab 23.05 Uhr als Geburtszeit notiert», sagt die Hebamme.

«Das hab ich auch», nickt der Arzt zustimmend.

«Und 10 als APGAR.»

«10? Ich hab 9», sagt der Arzt. «10 gibt es nie beim ersten Wert!»

«Herr Doktor ...», sagt die Hebamme jetzt mit einem amtlichen Ton und in die Hüften gestemmten Armen. «Es war 10, und dieses Mal, bei dieser glänzenden und perfekten Geburt im Aufzug, lasse ich auch nicht mit mir handeln ...»

«Ich geb nach», lacht der Arzt.

Ich fühl mich immer noch cool. Oder jetzt, nachdem das alles vorbei ist, erst recht! Nur die Träne in meinem Augenwinkel passt weder zu meiner Coolness noch zu meinem Grinsen.

Ich habe die Trage und den Notfallkoffer, den wir mitgenommen hatten, zum Auto zurückgebracht. Frisch beziehen wird nicht ausreichen.

Gut, dass alles gutgegangen ist … Eine einfache und glückliche Sache, aber wenn es Komplikationen gegeben hätte und wir auf uns gestellt gewesen wären?

«Am besten wird es sicher sein, wir melden uns unklar und reinigen alles in Ruhe auf der Wache», murmele ich leise vor mich hin. «Wir geben einfach der Leitstelle kurz Bescheid, Alois, und …»

Wo ist eigentlich Alois?

Ich gehe noch einmal zurück ins Krankenhaus. Von irgendwo höre ich seine Stimme, aber wo …? Ich gehe einen Gang entlang, horche noch einmal. Es ist etwas lauter, ich gehe weiter, höre wieder. Es kommt aus einem Zimmer, die Tür ist angelehnt. Ich sehe durch einen Türspalt. Eine der älteren Klosterschwestern, die vergnügt zuhört und hinter dem Tisch sitzt, auf der anderen Seite Alois, ich sehe die beiden von der Seite. Vor Alois steht eine Tasse Kaffee, aber er hat noch keinen Schluck getrunken. So viel Farbe hatte er den ganzen Abend noch nicht im Gesicht gehabt. Er redet und redet und redet …

«Das hätte ich mir im Traum nicht vorstellen können, dass ich gerade bei einem meiner letzten Dienste noch eigenhändig ein Kind zur Welt bringe …»

Viel stolzer könnte ich mir nicht mal den Papa des kleinen Lukas vorstellen.

Wenn man mich jetzt sehen könnte, mit diesem breiten Grinsen auf meinem Gesicht.

Kapitel 6
Ein Kind
mit Namen Laura

September 1988

Kurt schaut ab und zu auf der Wache vorbei. Eigentlich arbeitet er beim Bund als Sanitäter, aber er lässt sich ab und zu bei uns blicken.

«Und dann hatten sie deutsche Infusionssysteme und amerikanische Infusionskanülen – und umgekehrt – und konnten die Infusionen nicht mal anschließen», behauptet er. «Das passte nicht zusammen! Kein Mensch hatte vorher daran gedacht, es mal auszuprobieren. Und dann: die ganze Taktik in Ramstein war falsch angelegt. Der ganze Ablauf: Nichts passte zusammen. Die Amerikaner waren nur auf einen schnellen Abtransport aus. Die Deutschen wollten vor Ort versorgen.»

Er redet schon die ganze Zeit über diesen Unfall. Er selbst war dort nicht, aber einige Kameraden, die er kennt. Piloten, die sich dort aufhielten, und auch ein Sanitäter, der eigentlich nur aus privatem Interesse zu diesem Flugtag gefahren war. «Der Einsatz nach dem Unfall war die zweite Katastrophe, die werden noch Jahre danach aufarbeiten, und es wird sich einiges …»

«Ich bin gegen solche Veranstaltungen», sage ich.

Kurt schnaubt. «Na ja. Das ist eine andere Frage», begeistert sieht er nicht aus. «Nachdenken kann man ja mal darüber, aber so etwas wird es immer wieder geben.

«Wer braucht so etwas? Keiner.»

David hält sich raus.

«Du warst früher Zivi … oder?», fragt Kurt.

«Ja. Warum?»

Das Telefon klingelt genau im richtigen Moment.

Ich sitze gerade in der Küche auf der Bank, als das Telefon in der Wache klingelt. David ist zuerst dran. Er neigt sich in den Türrahmen, zeigt auf den Hörer.

«Deine Frau …»

«Hi, Renate! Wie geht es euch beiden heute?»

Renate erzählt mir, dass sie in der Stadt war, um mittags ihre Kolleginnen zu besuchen. Dass es ihr langsam schwer fällt, das Treppenhaus in den vierten Stock hinaufzusteigen und dass sie einen schönen Kinderwagen gesehen hat.

«Und was kostet der?»

«Na ja … 500 Mark. Er ist aber runtergesetzt auf 350. Und ich hab mit dem Verkäufer geredet, er würde uns nochmals was nachlassen.»

Ich schlucke.

«Ich hab noch Geld von meinen Eltern. 200 Mark», sagt sie.

«Kennen wir denn niemanden, der so was gebraucht hat?»

«Georg …», sie klingt traurig. «Wir haben jetzt fast alles irgendwo herbekommen. Gebraucht. Ich hab noch keine 200 Mark ausgegeben für irgendetwas. Den Vaporisator, den ich kaufen wollte, haben meine Eltern bezahlt …»

Ich hole tief Luft. «Meinetwegen.»

Stille am Telefon.

«Nein, ist schon klar», füge ich schnell hinzu.

«Schau ihn dir mal an. Und man kann ihn ziemlich raffiniert zusammenklappen. Er müsste in den Polo passen.» Sie hört sich immer noch niedergeschlagen an.

«Ich denke, das ist schon richtig. Du hast das gut gemacht. Es ist wichtig, dass wir es schön für das Kleine haben, bevor es da ist.»

«Wann möchtest du das Ding holen?», frage ich noch.

«Morgen ist doch Samstag», höre ich sie.

Kurt ist aufgestanden, er steht im Türrahmen zum Gang, unterhält sich noch mit David, ich höre etwas von «Einstellung», und «Weltanschauung» und halte mir das Ohr zu.

«Hm. Also, da ist noch was, was du wissen solltest», beginne ich zaghaft. «Denen fehlt morgen ein NEF-Fahrer ...»

«Du bist morgen auch weg?», fragt sie. Jetzt klingt sie richtig enttäuscht.

«Also, nur wenn es für dich okay ist.»

Hoffentlich sagt sie nicht Nein. Dann habe ich ein Problem, ich habe ja mehr oder weniger schon zugesagt.

«Und Montag ...?»

«Hab ich keinen Dienst. Wenn das Kind da ist, fahre ich auch weniger ...», sage ich. «Ich werde dann ja eh bald einen Job haben, und dann hat sich das vielleicht sowieso hier erledigt.»

«Hast du nochmals Bewerbungen geschrieben?»

«Ja», sage ich. «Eine nach Tuttlingen. Eine kleine Agentur. Und eine nach Ulm. Eine Werbeagentur, das Inserat sah recht gut aus. Und ... eine Firma in Albstadt. Stellt Bohrer her. Die suchen jemanden für ihre Werbeabteilung ...»

«Ach ... Albstadt?»

«Ja ...»

«Das wäre natürlich auch schön. Meine Eltern würden sich sicher freuen. Wir könnten vielleicht vorübergehend im Haus von Opa wohnen ...»

«Ja. Das dachte ich auch schon ... Hör mal – ist das ein Problem für dich mit dem Dienst morgen?»

«Ach was. Mach nur. Wir können auch Montag noch nach dem Kinderwagen schauen. Und wenn er weg ist, dann soll es eben so sein.»

«Zahl das Ding doch an ...», schlage ich vor.

«Ehrlich? Soll ich? Ist es okay, wenn ich ... ach – das wäre schon sehr schön ...»

Ein wenig unwohl ist mir, weil ich immer noch von keiner Seite eine Zusage für einen Job habe. Ich mache mir Sorgen um das Geld.

Irgendwie muss ich es langsam hinbekommen mit einer Arbeitsstelle.

«Ist komplett ruhig heute», sage ich beiläufig. «Ist ja auch mal nicht schlecht ... Ja. Ich sollte noch den Wagen waschen ...»

«Okay. Na dann. Ich wollte nicht stören ...»

«Nein, war nicht so gemeint.»

«Kein Problem», lacht sie. «Ich wollte mich eh gerade hinlegen. Und dann wasch du das Auto, und wir sehen uns heute Abend. Ich hab 'ne Überraschung für dich ...»

«Ach ... was?»

«Etwas, was du gerne isst. Aber ... mehr sag ich nicht. Ist ja 'ne Überraschung ...»

Wir verabschieden uns, ich trinke meinen Kaffee im Stehen aus, dann gehe ich in die Waschhalle. Gedankenverloren fange ich an, die Seitenteile des Rettungswagens zu schrubben. Es hat ein paar Tage lang geregnet, jetzt ist die Sonne rausgekommen.

Ich hatte es mir alles einfacher vorgestellt. Das Diplom mit einer 2+. Ich hatte gehofft, schnell eine Stelle in Augsburg zu bekommen. Oder in München in einer Agentur. Ich hatte dort ja schon ein paar Mal gejobbt. Aber nirgendwo dort, wo ich schon mal gearbeitet hatte, war eine Stelle frei. Mittlerweile habe ich schon mehr als hundert Bewerbungen geschrieben. Und nur ein Bewerbungsgespräch war zustande gekommen: eine Agentur auf der schwäbischen Alb, die ausschließlich Kataloge und Inserate für Schusswaffen machte. Schon die Büroräume hatten etwas beängstigend Finsteres gehabt. Dunkelbraune, massive Schrankwände rundherum. Kleine Fenster, schwere, dunkle Holzdecken. Enge Räume, völlig überladen. Der Chef ein Mensch, der keine Miene verzog, ernst bis finster dreinblickte. Vor dem Haus zwei italienische Sportwagen und eine schwarze Luxuslimousine.

«Sie können die Stelle haben. Sie werden mir bitte bis morgen Mittag Bescheid geben, es gibt noch einen anderen Bewerber», hatte er mich schroff verabschiedet.

Zuerst Zivildienst. Angst und Gewissensprobleme wegen allem, das mit Krieg und Gewalt zu tun hat. Und dann Werbung für Waffensysteme?

Eine Stunde später hatte ich den Mann angerufen und abgesagt.

«Wie Sie meinen. Das ist Ihre Entscheidung. Wenn Sie sich das leisten können», hatte er geantwortet und grußlos eingehängt.

Ich erinnerte mich daran, wie ich an dem Abend völlig am Ende war und die ganze Nacht nicht schlafen konnte. Das Licht der Straßenlaterne, jedes Geräusch hatte mich vom Schlaf abgehalten. *Wenn ich nun nichts anderes mehr bekomme?* Vielleicht war diese Absage gleichzeitig ein «Muss», und doch ein großer Fehler gewesen. Während ich die Waschbürste über das Auto schiebe, versuche ich, an etwas anderes zu denken. Noch fünf oder sechs Wochen, dann werden wir unser erstes Kind bekommen. Ein Mädchen.

«Woher weißt du das?», hatte Renate immer wieder gefragt.

«Ich weiß es eben.» Die Ultraschallbilder zu dieser Zeit sind viel zu verschwommen, und der Arzt hatte sich geweigert, etwas dazu zu sagen.

«Es wird ein Mädchen. Ganz sicher!», hatte ich geantwortet.

«Wie willst du das wissen?»

«Weil ich mir sicher bin.»

«Dann denkst du es. Oder du glaubst es. Aber dann weißt du es nicht», hatte sie gezweifelt.

«Ich *weiß* es!», hatte ich bekräftigt. Mindestens vier Mal hatten wir den fast gleichen Dialog geführt. Und die Suche nach einem Namen, falls es ein Junge werden sollte, hatte mich gar nicht interessiert.

«Lydia», hatten wir überlegt. «Oder Lara …»

«Lara … wie in Doktor Schiwago …»

«Aber das klingt schon sehr russisch … es sollte schon ein Name sein, der hier in Deutschland auch eine Tradition hat …» Ich muss lächeln, während ich an unsere Diskussionen denke.

Das Auto ist voller Dreck. Mit den Stiefeln und der Schürze steige ich gerade auf die Leiter, um an das Dach des Rettungswagens ranzukommen, als die Hupe, die mit dem Leitstellentelefon gekoppelt ist, durch den Raum hallt. Ich steige schon mal wieder runter, lege die Waschbürste auf den Boden und drehe das Wasser ab.

Das Klingeln hat gleich wieder aufgehört. Also ist David wohl drinnen an den Apparat gegangen. Als ich gerade die Schürze ablege und dabei bin, meine Sicherheitsschuhe wieder anzuziehen, höre ich David, der aus der Werkstatt zu mir kommt.

«Notfall?», frage ich. «Sonst mache ich noch fertig.»

«Eilige Verlegung», sagt er.

«Aha. Wohin?»

«Vom Krankenhaus – mit Inkubator in die Kinderklinik.»

Überall an den Straßenrändern leuchtet uns das Herbstlaub gelb und orangerot entgegen.

Wenig später sind wir im Krankenhaus angekommen. An der Pforte nehmen wir die Papiere mit und machen uns auf den Weg in den ersten Stock. Eine Frau mittleren Alters liest gerade auf einem Computerausdruck. Sie trägt Jeans und einen roten Pulli und hat einen weißen Kittel umgehängt. Ein kleines Schild weist sie als Hebamme aus.

«Kommt ihr für Schmid, Laura?», fragt sie.

Irgendwo hört man eine Frauenstimme ein paar Mal laut aufstöhnen, dann ist es wieder ruhig.

«Ist das der Transport mit Inkubator?», stelle ich die Gegenfrage. Sie nickt.

«Dann kommen wir für Schmid, Laura», antworte ich.

«Und der Inkubator … ist wo?», frage ich.

Der Inkubator gehört dem Rettungsdienst, aber er steht im Keller der Klinik. In einer Fortbildung hatten wir gelernt, wie man ihn in Betrieb nimmt. Aber es ist mehr als ein Jahr her, und seither habe ich das Ding nicht mehr gesehen.

«Der ist schon oben und fertig aufgeheizt, wir legen das Kind gleich rein, und dann geht es los.»

«Fährt jemand mit?», frage ich.

«Die Mutter hat über vierzig Fieber, die bleibt erst mal hier.»

In Bezug auf das Mitfahren hatte ich eigentlich an die Hebamme oder einen Arzt gedacht.

«Nein, ich meine, fährt jemand vom Haus mit?»

Wieder hört man ein Stöhnen aus einem Zimmer nebenan.

«Nein», sagt sie. «Ich habe hier gleich eine Geburt. Das hört man ja wohl. Und der Doktor hat einen Notfall in der Praxis, der kommt, so schnell es geht, und dann ... brauche ich ihn hier.»

Aha.

«Und warum kommt die Kleine in die Kinderklinik?», erkundigt sich David.

Mir lag die Frage auch schon auf der Zunge.

«Sie ist etwa drei Wochen zu früh dran gewesen», beginnt die Hebamme, während sie eine Tür öffnet und in ein Zimmer geht.

«Sie ist jetzt fünf Tage alt und hat eine Gelbsucht entwickelt ...», fährt sie fort. Sie drückt mir einen Umschlag in die Hand. «Das muss mit in die Kinderklinik.» Dann öffnet sie den Inkubator, dreht sich um und nimmt ein kleines Mädchen, das ins Licht blinzelt, auf den Arm. Leise sagt sie: «So, Laura, jetzt darfst du eine kleine Reise machen ... Schau ...» Sie dreht die Kleine so, dass sie zu uns schauen könnte ... «Mit den Herren hier ...»

Eine Gelbsucht? Ist das nicht normal kurz nach der Geburt? Die Frau legt das Kind in den Inkubator, schließt ihn, öffnet die Sauerstoffflasche, die angeschlossen ist, und prüft den eingestellten Wert. Sie scheint Gedanken lesen zu können.

«Die Gelbsucht ist an und für sich kein Problem, aber ...», sie schaut noch mal auf das Thermometer in dem Inkubator, «wir haben eine Lichttherapie gemacht, aber der Bilirubin-Wert ist weiter gestiegen. Der ist heute früh auf über 18 gewesen», erklärt sie.

«Oh, 18!», sagt David und schaut erschrocken.

Ich habe keine Ahnung, welcher Bilirubin-Wert normal und welcher kritisch ist. Gut, dass David sich auskennt. Er ist auch schon sehr lange dabei.

«Ich warte gerade noch auf das Labor ... es müsste schon längst ein neuer Wert da sein. Das Hauptproblem ist: Die Kleine hat eine Pulsfrequenz von über 140 und trübt dabei ein wenig ein, sie wird zunehmend schläfrig ...»

«Okay», sage ich. «Auf was muss ich achten?»

«Schaut, dass ihr vorwärtskommt», sagt sie dann. «Vorsichtig, aber zügig.»

«Was kann passieren?», hake ich nach.

«Im schlimmsten Fall kann es sein, dass sie unterwegs krampft. Eine Rea ... wird es wohl sicher nicht werden.»

Oh, wie beruhigend, ein krampfender Säugling, der wohl keine Rea wird.

«So fahre ich nicht los», sage ich und baue mich vor der Frau auf.

«Wie?», sie schaut mich an. Wenn Blicke töten könnten, wäre jetzt vermutlich auch in der Wand hinter mir noch ein Loch.

«So fahre ich nicht los», wiederhole ich. Aber etwas leiser. Schon wieder das Stöhnen aus dem Nebenraum. Ich sammle mich wieder: «Sie fahren mit. Oder der Arzt. Oder ich lehne den Transport ab. Ich habe die Verantwortung für das ...»

Barsch fährt sie mir über den Mund. «Aha. Und die Frau nebenan soll ich das Kind alleine zur Welt bringen lassen? Oder machen Sie das dann, und ich fahre mit? Oder wie stellen Sie sich das vor, vielleicht haben Sie ja noch eine schlaue Idee?»

Mir einer solchen Energie hätte ich nicht gerechnet. «Aber ... ein Arzt ...», versuche ich es nochmals.

«Hätten Sie mir mal zugehört, dann wüssten Sie, dass ich keinen Arzt dafür habe!»

Ich hole Luft. Mir wird langsam klar, dass ich in einer Situation bin, in der der Transport ohne Arzt und Hebamme möglicherweise das kleinste Übel ist.

«Und hier kann die Kleine nicht bleiben.»

Die Hebamme verschwindet durch die Tür, dann im Nebenraum, ich höre sie ein paar Worte reden, ohne zu verstehen, was sie sagt, dann ruft sie noch: «Ich bin gleich bei Ihnen ...», und kommt zurück.

«Okay», sagt sie. «Sie lehnen also den Transport ab, ja?»

Vom Ton her hat sie noch mal zugelegt. Angenehm wäre etwas anderes ... eher das Gegenteil.

«Jetzt passen Sie mal auf. Hier brennt die Hütte. Nicht nur nebenan. Ich hab keine Ahnung, inwieweit Sie unterwegs ein Problem haben werden oder nicht. Wahrscheinlich ist einfach nichts. Aber wenn Sie unterwegs ein Problem haben, und ich wäre dabei, dann könnte ich es auch nicht ändern, verstehen Sie? Allenfalls ein Kinderarzt. Und den sollte die Kleine baldmöglichst haben. In der Kinderklinik! Und jetzt geben Sie beide mir erst einmal Ihren Namen. Weil ich nämlich jetzt in Ihrer Leitstelle anrufe ...»

Rechtlich gesehen kann sie uns vermutlich nichts. Aber auch da bin ich mir nicht ganz sicher. Vor allem dreht es sich ja gar nicht darum. Sondern um das Kind. Ich habe verstanden, dass sie auch nichts dafür kann. Und es auch nicht ändern kann.

«Nein», beeile ich mich. «Wir fahren ... Sie können unsere Namen natürlich trotzdem haben. Ich wollte eben nur, dass das Kind bestmöglich versorgt ist.»

Sie sieht etwas ruhiger aus. «Gut», sagt sie.

«Wir können ja den Notarzt bestellen, sobald wir unten im Wagen sind», sagt David.

«Vermutlich werden Sie ihn unterwegs nicht brauchen», sagt die Hebamme. «Aber der Plan ist okay. Und jetzt bindet euer Pferd los und spannt die Kutsche ein.»

David und ich schauen uns an. Wir schieben den Inkubator raus. Aus dem Nebenzimmer schon wieder ein Stöhnen. Dieses Mal etwas langanhaltender und lauter.

«Nichts wie weg …», murmelt David.

«Was meinten Sie gerade noch…?», hakt sie nach.

«Nichts.» David bemüht sich, sie anzulächeln, aber es sieht aus, als habe er gerade in eine Zitrone gebissen.

«Aha.»

Dann sind wir beim Aufzug.

«Ich werde mich jetzt hier oben von Ihnen verabschieden. Aufzug fahren können Sie ja wohl selbst», sagt sie bestimmt. Dann beugt sie sich noch einmal über den Inkubator. «Gute Reise, mein Kleines.» *Dass sie auch so eine sanfte Stimme haben kann … vor allem: dass man so schnell von garstig auf liebenswert umschalten kann.*

Die Aufzugtüren schließen sich hinter uns.

«Sie hat mich an die Klementine von Ariel erinnert», bemerke ich.

«Die wäscht dir den Kopf nicht sauber, sondern porentief rein …», kontert er.

Ich sehe mich vorsichtshalber noch einmal um, ob sie nicht doch noch hinter uns eingestiegen ist.

«Meinst du …», beginne ich leise «… dass sie zu uns auch so nett wäre, wenn wir noch mal klein wären?»

David schaut mich erstaunt an. «Du bist manchmal echt ein schräger Vogel», sagt er, als wir unten ankommen.

Wir öffnen die Türen des RTW und schieben den Inkubator vorsichtig in das Fahrzeug, dann setze ich mich neben das Kind, das schlafend auf der Seite liegt. Ich nehme das Schreibbrett mit dem Protokoll. Kurz darauf setzt sich der Wagen in Bewegung, ein kurzer Blick nach hinten, wir fahren die Rampe runter und dann eine Kurve, die Notaufnahme verschwindet seitlich, ehe dort hinter dem Fenster Bäume voller Herbstlaub auftauchen. Ich schaue wieder nach unten. David höre ich kaum, nur ganz dumpf, ich sehe, dass er den Hörer in die Hand genommen hat, dann höre ich aus dem Lautsprecher über mir die Bestätigung der Leitstelle.

«31/37 unterwegs ins ZK.»

David, der wieder etwas sagt. Dann noch einmal die Leitstelle. «Moment …» eine kleine Pause.

Ich schaue das kleine Mädchen an. Es liegt ruhig da und schläft. Wir hätten vielleicht zusammen mit der Hebamme das EKG anlegen sollen, um unterwegs die Pulsfrequenz leichter kontrollieren zu können.

«31/64 für Leitstelle», wird unser NEF gerufen, aber es antwortet nicht.

«31/64 für Rettungsleitstelle Augsburg, bitte kommen …» Die Stimme des Disponenten klingt eindringlicher als vorher.

Dann höre ich eine Klangfolge von Pfeiftönen: die Piepserschleife des Notarztmelders. «31/64 von Rettungsleitstelle Augsburg, bitte kommen, Folgeeinsatz!»

Das Horn dringt in den Innenraum, einmal muss David etwas

ruckartig bremsen. Ich versuche zu schauen, ob das kleine Mädchen verrutscht ist, ein richtiges Rückhaltesystem gibt es in diesem Inkubator nicht.

«David, langsam ...», rufe ich nach vorne. Er fährt recht zügig.

«31/64 nicht abkömmlich», höre ich den Notarztsanitäter. «Laufende Rea ...»

David fährt etwas ruhiger, offenbar funkt er mit der Leitstelle.

Ich schaue in das kleine Gesicht, versuche, die Farbe zu beobachten. Etwas gelblich, aber Gott sei Dank kein bisschen blau oder grau.

«Wenn ein Säugling ein Problem mit der Sauerstoffversorgung im Blut hat, kann er es nicht lange kompensieren, die gesamte Blutmenge im Körper ist viel geringer, die Verfärbung, vor allem um den Mund herum, tritt fast schlagartig ein», hatte mir mal eine Kinderkrankenschwester erklärt.

Ich lege das Schreibbrett weg. Ich werde den Schreibkram später erledigen.

Wieder eine Piepserschleife. «31/01 für Rettungsleitstelle Augsburg», höre ich den Disponenten. Die Stimme klingt gereizt, geradezu aggressiv.

Ein feines Spiel der Gesichtsmuskeln huscht über das kleine Gesicht.

«Merkst du, dass wir unterwegs sind ...», sage ich leise und beuge mich vor. «Wir bringen dich in die Kinderklinik.»

Laura Schmid scheint die ohnehin geschlossenen Augen ein wenig fester zuzupressen.

«Du willst nicht in die Kinderklinik? Die werden sehr nett zu dir sein», erkläre ich ihr.

Das Gesicht entspannt sich wieder.

«31/01 für Rettungsleitstelle Augsburg», höre ich die Stimme eines Kollegen am Funk.

«Sind Sie abkömmlich ...», fragt die Leitstelle nach.

«Moment, ich muss ...», den Rest des Funkverkehrs verschluckt das Martinshorn. An der Seite sehe ich eine Tankstelle. Wir sind schon in Hochzoll. Ein paar Mal schwankt das Fahrzeug ein wenig und schaukelt sich auf. Ich löse meinen Gurt und gehe nach vorne zur Luke.

«David ...», sage ich. «David, mach langsam. Es ist alles okay. Fahr etwas ruhiger, die Kleine liegt ja ohne Gurt im Inkubator ...»

Er sagt nichts und fährt etwas ruhiger.

«31/01», höre ich die Stimme des Kollegen am Funk. «Wir sind in wenigen Minuten wieder klar.»

«31/37 mit Standort ...», fragt uns die Leitstelle. David antwortet, aber ich verstehe ihn nicht. Wir sind kurz vor der Lechbrücke in Hochzoll.

«Sprechen Sie den 31/01 an und vereinbaren Sie eine Stelle für ein Rendezvous ...», höre ich noch einmal die Leitstelle. Wir sind inzwischen auf der Berliner Allee, das Horn läuft fast die ganze Zeit durch.

«Du Vollidiot …», höre ich David einmal schimpfen.

Dann habe ich eine Idee. Ich stehe noch mal kurz auf, desinfiziere mir die Hände gründlich, setze mich wieder. Ich drehe eine der beiden runden Öffnungen des Inkubators auf und schiebe vorsichtig meine Hand nach innen, berühre damit die Innenfläche der Hand des Mädchens vorsichtig. Die kleinen Finger bewegen sich, als ob sie nach meinem großen Finger greifen wollte. Feine, schnelle Zuckungen huschen über ihr Gesicht.

«Weißt du, was?», sage ich mit ruhiger Stimme. «Du bist eigentlich ganz süß. Du machst doch keinen Ärger?»

Für den Hauch einer Sekunde ist etwas wie ein Lächeln in der Gesichtsmimik des Mädchens, dann presst sie wieder die Augen fest zu und verzieht das Gesicht, als habe sie an einer Zitrone gelutscht.

Mit einem Mal habe ich irgendwie gar keine Sorge mehr, dass etwas mit der Kleinen schiefgehen könnte.

«Ich mach dir einen Vorschlag. Wir machen einen Deal …», beginne ich. *Deal: Das kann sie doch gar nicht verstehen.* «Ein Deal ist ein Handel, verstehst du? Wir bringen dich jetzt ganz ruhig in die Kinderklinik», sage ich. «Du machst uns keine Probleme, ja? Und da drinnen benimmst du dich auch ordentlich, und dafür bist du dann umso schneller wieder bei deiner Mama … okay?»

Als ob sie die Augen ein kleines Stück weit aufgemacht hätte. Und dann für einen kurzen Moment wieder ein Lächeln in dem kleinen Gesicht.

«Also: ja?», sage ich. «Abgemacht?» Ich streichle der Kleinen über den Oberarm, der kaum länger ist als mein Zeigefinger, dann vorsichtig über den Rücken. Es sieht ein wenig aus, als würde sie sich wohlfühlen.

«Na also», sage ich.

«Du Trottel, geh endlich zur Seite …», lamentiert David vorne. Wir sind inzwischen schon bei der MAN.

«Alles okay, David!», rufe ich nach vorne.

Ein kurzer, besorgter Blick zu mir nach hinten.

Ich ziehe meinen Arm kurz aus dem Inkubator, schließe ihn, gehe nach vorne, schiebe meinen Kopf an die Luke.

«Es ist alles bestens!», sage ich. «Die Kleine ist okay. Sie wird keinen Ärger machen.»

«Na, wenn du das weißt …»

«Klar», sage ich. «Ich hab gerade mit ihr geredet, David.»

Er sieht nicht ganz nach hinten, aber seine Fassungslosigkeit ist klar zu erkennen.

«31/37 von 31/01, wir sind klar, wo ist Ihr Standort…?»

Ich schnappe mir den Hörer. «Riedingerstraße …», sage ich, «kurz vor der Dieselstraße.»

«Verstanden ...», sagt die Stimme. «Wir sind jetzt in der Wellenburger Straße frei ...»

Wellenburger? Wir werden in der Klinik sein, bevor wir eine Chance haben, den Notarzt aufzunehmen.

«Dann hat es sich erledigt», sage ich. «Wir sind schon kurz vor der Donauwörther.»

«Mist, wenn du den Notarzt einmal wirklich brauchst ...», sagt David.

«Verstanden», höre ich die Stimme des Kollegen vom 31/01 am Funk. Es klingt verärgert.

«31/37, habe ich das richtig verstanden, Sie haben den 31/01 wieder abbestellt, kein Rendezvous?»

«Korrekt», sage ich. «Wir sind sowieso demnächst in der Kinderklinik.»

Irgendwas murmelt der Kollege noch am Funk, aber ich verstehe es nicht.

«Du kannst wirklich ganz ruhig weiterfahren. Es ist alles okay.»

Ich desinfiziere noch mal meine Hände und setze mich zurück.

Die Kleine streckt sich gerade und blinzelt, dann schließt sie mit einem zufriedenen Gesichtsausdruck die Augen.

Es ist zu verlockend: Ich schiebe noch einmal meine Hand durch die kleine Öffnung und streichle ihr den Rücken. Die Farbe ist in Ordnung. Einmal scheint sie zu seufzen.

«Wir sind gleich da», sage ich. «Dann hört das Schaukeln auf.»

Wir haben die Kleine abgegeben. Ich mache den Schreibkram fertig. David hängt noch an der Pforte rum, die Schwester, die dort Dienst hat, ist im gleichen Ort zur Schule gegangen wie er. Er kann sich gar nicht trennen, und ich habe den Eindruck, dass es nicht der Schule wegen ist.

Dann sitzen wir wieder im Fahrzeug.

«Richtung», sagt die Stimme am Funk.

«Dann wasche ich den Wagen noch runter, und wenn nichts mehr dazwischenkommt, ist dann ja auch schon bald Feierabend», bemerke ich, als David dann an einer Kreuzung in die Ulmer Straße einbiegt.

«Für einen Moment...», beginnt er einen Satz, dann bremst er ab, die Ampel vor uns ist auf Rot umgesprungen.

Er beginnt noch einmal. «Für einen Moment lang dachte ich, du hättest mir gesagt, du hättest mit der Kleinen geredet.»

«Ja», sage ich. «Hab ich.»

Er schüttelt den Kopf.

«Ich hab ihr gesagt, wenn sie brav ist und keine Probleme macht, kommt sie schneller wieder zur Mama.»

«Du bist wirklich ein seltsamer Kauz», sagt er.

Am Funk hören wir unser NEF, das ebenfalls einrücken darf.

«Was hat sie dir denn geantwortet?», fragt er provozierend.

«Sie hat gelächelt», sage ich. «Das war ein Ja.»

«Nein», sagt er noch einmal. «Du bist wirklich verrückt … du glaubst doch nicht im Ernst, dass das irgendetwas geändert hat?»

«Doch», sage ich.

Wieder dieser fassungslose Blick. *David, schau mich nicht so an!*

«Hat es sicher!»

Er sagt nichts mehr.

«Für mich in jedem Fall. Ich war viel ruhiger», sage ich. «Und vielleicht auch für dich, weil ich dich ein wenig beruhigt habe mit deiner Raserei.»

Und vielleicht auch für Laura, weil sie sich so einfach wohler und geborgener fühlte, denke ich mir im Stillen. *Wer weiß, was das in einem kleinen Kind bewegt. Und – wenn es sonst nichts gibt, das man tun kann …?*

Aber ich sage lieber nichts mehr.

«Ich bin nicht gerast», sagt David beleidigt. «Ich hab geschaut, dass ich zügig durchkomme, und vor allem, damit du dahinten keine Probleme hast.»

Wir sind angekommen. «Fahr den Wagen gleich wieder nach hinten, ich wasche ihn fertig.»

Ich springe raus, öffne das Tor, David fährt rein, steigt aus und verschwindet wieder durch die Werkstatt in Richtung Wache, nicht ohne sich noch einmal kopfschüttelnd umzudrehen.

Aber dann schaut er doch noch einmal zu mir: «Sag mal, ein Bilirubinwert von 18 – ist das nur leicht erhöht, oder schon richtig schlimm? Und was ist normal mit dem Bilirubin?»

Aha, David.

«Gelernt hab ich es auch mal», entschuldigt er sich dann. «Aber es ist schon so lange her.»

Es gibt einen Blumenkohlauflauf.

«Ohhh, toll!», sage ich. «Ich hab doch gar nicht Geburtstag.»

Ich streichle Renate über den Bauch. Noch ein paar Wochen, dann ist es bei uns ja auch so weit.

Hoffentlich ein gesundes Kind.

«Wir hatten heute ein Neugeborenes», sage ich.

«Oh …», sie verzieht das Gesicht ängstlich.

«Kein Problem», sage ich. «Ein kleines Mädchen. Eine Verlegung. Aber sie war lieb und hat keinen Ärger gemacht.»

Renate seufzt.

«Ein richtig süßer, kleiner Bollen», sage ich. Wir setzen uns an den Tisch.

«Was … hältst du eigentlich von Laura?»

«Ich dachte, es soll ein deutscher Name sein?», fragt sie. «Laura ist doch eher italienisch …»

«Nein … Ja, vielleicht vom Ursprung her, aber den gibt es schon lange. Laura ist …»

«Laura?», lacht sie. «Ja: Laura ist gut.»

Kapitel
Richtig fetter Ärger

Dezember 1989

«Hausarzt vor Ort, schlechter AZ, laut Arzt würde ein Krankentransportwagen genügen, aber zügig», höre ich am Funk.

Fabian und ich sehen uns an. Eilig? Der Disponent in der Leitstelle hat das Wort «Notfall» nicht ausgesprochen. Der Arzt wollte einen Krankentransportwagen. Dass wir mit dem Rettungswagen hinfahren, liegt daran, dass kein Krankentransportwagen frei ist.

«Also ‹mit› oder ‹ohne›?», schaue ich Fabian fragend an, der heute fährt. Dann schaue ich sicherheitshalber noch einmal nach, wo die Straße genau liegt.

«Ist wohl nur ein Krankentransport.»

«Mh. Eilig?», sage ich.

«Mh, eilig», wiederholt er, dann zitiert er sinngemäß die Dienstanweisung. «Wenn's als Notfall von der Leitstelle durchgegeben wird, ist es eindeutig, aber im Gesetz steht, dass der Fahrer entscheidet. Was soll's, jetzt fahren wir mal so los, weit ist es ja nicht bis dahin.»

Schon an der Ampel zur Straße vor der Wache stehen wir ein paar Minuten. «Schau mal da, gleich zwei Stück», zeige ich nach vorn.

«Hm?»

«Zwei Trabis.»

«Das eine ist ein Trabi», erklärt Fabian, «das andere ein Wartburg.»

Als der Verkehr dann wenige Meter weiter schon wieder zum Stocken kommt, schüttelt Fabian den Kopf, legt den Schalter für das Blaulicht um und zieht den Rettungswagen auf die Gegenspur.

«Jetzt langt's», kommentiert er die Situation, «mit ‹eilig› kommen wir hier nicht weiter.»

«Ja», sage ich nur knapp. Ich hätte das langsam vorwärtsgerichtete Rumstehen vermutlich schon an der vorigen Ampel beendet.

Als wir in die Straße einbiegen, in der der Einsatz gemeldet wurde, steht vor uns, mitten auf der Straße, ein Lieferwagen.

«Sollen wir laufen?», überlege ich laut. Fabian schaut nach rechts.

«Hier ist ja erst Nummer 4, wir müssen auf die 42a.»

Er tastet noch einmal das Horn auf, dessen Klang hier schrill durch die Wohnstraße schallt. Aus einem Haus kommt ein jüngerer Mann gelaufen, der hastig auf den Wagen zuspringt und mit einem Ruck anfährt und das Fahrzeug in einer Einfahrt unterbringt, um uns vorbeizulassen. Ein paar Kinder, die an der Seite stehen und uns anstarren, eins davon auf einem Dreirad, das uns schüchtern zuwinkt, die anderen stehen da wie angewurzelt.

Als wir vorbeigefahren sind, sehe ich, dass sie uns auf dem Gehsteig ein paar Meter hinterherlaufen. Ein Schild: 42, 42a–42e, ein Weg, der seitlich von der Straße wegführt. Fabian bleibt auf der Einfahrt vor den kleinen Reihenhäusern stehen, ein paar Meter vor uns schaut uns ein etwa 50-jähriger Herr entgeistert an. Ich nehme ihn mehr nebenbei wahr, sehe noch, wie er in eine silberne Limousine einsteigt und davonfährt.

«Jetzt schauen wir erst mal rein, was Sache ist.»

Schlechter AZ, Krankentransportwagen angefordert?

Der Arzt ist noch drin, so wie ich es gehört habe. Ich nehme den Koffer mit.

«Lass doch da», meint Fabian, «ist ja als normaler Transport gemeldet.» – Aber jetzt habe ich das Ding schon in der Hand.

Wir klingeln. Eine etwas blasse, graublonde Dame in einem weißen Wollpulli öffnet uns. Sie ist groß und schlank. Fabian, der etwas kleiner und rundlicher ist, steht ihr einen kurzen Moment direkt gegenüber, ist fast einen Kopf kleiner. Ich muss grinsen. Er schaut nach oben in ihr Gesicht.

«Sind Sie der Patient?», fragt er.

«Die Patient*in* meinen Sie?», korrigiert sie ihn.

«Ja, die Patient*in*», verbessert er sich, «also: sind Sie die Patient*in*?»

Sie schüttelt den Kopf.

Eilig, denke ich. Aber offenbar genug Zeit für so eine Diskussion. Statt einer genauen Antwort dreht sie sich um und bedeutet uns, ihr zu folgen.

«Und der Arzt?», fragt Fabian.

Hoffentlich keine Ärztin, schießt es mir durch den Kopf, sonst diskutieren wir gleich wieder.

«Ist gerade wieder gefahren», sagt die Frau einsilbig.

«Er meinte, Sie kommen sowieso demnächst, und hat Ihnen hier die Papiere hinterlassen.»

Jetzt stehen wir in einem kleinen Zimmer am Ende des Flurs, vor einer geriffelten Glasscheibe in einer weißen Tür. Auch der Schrank, die beiden Nachttischchen und das Doppelbett, um das herum in diesem kleinen Raum kaum Platz zum Laufen ist, sind in weiß gehalten.

Fabian ist schon am Kopfende. «Guten Morgen, Frau Miller», sagt er laut, dann setzt er ein «Hallo?» nach.

Eine ältere Dame, sicher über siebzig Jahre alt, liegt auf dem Rücken.

«Die gibt gar nicht mehr an», sagt Fabian, halb zu sich, halb zu mir. *Bewusstlos, auf dem Rücken, und der Arzt ist einfach gefahren?*

«Still!», sagt er und beugt sich noch einmal zu der Dame runter. «Atmen tut sie noch», bemerkt er dann.

Ich habe den Koffer aufgeklappt, will den Blutdruck messen, er zieht mir das Messgerät aus der Hand, gleichzeitig fragt er die Frau, die im Zimmer steht:

«War das gerade vorher auch schon so? Also, ich meine, als der Arzt hier war?»

«Ja», sie nickt, hat in der Hand immer noch die Papiere, den Einweisungsschein in die Klinik und einen verschlossenen Arztbrief.

Fabian schüttelt den Kopf. «Und der ist einfach so … gefahren?»

«Ja, warum?»

«Die Pupillenleuchte!», sagt Fabian schroff, ich reiche sie ihm, er öffnet die Augen der Patientin nacheinander und bewegt dann jeweils den Schein der Lampe in Richtung ihrer Augen. Dann geht er einen Schritt zur Seite.

«Ich bin mir nicht ganz sicher», sagt er und hält mir die Taschenlampe hin, «schau du bitte noch einmal.»

Ich wiederhole das Prüfen der Pupillenreaktion noch einmal, während er den Brief öffnet und hineinschaut.

«Rechts eine verlangsamte Reaktion?», frage ich. «Aber wenn, dann nur wenig verlangsamt.»

Fabian hat den Brief geöffnet. «Eine Einweisung in eine der kleineren Kliniken hier in der Stadt», sagt er. «Und da, in dem Brief hier steht, dass sie in den letzten Wochen depressiv war und schlecht gegessen hat und dass sie unter Bluthochdruck leidet.»

Die Dame, die hinter uns steht, stimmt zu.

«Und seit wann ist sie bewusstlos?», möchte ich wissen.

«Ich habe vor anderthalb Stunden nach ihr geschaut, weil sie heute nicht aufgestanden ist. Da lag sie auch schon so da.»

«Bewusstlos?», hake ich noch einmal nach.

«Nein, nicht direkt. Sie hat nur seltsam reagiert. Verwaschen geredet.»

Fabian fasst der Patientin an die Stirn. «Ich glaube, Fieber hat sie auch, oder zumindest erhöhte Temperatur.»

«Und jetzt?», Fabian schaut mir ins Gesicht.

«Notarzt! Was sonst?», sage ich knapp.

«Den Hausarzt noch mal anfunken lassen?», überlegt er.

«Nein», ich bin geladen, «der hat sie hier so liegen lassen. Auf dem Rücken. Und einen Krankentransportwagen bestellt. Und ist abgedampft. Der will ja gar nicht!»

«Kann natürlich sein, dass er dann verärgert ist.»

«Der kann mich mal», sage ich heftig, «ich bin gleich wieder da.»

«Und jetzt?», fragt die Dame Fabian, während ich mich an ihr in Richtung der Wohnungstür vorbeischiebe.

«So nehmen wir sie nicht mit. Das ist uns zu riskant», sagt er.

«Aber der Arzt, der da war, meinte ...», höre ich sie noch hinter mir.

«Ja», sagt Fabian, «aber der ist jetzt weg, und wir haben die Verantwortung dafür, dass sie lebend und in einem guten Zustand in der Klinik ankommt.»

———————

«Leitstelle von 33/37», ich stehe in der Tür, den Hörer in der Hand. Auf der anderen Straßenseite stehen die Kids von vorhin, inzwischen sind es ein paar mehr geworden.

«33/37, kommen Sie.»

«Schicken Sie uns einen Notarzt», ich hole einen Moment Luft. «Patient bewusstlos», ergänze ich. «Ist der Arzt nicht mehr bei Ihnen?»

«Negativ.»

Es dauert einen Moment. Dann knackt es am Funk und rauscht, als ob der Kollege die Sprechtaste drückt, aber man hört nichts, und erst einige Sekunden später höre ich, mehr aus dem Hintergrund, ein leises «Moment».

Aber dann meldet sich der Kollege von der Leitstelle noch ein weiteres Mal. «Also, das war hier als normaler Krankentransport angemeldet. Und Sie brauchen jetzt einen Notarzt?»

«Positiv», sage ich knapp, «unklare Bewusstlosigkeit.»

«Verstanden. War die Bewusstlosigkeit dem Arzt vor Ort nicht bekannt?»

Woher soll ich das wissen?

Ich überlege einen Moment; mir ist nicht klar, wie ich jetzt am besten antworten soll, dann meldet sich der Kollege noch einmal.

«Wir schicken Ihnen den 33/01. Sind Sie noch am Einsatzort?»

«Verstanden. Ja, ich bin noch einmal ‹außerhalb› – in der Wohnung.»

Dann hänge ich den Hörer wieder in die Gabel, gehe nach hinten, um die Trage aus dem Auto zu ziehen und in die Wohnung zu bringen.

Während ich die Beifahrertür schließe, höre ich die Tonrufsequenz des 33/01. Kurz darauf, als ich die Trage hinten aus dem Fahrzeug hole, wieder die Stimme des Leitstellenmitarbeiters.

«Alarmierung für den 33/01, Nachforderung vom 33/37, als Krankentransport angemeldet, jetzt eine *angebliche* Bewusstlosigkeit.»

Das «angeblich» hätte er sich sparen können. Wir sind ja keine Vollidioten, die nicht mal eine Bewusstlosigkeit feststellen könnten.

Als ich noch das Absauggerät und die Sauerstofftasche hole, meldet sich eine Stimme am Funk, die ich nicht kenne und die sich ohne einen Funkrufnamen meldet.

«Habe ich das richtig gehört, dass Sie den Notarzt zu dem Einsatz schicken, von dem ich gerade komme?», klingt es aggressiv aus dem Hörer.

Ich meine, noch mitzubekommen, dass der Leitstellenmitarbeiter den Arzt jetzt fragt, ob er am Einsatzort sei oder schon wieder weitergefahren, aber den Rest der Diskussion bekomme ich nicht mehr mit.

Ja, Fabian hatte recht: Das wird sicher noch Ärger geben. Mit den Sachen in der Hand bringe ich das Absauggerät und die Sauerstofftasche in die Wohnung.

Fabian hat die Frau inzwischen vorübergehend auf die Seite gelegt, ich lege die Sauerstofftasche an die Bettkante. Fabian nickt.

«Der Druck ist bei 100, der Puls bei 96 …», ruft er mir noch hinterher.

Wenig später liegt die Patientin auf der Trage und hat eine Sauerstoffsonde in der Nase: Fabian, der am Kopfende ist, hat sich die Tasche mit der Sauerstoffflasche umgehängt. Als wir zur Tür herauskommen, stehen etwa fünf der Kinder hinter dem Rettungswagen, eines lehnt lässig über dem Lenkrad seines Dreirades.

«Ihr haut jetzt mal ab dahinten!», rufe ich den Kindern zu. Einige von ihnen gehen schnell weg, dann dreht sich auch der auf dem Dreirad um, schaut frech und vorwurfsvoll in meine Richtung, bevor er mit beiden Beinen auf dem Boden ein paar Mal Schwung holt und den anderen hinterherrollt, die jetzt in einer sicheren Entfernung von etwa zwanzig Metern an einem Zaun stehen. *Es muss ja nicht sein, dass die alles von der Dame aus der Nachbarschaft mitbekommen, und auch nicht, dass irgendwelche Kinder einen Menschen in einem so erbärmlichen Zustand sehen.*

Die Sonne ist herausgekommen, als wir die Trage in den Wagen schieben. Ein kalter, aber schöner Wintertag.

«Der Hausarzt hatte sich am Funk gemeldet», erzähle ich Fabian. Er nickt. «Ich hol noch kurz den Koffer.» Der steht noch in der Wohnung.

Ich steige ein, stöpsle den Sauerstoff um, der jetzt an die Versorgung im Auto angeschlossen wird, dann lagere ich die Patientin mit dem Kopfende etwas höher. Die Tür öffnet sich.

«Fabian, machst du das EKG?»

Aber es ist nicht Fabian, der in das Auto steigt, sondern ein etwa 1,90 Meter großer Mann mit Glatze und einer dicken Hornbrille, wie sie eigentlich gerade aus der Mode gekommen ist. Er trägt einen dunklen Anzug, ein hellgrau gestreiftes Hemd und eine Fliege. Und darüber ein hochrotes Gesicht.

Als er gerade beginnt, mich krächzend anzuschreien, öffnet sich die Tür und Fabian schiebt den Koffer in das Auto.

«Wer hat den Notarzt bestellt? *WER* von Ihnen hat hier den Notarzt bestellt?»

Bevor ich dazu komme zu antworten, setzt er, während er seinen Kopf noch in einer bedrohlichen Pose mit weit aufgerissenen Augen vor mir senkt, noch lauter nach: «Ich hatte ganz ausdrücklich einen normalen Krankentransport verordnet. Ohne Blaulicht! Und ohne Rettungs- oder Notarztwagen!!!»

Als ob die Anfahrt mit Blaulicht eine medizinische Maßnahme wär.

Ich spüre den Puls in meinem Hals schlagen, Wut und Aufregung – wie gehe ich jetzt mit der Situation um? – vermischen sich. *Ganz ruhig bleiben, Georg,* ich höre es mehr aus mir heraus reden, als dass ich meine Worte bewusst forme.

«Ich nehme zwar mal an, dass Sie der Arzt sind, der die Dame eingewiesen hat, aber da ich Sie nicht kenne, fände ich es ganz angemessen, wenn Sie sich vorstellen, nachdem Sie hier in unseren Rettungswagen gestiegen sind.»

Immer ganz ruhig bleiben!

Vermutlich ist es gerade diese Ruhe, die ihn erst recht provoziert. Er schreit jetzt durch den ganzen Wagen.

«Sie bestellen jetzt sofort den Notarzt ab!!!», und dann setzt er noch sehr leise, aber mit betonten Worten hinzu: «Und das eine versichere ich Ihnen, meine Herren, diese Sache wird ein Nachspiel für Sie haben!»

«Gut», sagt Fabian, der immer noch im Einstieg ist, denn der Mann, der sich uns nicht vorgestellt hat, steht mitten im Weg. «Das können wir zwar machen, aber dann fahren Sie mit.»

Er stutzt einen Moment, dann kontert er: «Sie haben hier gar nichts anzuordnen. Ob und durch wen ein Transport begleitet wird, das entscheidet die höherwertige Kraft, und das ist nun mal immer noch der Arzt.»

«Ja», sagt Fabian trocken, «solange er *anwesend* ist. Und wenn Sie möchten, bestellen wir den Notarzt ab: Wenn Sie mitfahren und den Transport begleiten. Und wenn Sie unseren Rettungswagen verlassen, dann liegt die Verantwortung beim höchstqualifizierten anwesenden Personal, und das sind wir. Und genau dann werden wir den Notarzt wieder bestellen.»

«Abbestellen!!!», brüllt der Mann. Fabian nickt, aber bevor irgendjemand dazu kommt, etwas Weiteres zu sagen oder zu funken, nimmt der Arzt den Funkhörer, der neben dem Einstieg hängt, und beginnt keuchend zu funken. «Leitstelle, ich bin jetzt hier im Rettungswagen in Hochzoll, Sie lassen den Notarzt jetzt umdrehen. Er ist hiermit von mir abbestellt!»

Er knallt den Hörer in die Halterung, aber offenbar hat er entweder nicht richtig getroffen oder zu viel Kraft angewendet, der Hörer fällt nach unten und hängt pendelnd am spiralförmigen Kabel. Der Funk knackt in rhythmischen Abständen, dazwischen abgehackt die Stimme der Leitstelle. «Dreiund…ssig Siebenu…ig, Not… bestell…»

Fabian nimmt den Hörer, der neben ihm in Griffweite hängt, in die Hand und bestätigt. «Korrekt, der NAW wurde gerade vom Arzt hier abbestellt.»

«Verstanden»

Dann ruft er gleich den NAW. «33/01, soeben abbestellt.»

«33/01 abbestellt? Verstanden», bestätigt dieser.

Und jetzt?

Tatsächlich könnten wir den NAW wieder bestellen, sobald wir auf der Fahrt sind, aber ob wir ihn dann überhaupt noch einmal rechtzeitig zu uns bekommen würden, ist fraglich. Und wir hätten sicherlich auch noch Ärger mit der Leitstelle, die das erneute Bestellen des NAW und das Hin und Her aus ihrer Sicht kaum nachvollziehen könnte.

Aber dann klärt sich die Sache ganz anders, als ich erwartet habe.

«33/01, wir fahren weiter an», hören wir am Funk den NAW.

Fabian und ich schauen uns an.

«33/01, SIE … SIND … ABBESTELLT!», schallt es jetzt in Staccato durch den Äther.

«33/01, das haben wir verstanden. Unser Notarzt weist höflich darauf hin, dass der begonnene Einsatz im juristischen Sinne eine begonnene Behandlung bedeutet und dass über den Abbruch ausschließlich der Notarzt entscheidet. Und der besteht darauf, weiter anzufahren.»

Ich habe keine Ahnung, wie es sich juristisch verhält. Aber jetzt sollen die sich untereinander streiten.

«33/01, der …», das war wieder die Leitstelle, aber der Satz endet unvermittelt. Dann hören wir noch einmal die Stimme der Leitstelle, sie klingt müde und leise: «Ach, macht doch alle, was ihr wollt.»

Fabian grinst.

«Verstanden», es ist wieder die Stimme des Kollegen vom 33/01, «wir sind eh nur noch etwa zwei bis drei Minuten vom Einsatzort entfernt.»

Fabian schiebt sich inzwischen mit sanfter Gewalt an dem Arzt, der nun irritiert schaut, vorbei in das Innere des Patientenraums.

«Möchten Sie denn vielleicht noch einen Zugang legen, ehe der Kollege aus dem Klinikum hier ist?»

Unser Gast, der sich immer noch nicht wirklich vorgestellt hat, starrt auf die Ablage, wo der geöffnete Umschlag liegt.

«Wer von Ihnen hat überhaupt den Arztbrief geöffnet?» Seine Stimme ist leiser, aber sie hat immer noch etwas Bellendes.

Aber dann verschwindet er plötzlich eilig aus der Tür.

Irgendwo aus den Straßenzügen der Umgebung hört man ein Martinshorn. Vermutlich schon die Kollegen, die ich gerade noch am Funk gehört habe. Mit einem Blick nach draußen sehe ich den Arzt gerade in seinem Auto verschwinden, eine silberfarbene Limousine, und jetzt erinnere ich mich, dass ich ihn vorher, bei der Anfahrt, schon einmal gesehen habe. Dass er dort stand und wegfuhr, als wir gerade ankamen.

Ich messe noch einmal Druck und Puls nach. Der Druck ist jetzt bei 110, der Puls ebenfalls. Möglicherweise bekommt die Patientin von der Aufregung um sie herum mehr mit, als wir ahnen.

«Ich leg noch das EKG an und dann …»

Ich lege inzwischen eine Nierenschale mit allem, was man für einen venösen Zugang braucht, zurecht, als wieder die Tür aufgeht. Ein gedrungener bärtiger Mann, Arztkittel, darunter Jeans. Er redet ein leicht gebrochenes Deutsch. Er hat ein verschwitztes Gesicht und eine ruhige, tiefe Stimme.

Er beugt sich über das Gesicht der Frau, schaut in die Pupillen.

«Puls?», fragt er.

«Anfangs 96, später 115», antworte ich.

«Warum hängt da noch kein EKG dran?», jetzt klingt die ruhige Stimme ärgerlich.

Er erinnert mich ein wenig an Peter Ustinov in seiner Rolle als Nero in «Quo vadis?», nur dass sein Vollbart wesentlich ausladender ist.

«Wir haben sie gerade erst ins Auto gebracht, wollten es gerade eben anlegen, aber dann ist der Hausarzt noch mal eingestiegen und …», verteidigt Fabian uns.

«Und wo ist der Kollege jetzt?», unterbricht er mich harsch.

«Mhm, wieder ausgestiegen.»

«Druck?», fällt er mir ins Wort.

«100, zuletzt auch 110», antworte ich.

Er pumpt die Blutdruckmanschette auf.

«Grüne Nadel», sagt er, dann ordnet er an: «Intubation herrichten, Hypno, Sukzi, Valium, Ketamin, na zackzackzack, was ist los, ein wenig zügiger, wenn's geht!!!», schimpft er laut.

Einer der Notarztsanis steht vor der Tür.

«Sukzi haben wir nicht auf dem RTW», sage ich. Ein vorwurfsvoller Blick des Notarztes trifft mich.

«Ich hol's, bin schon unterwegs», sagt der Notarztsani.

«Die Patientin hat eine völlig insuffiziente Atmung, ich möchte mal wissen, warum sie nicht intubiert ist», stellt er energisch fest. Dann fragt er wieder ruhiger nach: «Und was wissen wir sonst zu unserer Patientin?»

Fabian erklärt und gibt ihm den Arztbrief in die Hand. Zügig legen wir die Instrumente und Medikamente für die Intubation auf die Ablage. Der Notarzt lässt sich die aufgezogenen Medikamente reichen und gibt sie über den Zugang in die Vene, schaut noch einmal auf den Brief seines Kollegen, dann wirft er ihn mit einem Schwung in die Ecke der Ablage.

«Das ist das Papier nicht wert», nuschelt er in seinen Bart und streckt die offene Hand aus, um das Laryngoskop entgegenzunehmen.

Kurz darauf beatmet Fabian mit dem Beutel über den Tubus, der Arzt hört die Lunge ab, dann schließe ich den Schlauch des Beatmungsgerätes an.

«Hundert Prozent», sagt er.

Ich lege den Schalter um, der nur zwei Möglichkeiten zulässt, die Standard-Beatmung im Rettungsdienst mit 50 Prozent Sauerstoff und die 100-Prozent-Beatmung.

«Das könnte helfen, den Hirndruck zu senken», setzt er leise nach.

———————

Wenige Minuten später sind wir unterwegs in Richtung Klink.

«Wir laden nicht um, wir fahren sofort los», hatte der Notarzt angeordnet und dann selbst per Funk eine Voranmeldung gemacht.

Zu dieser Zeit, als der *Notarzt* kein Notarzteinsatzfahrzeug ohne Trage, sondern ein Notarztwagen mit Transportmöglichkeit ist, wird immer von Fall zu Fall entschieden. Wird der Patient vom Team des Rettungswagens erstversorgt und schon in den Wagen verbracht, dann muss abgewogen werden. Lädt man den Patienten in den NAW um, dann kostet das zwei bis drei Minuten Zeit, aber es ist erheblich günstiger. Finanziell, aber auch in Bezug auf die Anzahl der «freien» Rettungsmittel, denn es muss nur ein Fahrzeug in Richtung der Klinik fahren. Wenn es sehr eilig ist, dann wird der Patient nicht mehr umgeladen, man nimmt die wesentlich aufwändigere Methode in Kauf, bei der dann beide Fahrzeuge in Richtung Klinik unterwegs und dadurch belegt sind.

Vor der Abfahrt hatte ich noch einmal nach der Zielklinik gefragt, mich erkundigt, ob wir nun – wie auf den Einweisungspapieren vermerkt – in das kleinere Krankenhaus in der Augsburger Stadtmitte fahren würden.

«Ins Zentralklinikum!», hatte der Notarzt gereizt geantwortet, «wir brauchen ein Notfall-CT.»

Fabian fährt. Ich hatte dem Arzt den Sitz seitlich neben der Patientin angeboten, aber der hatte abgewunken. Jetzt steht er auf der Beifahrerseite neben der Trage, hält sich mit einer Hand an der Haltestange oben, wippt ein wenig hin und her, wenn das Fahrzeug in eine Kurve fährt oder abbremst, mit der freien Hand notiert er sich ab und zu etwas auf seinem Protokoll, so gut es geht, schaut immer wieder mal das Gesicht und den etwa fünf Zentimeter breiten Bildschirm unseres EKGs an. *Obwohl der Notarzt leicht reizbar ist, ist er mir in seiner polternden Art nicht unangenehm.* Jetzt, als wir in Bewegung sind und alles getan ist, das erledigt werden kann, ist er wesentlich freundlicher.

Auch ich schreibe meinen Transportbericht, messe zweimal den Blutdruck nach. Als ich damit fertig bin, deute ich mit dem Kinn in Richtung der Patientin.

«Und?», frage ich.

«Das kann ich nicht sagen. Ich bin Arzt, nicht Hellseher. Man wird das CT abwarten müssen», antwortet er lakonisch. Aber nach einer kleinen Pause setzt er hinzu: «Aber ... ich denke, es sieht eher schlecht aus. Das Alter und ... na ja», er holt tief Luft, «dass sie ihren Lebensstandard hält, sich wie gewohnt weiter selbst versorgt, halte ich für eher unwahrscheinlich, vermutlich muss sie in ein Pflegeheim, wenn sie es überhaupt bis dahin übersteht, aber ... man kann es nicht wissen.»

«Und Ihr Kollege?», frage ich nach.

Er antwortet nicht. Wir sind kurz vor dem Klinikum. Er möchte sich offenbar nicht äußern.

Ich setze noch einmal nach.

«Der wollte sich über mich beschweren», sage ich, halb um ihn dazu zu bewegen, doch noch etwas zu sagen, aber halb auch, weil ich hoffe, dass er mir Rückendeckung geben wird.

Der Arzt grinst, einen spöttischen Ausdruck im Gesicht.

«Das soll er doch ruhig mal versuchen.» Dann schweigt er wieder.

«Werden Sie denn etwas unternehmen?», frage ich ihn ganz offen.

«Das ist schwierig. Es dürfte schwer sein, nachzuweisen, dass sein Handeln – oder besser das Unterlassen seines Handelns – tatsächlich Auswirkungen hatte. Die Patientin hat vermutlich ja so oder so die gleiche schlechte Chance.»

Jetzt sind wir gleich da. Ich erkenne die Wegweiser an der Einfahrt des Klinikums, stehe auf, sehe einen KTW entgegenkommen, der Fahrer macht Lichthupe und winkt.

«Aber dieser Kollege ist mir schon mal aufgefallen», fängt er dann von sich aus an. «Ich werde mir eine entsprechende Notiz machen und habe mir auch auf dem Protokoll etwas dazu notiert. Und ich werde dem Herrn Kollegen eine Kopie davon zukommen lassen.»

«Und dann?», hake ich nach.

Er lächelt. «Glauben Sie mir, ich kann das sehr gut und eindeutig formulieren. Wenn er richtig lesen kann, wird er schon verstehen, wie das gemeint ist.»

Wenig später schieben wir die Patientin in den Raum in der Notaufnahme, lagern sie um, der Arzt übergibt sein Protokoll an zwei seiner Kollegen, erläutert ihnen noch einiges zum Einsatzhergang, auch zu unserer Vorgeschichte.

«Aha», sagt der Arzt in der Notaufnahme. Es ist ein fragendes «Aha», dann sieht er den Notarzt an.

«Ein bekannter Kollege», sagt dieser nur knapp.

Ein Kopfschütteln, gleich von mehreren Seiten.

«Sie werden ans Telefon gebeten», eine Schwester, die von hinten auf unseren Notarzt zugeht.

«Jetzt nicht», sagt er nur knapp.

«Es ist ein Kollege, er sagt, Sie haben eine Patientin von ihm versorgt.»

«Gleich!», sagt er noch einmal und in einem eindeutigen Tonfall.

«Lassen Sie sich die Nummer geben, ich rufe zurück, sobald Zeit dafür ist.»

Fabian schiebt die Trage aus dem Raum.

«Ich geh dann mal zum Anmelden», winke ich ihm mit meinem Transportbericht zu.

Fabian hat seine Zigarette auf den Boden geworfen, tritt mit drehenden Bewegungen deutlich länger darauf herum, als es nötig gewesen wäre, um sie einfach nur auszumachen. Die Notarztsanis stehen auch daneben.

«Kannst es schon glauben, der Reinholz lässt sich nicht viel bieten», sagt einer der beiden, die den Notarzt wohl schon recht gut kennen. «Der sammelt. Und wenn er genug Munition hat, dann knallt es.»

«Ach …» Fabian verdreht die Augen. Dann meint er: «Eine Krähe pickt der anderen kein Auge aus.»

«Nein, kannst du mir schon glauben.»

«Vergiss es», schneidet Fabian ihm das Wort ab. «Lass uns jetzt lieber fahren», sagt er in meine Richtung.

«Das Schreibzeug?», frage ich, als wir im Auto sitzen.

«Hattest doch du.»

«Ich hatte es auf den Rollwagen drinnen hingelegt, da lag es nicht mehr. Ich dachte, du hättest es mitgenommen», erkläre ich.

Fabian ist genervt.

«Dann liegt es noch dort.» Er seufzt.

«Ich geh schon», sage ich.

Tatsächlich liegt das Klemmbrett dort auf einer Ablage. Die Liege mit der Patientin ist weg, vermutlich längst im CT, es ist auch sonst keiner mehr hier drin. Aus einem Raum, einige Türen weiter, höre ich eine Stimme, die mir bekannt vorkommt. Sie klingt jetzt sehr aufgebracht und hallt durch den Gang. Ich bleibe einen Moment stehen, lausche.

«Ja, Herr Kollege, das ist Ihnen unbenommen, Sie richten das einfach hier an den ärztlichen Direktor des Hauses! Dann notieren Sie gleich auch die Kreislaufwerte, die Sie nicht festgehalten haben. Und die Pupillendifferenz der Patientin, die Ihnen offenbar trotz genauer

Visitation entgangen ist. Alles gerne auch schriftlich, denn der Staatsanwalt hat so etwas gerne schwarz auf weiß ...» Einen Moment ist Pause. «Wunderbar, Herr Kollege, wir haben uns verstanden, ich habe leider zu tun und keine Zeit, um mit Ihnen weiterzuplauschen, ich wünsche Ihnen einen guten Tag.»

Ein lautes Knallen: Oft kann ein Telefonhörer so etwas nicht überleben.

«Kann ich dir etwas helfen?», fragt eine Schwester, die durch die angelehnte Tür in den Raum gekommen ist.

«Nein, also», ich halte das Klemmbrett nach oben, «ich habe nur das hier vergessen.»

Das Wochenende ist rum. Ein Regenmontag. Der Einsatz liegt drei Tage zurück. Ich habe in der Stadt zu tun, aber ich habe auch eingeplant, auf der Wache vorbeizuschauen und Christian, unseren Wachleiter, zu besuchen. Immerhin – möglicherweise liegt die Beschwerde von diesem Arzt schon auf seinem Tisch, oder sie kommt demnächst. Falls er es sich nicht anders überlegt hat. Ob er nach dem Streit mit seinem Notarztkollegen erst recht noch etwas gegen uns unternehmen möchte oder ob er das lieber schnell vergisst, ist mir nicht klar.

Ich fahre wie gewohnt auf den Parkplatz, aber dort steht alles voll. Das ganze Haus ist umfunktioniert zu einem Auffanglager für Menschen, die aus der DDR zu uns geflohen sind. Sie möchten die neue Reisefreiheit nutzen und haben Angst, diese Regelungen würden genauso schnell wieder verschwinden, wie sie kamen.

Ich parke drüben beim Möbelhaus und gehe zu Fuß zur Wache. Auf dem Hof stehen Menschengruppen, Leute, die draußen rauchen oder sich die Füße vertreten. Ich gehe durch die Fahrzeughalle zum Büro des Wachleiters.

«Grüß dich.»

Ich setze mich zu den anderen, die gerade ihre Frühstückspause machen. Christian ist wie üblich umringt von Kollegen, die einen Wunsch zum Dienstplan haben oder irgendeine Freigabe oder etwas anderes für die Arbeit in der Wache brauchen. Als es einmal etwas ruhiger ist, melde ich mich zu Wort.

«Ich muss dich gleich auch mal sprechen.»

«Ja?»

Aber mein Schweigen versteht er dann doch. «Also gut.»

Wir gehen rüber in sein Büro. Draußen im Hof sieht man die Leute stehen. Eine Mutter mit zwei kleinen Kindern an der Hand und einem Kinderwagen läuft vor unserem Fenster vorbei. Meine Blicke folgen ihr, bis sie aus meinem Gesichtsfeld verschwunden ist.

«Ich wollte mich nur gleich melden. Es kann sein, dass 'ne Beschwerde oder so etwas gegen mich kommt. Oder schon auf dem Tisch liegt. Wegen unserem Dienst am Samstag, also: Fabian und ich …»

«Ja, ich weiß», sagt er und runzelt die Stirn. Dann zieht er schwungvoll die Schublade seines hellgrau lackierten Blechschreibtisches auf und holt ein Fax heraus, auf dem er sich ein paar Notizen gemacht hat: «Der Einsatz in Hochzoll, 9.42 Uhr Beginn mit einem Hausarzt vor Ort.»

«Ja», bestätige ich. Ich habe keine Ahnung, was der Arzt nun tatsächlich geschrieben hat, ob er alles wahrheitsgemäß schildert oder ob noch Dinge nachkommen werden, von denen ich nichts ahne.

«Kam von der Leitstelle», sagt er zu meiner Überraschung.

«Von der Leitstelle?», wiederhole ich.

«Ja», sagt er.

Also die Kollegen von der Leitstelle. Aber weshalb beschweren die sich über mich?

«Was haben die denn gegen uns … », beginne ich.

«Die gegen euch? Nichts, es kam über die Leitstelle rein zu uns. Die haben sich gar nicht über euch beschwert, sie haben es nur weitergegeben.»

«Aha.»

«Ja, ein Anwohner. Ihr seid um etwa 9.50 Uhr in die Ortlerstraße eingebogen und habt dort, obwohl sonst nicht mehr viel los war, wegen eines Lieferwagens, der im Weg stand, das Horn drei Mal durchlaufen lassen», sagt er.

«Wir haben, ich …», beginne ich, «das war Fabian, er ist gefahren, und – er hatte recht, weil – sonst wäre der Typ mit dem Lieferwagen nie gekommen und wir hätten da noch 'ne Ewigkeit 200 Meter vor dem Einsatz rumgestanden.»

«Na ja, irgend so eine blöde Lappalie», sagt er, «du brauchst dir nichts dabei zu denken. Ich versteh das schon, aber jetzt», er zieht noch ein paar Blätter aus dem Schreibtisch, «muss ich wohl eine Antwort schreiben oder zumindest anrufen.»

Ich nicke. «Tut mir leid.»

«Schon okay, sonst noch was?»

«Na ja …»

Dann erzähle ich ihm den ganzen Einsatz von diesem Samstag. Erzähle ihm von dem Arzt, der zuerst am Einsatzort war und später den Notarzt abbestellt hat.

«Den kenne ich!», sagt er. «Mit dem bin ich auch mal zusammengerauscht, draußen. Ich weiß schon Bescheid, falls da wirklich etwas kommen sollte.»

Er grinst.

«Aber glaub mir, da wird nichts kommen. Von *dem* kommt nie was.»

Er wird – wie fast immer – recht behalten.

Kapitel 8
Menschen, die helfen.
(Oder: Wie Albträume gemacht sind)

Juni 1994

«Und Fehler?», hatte mich mein Vater einige Tage zuvor gefragt. «Passieren euch nie Fehler?»

«Im Rettungsdienst kommst du immer in neue Situationen. Nichts ist bis ins letzte Detail planbar. Abgesehen davon musst du immer dazulernen», hatte ich ihm erklärt. «Außerdem – wir sind ja immer mindestens zu zweit, wenn es mal richtig brennt, sogar eher zu viert oder fünft. Wir arbeiten im Team, und einer passt auf den anderen auf. Und schließlich haben wir unsere Ausbildung. Die in der Praxis oft viel besser ist als auf dem Papier. Weil unsere Ausbilder Menschen sind, die Erfahrung haben und eine Menge von ihrer Persönlichkeit mit in die Aus- und Weiterbildungen stecken und wissen, worauf es ankommt. Natürlich passieren mal kleinere Dinge. Die haben für viele Sachen Algorithmen entwickelt – festgelegte Abläufe schon mal für den Teil der Aufgaben, der planbar ist. Klar: Man vergisst seine Schreibmappe irgendwo oder … Im schlimmsten Fall zieht man ein falsches Medikament auf. Aber – wie gesagt: Wir sind zu mehreren. Bevor es dann verabreicht wird, wird es ja noch mal kontrolliert. Nein …», ich hatte überlegt, «ich hab noch nie mitbekommen, dass etwas wirklich Dummes passiert ist, das Auswirkungen hatte.»

Menschen haben Fehler. Und sie machen Fehler. Auch Menschen, die helfen. Wir passen aufeinander auf. Aber trotzdem können auch Fehler gemacht werden, die Folgen haben. Und gerade dann ist die Gefahr groß, dass weitere Fehler dazukommen.

Und manchmal ist es noch schlimmer: Es passieren Fehler, von denen man auch im Rückblick nicht weiß, wie man sie in dieser Situation hätte vermeiden können. Manchmal – da denkt man zurück und es wird einem ganz anders, weil man irgendwie noch einmal aus etwas «rausgekommen» ist, bei dem man beinahe schwere Schuld auf sich geladen hätte. Dann betet man im Stillen dafür, dass man nie wieder in so eine Situation kommt.

———

«Das ist Rieden!», schreie ich in den Hörer der Telefonzelle, vor der gerade ein lauter Lkw vorbeifährt. Ich bin mir nicht sicher, ob Michael mich verstanden hat. «Rieden am Forggensee!», rufe ich.

«Was macht ihr da überhaupt?», fragt er genervt.

«Wir hatten einen Ferntransport in die Rehaklinik am Hopfensee. Mit dem 31/40.»

«Rieden – und wo genau dort?»

«Wir stehen auf der Hauptstraße. Also am Rand. Es ging nach dem Tanken los.»

Hoffentlich hab ich nichts falsch gemacht.

«Der 31/40? Also gut, ich komm dann», sagt er knapp.

Das Auto hatte nach dem Tanken ganz plötzlich angefangen, furchtbar zu schütteln, es war laut geworden, klang «krank». Ich hatte instinktiv den Fuß vom Gas genommen, das Geräusch war fast verschwunden, aber dann, als ich noch einmal versuchte zu beschleunigen, war es wieder da gewesen. Wir waren rechts in die Bucht einer Bushaltestelle gefahren und hatten den Warnblinker angemacht.

«Schalte das Ding doch mal für ein paar Minuten aus und versuch es noch mal», hatte Alex vorgeschlagen. Wir öffneten die Motorhaube und sahen vorne rein.

Ein Passant, ein älterer Herr, machte sich lustig und bemerkte: «Wenn Sie nicht getankt haben, nutzt es Ihnen gar nichts, vorne die Motorhaube aufzumachen.»

«Haha, sehr lustig», sagte Alex leise, drehte sich dann zu dem Herrn auf dem Gehsteig um, der beide Hände über den Knauf seines Stocks gelegt hatte und uns genüsslich zuschaute. «Getankt haben wir übrigens gerade!»

«Ja», krächzte der Alte nun, «aber der Wagen braucht Diesel. DIESEL, kein Benzin.»

Für einen Moment war mir heiß geworden. «Haben wir etwa …?»

«*Wir* sowieso nicht», sagte Alex trocken. «*Du* hast getankt. Und – ja, es war Diesel. Kein Benzin. Ich hätte schon was gesagt.»

Ich atmete auf. Der Herr hatte mir wirklich einen Schreck eingejagt.

«Es war Diesel», rief ich laut zu ihm rüber.

Er schmunzelte. «Aber einen kleinen Schreck haben Sie schon bekommen.»

«Es passiert wohl sonst nie was hier in dem Ort, oder? Und Sie haben sonst nichts zu tun, und nun haben Sie Langeweile …», stänkerte Alex in Richtung des älteren Herrn.

«Ja, genau», rief er unbeirrt in unsere Richtung.

«Wissen Sie, wo man hier telefonieren kann?», erkundigte ich mich.

«Am Ortsende ist eine Telefonzelle», grinste er nun breit. «Dahinten am Ende der Ortschaft, es sind vielleicht 500 Meter. Aber wenn Sie eilig sind, nehmen Sie die, die direkt hinter Ihnen steht.»

Alex und ich sahen erst nach hinten und uns dann gegenseitig ins Gesicht.

«Wenn er uns jetzt für bescheuert hält, ist das in einem gewissen Rahmen auch noch durchaus nachvollziehbar», meinte Alex.

«Ich versuch es noch mal, bevor wir anrufen.» Ich stieg in unseren Krankentransportwagen, aber schon als ich die Kupplung kommen ließ, war das laute Geräusch schon wieder da und dazu ein Vibrieren, als ob das Auto auseinanderfallen würde.

Ich schüttelte den Kopf. «Damit fahre ich nicht mehr.»

Wir gingen zur Telefonzelle, erklärten das Ganze, und anschließend zurück in unseren Krankentransportwagen, um es uns, so gut es ging, bequem zu machen und auf Michael zu warten, der uns hier abholen wollte.

———

«Er könnte jetzt langsam mal auftauchen», meint Alex.

«Ich denke, es wird schon noch dauern.»

Wir haben uns über meinen Beruf unterhalten und über Computer und darüber, dass Alex jetzt, nach seinem Zivildienst, noch bis zum Herbst viele Dienste machen und danach dann komplett aussteigen wird, weil er ein Studium in Köln oder Frankfurt beginnen möchte. Und irgendwann fällt uns nichts mehr ein, und wir glotzen die Straße entlang auf jedes Auto, das angefahren kommt.

«Wie lange haben wir für die Strecke hierher gebraucht?» Alex trommelt mit den Fingernägeln auf dem Armaturenbrett herum. Es nervt mich.

«Du trommelst schon wieder», sage ich.

«Entschuldige. Hab ich gar nicht gemerkt ... Also: wie lange haben wir gebraucht?»

«Etwa zwei Stunden und zwanzig Minuten», sage ich. «Von der Patientenwohnung bis zur Reha-Klinik.»

«Und wann hast du angerufen? Ich hab nicht auf die Uhr geschaut.»

«Ich glaube, das war um kurz vor 15.30 Uhr», sage ich. «Aber ich hab auch vergessen, nachzusehen.»

«Dann ist Michael wohl kurz vor sechs frühestens hier», bemerkt Alex knapp. «Vorausgesetzt, er ist gleich losgefahren.»

Schon wieder ein Bus hinter uns, blöd, dass wir in dieser Bushaltestelle stehen, auch wenn es ganz am vorderen Ende ist.

«Gesagt hat er es», bemerke ich.

Der Busfahrer ist ausgestiegen. Sicher beschwert er sich gleich, dass wir hier stehen. Ich kurbele das Fenster runter, hole schon mal

Luft, um ihm zu erklären, dass ich auch nichts dafür kann, dass ich eben eine Panne habe. Er beugt sich runter.

«Oh ...», sagt Alex leise. «Ein Busfahrer mit Schlips ...»

«Kann man euch Jungs was helfen?», möchte er wissen.

«Ich glaube nicht», sage ich. «Wir haben ein Problem mit dem Wagen. Wenn ich versuche zu beschleunigen, macht die Kiste einen Radau, als ob jemand hinten im Patientenraum mit einem Presslufthammer versucht, die Trage zu entfernen», erkläre ich.

Er nickt. «Nur wenn man beschleunigt?»

«Ja.»

«Wenn der Wagen ohne Kraft rollt, ist das Geräusch weg?», erkundigt er sich.

«Ja.»

«Ich tippe auf die Antriebswelle», meint er. «Wie viel Kilometer hat er denn drauf?»

«523.000 und ein paar zerquetschte ...»

«Fünfhundert-was? Na ja, also, da kann man nicht meckern. – In Roßhaupten gibt es einen, der kann mit Mercedes», versucht er uns dann zu helfen.

«Ist schon jemand unterwegs zu uns», wehrt Alex ab.

«Na dann ... Ihr seid aus Aichach?»

«Friedberg, also Landkreis Aichach-Friedberg, ja ...»

«Na, dann wünsch ich euch noch eine schöne Wartezeit ...»

Wir winken ihm kurz zum Abschied, dann sehe ich im Spiegel, wie der Bus auf die Fahrbahn zieht und einen Moment später hinter der Biegung der Hauptstraße verschwindet.

«Sie sollten ein Kartenspiel mit auf die Liste der DIN-Ausstattung nehmen. Wir könnten Pokern», meint Alex.

«Kann ich nicht», erkläre ich ihm.

«Bis Michael da ist, hättest du es gekonnt», setzt er nach. Kurz nach 17.30 Uhr.

«Er müsste bald kommen», sagt Alex schon wieder.

«Und wenn», sage ich. «Dann sind wir auch noch lange nicht weiter. Ich hatte keine Ahnung, dass es die Antriebswelle ist. Aber ich bin mir ziemlich sicher, dass er sie nicht hier reparieren kann. Und dann sind wir auch noch nicht viel weiter.»

«Hm.»

«Alex ...!» Er trommelt schon wieder. Ich schaue ihn böse an.

«Was? Ach so. Sorry ...»

«Bis wir zu Hause sind, ist es am Ende Mitternacht. Michael kann das Auto auch nicht mit Handauflegen in Ordnung bringen.» Langsam ist meine gute Laune dahin.

«Mit welchem Wagen kommt er überhaupt? Der andere KTW steht in Mering, weil sie das Tor umbauen und kein Rettungswagen in die Garage passt. Und mit dem Meringer Rettungswagen bis hierher ...?», fragt mich Alex.

«Weiß nicht.»

Der Ferntransport ins Allgäu – eigentlich ein Traum an so einem schönen Tag. Aber so hatte ich mir das nicht vorgestellt. Hinter uns ist ein dunkelgrüner Geländewagen in die Bushaltestelle gefahren.

«Wunderbar», sage ich. «Jetzt kann wirklich kein Bus mehr hier halten. Dass der jetzt auch noch hier halten muss!»

«Der hat ein Augsburger Kennzeichen», bemerkt Alex. In diesem Moment sehe ich auch schon, dass Michael aussteigt. Ich gehe ihm ein paar Schritte entgegen.

Noch bevor er mich begrüßt, murrt er herum. «Das ist sicher die Antriebswelle. Ich hab schon vor 10.000 Kilometern gesagt, dass die kommt, aber mir glaubt ja nie jemand etwas.»

Dann sehe ich, dass ein Anhänger hinter dem Geländewagen steht.

Eine Viertelstunde später hat er den Krankentransportwagen auf den Anhänger geladen, und wir fahren Richtung Heimat. Besser gesagt, wir schießen so durch die Kurven, dass ich Angst habe, der KTW könnte vom Hänger fallen. Ich sage nichts, schaue aber immer wieder ängstlich nach hinten.

«Da passiert nichts», bemerkt Michael knapp. «Der ist verzurrt, und der Schwerpunkt ist weit genug unten.»

Er wird schon wissen, was er tut.

«Mir war völlig klar, dass die Welle kommt», murrt er wieder. «Hast du denn vorher gar nichts gemerkt?»

«Nein.» Vermutlich hätte ich etwas merken sollen.

Er schüttelt den Kopf.

«War es meine Schuld?»

«I wo», sagt er. «Da kannst du nichts machen, die war einfach fällig.»

————————

Michael hat sich hastig verabschiedet.

«Um den 31/40 kümmere ich mich morgen. Ich hab der Leitstelle Bescheid gegeben. Wenn ihr noch einen Krankentransport habt, dann nehmt den 31/38, der steht hinten in der Waschhalle, der ist einsatzklar, wir haben ihn heute nur frisch beschriftet.»

Dann verschwindet er genauso grußlos, wie er am Nachmittag aufgetaucht ist.

————————

Kurz nach 20.00 Uhr.

Die Nachtschicht ist inklusive dem NEF draußen.

«Soll ich noch mal Kaffee aufsetzen?», fragt Alex.

«Wenn du einen trinkst?», sage ich. «Eine halbe Kanne voll. Ich würde noch 'ne Tasse nehmen. Und die Nachtschicht trinkt sicher auch noch einen.»

Alex schaut auf die Uhr. «Lange ist nicht mehr», bemerkt er. «Wir sind so gut wie fertig.»

«Wenn alle anderen unterwegs sind, sind wir die Nächsten, und noch dazu sind wir jetzt auf dem RTW angemeldet», versuche ich seinen Feierabendenthusiasmus zu dämpfen.

Alex hat den Kaffee schon am Laufen.

«Ich fahr mal den Rettungswagen nach vorne», bemerke ich. Das Fahrtenbuch werde ich noch nicht schreiben und das Tachoblatt auch so weit vorbereiten, dass man den Fahrtenschreiber einfach nur noch zuklappen müsste, falls ein Notfall kommt.

Ja. Vermutlich kommt tatsächlich eher nichts mehr rein an diesem Abend.

Ich stehe in der Werkstatt und schaue mir die Beschriftung an. «Menschen, die helfen», steht jetzt an beiden Seiten und hinten groß auf dem Rettungswagen. Man sieht schräg im Licht noch ein wenig die kreisförmigen Spuren vom Anreiben der Buchstaben. Ich mache die Garage auf, fahre den Wagen raus, ziehe das Rolltor, das hier in der Werkstatt von Hand geöffnet werden muss, wieder zu. Fahre das Auto ums Haus herum nach vorne.

Alex steht schon da, hat das Tor geöffnet und beobachtet, wie ich zurücksetze. Als wir wieder stehen, blickt er auch auf die neue Beklebung, die auf den anderen Fahrzeugen schon länger angebracht ist.

«Das ist die Souvenir», gebe ich an. Schriftarten kann ich leicht auseinanderhalten – das gehört zu meinem Hauptberuf als Designer.

«Die was?», fragt er.

«Die Schrift heißt Souvenir», sage ich.

«Es sind eben Druckbuchstaben», meint er.

«Sonst fällt dir nichts daran auf?»

«Na ja: Die Buchstaben sind blau», ergänzt er. «Und …», er reibt mit dem Finger an den Kanten, «sie kleben ziemlich fest.»

«Ja. So kann man die Schrift auch charakterisieren», seufze ich. «Fällt dir sonst nichts auf …?» Ich fahre mit dem Finger die Außenkonturen der Buchstaben nach.

«Alles rund», sagt er. «Keine Ecken. Eine schöne Schrift», meint er.

«Ja. Alles rund. Sogar die Serifen», bestätige ich. «Mir ist das ein klein wenig zu süßlich.»

«Die …», er sieht mich groß an.

«Serifen», wiederhole ich den Begriff. «Schau hier: die An- und Abstriche der Schrift.»

«Ich finde wichtiger, was da steht: ‹Menschen, die helfen›.»

Ja, Alex hat recht.

Das Leitstellentelefon. Es ist genau 20.30 Uhr. Alex geht rein. Sicher ein Notfall. Also schreibe ich schon mal das Fahrtenbuch und mache das Tachografenblatt fertig. Alex taucht in der Tür auf.

«Notfall?»

«Nein. Die Leitstelle. Sie haben noch einen normalen Krankentransport. Ob wir den noch fahren, haben sie gefragt», erklärt er.

«Na ja. Ist ja noch 'ne halbe Stunde. Dann sind wir eben 'ne Vier-
tel- oder 'ne halbe Stunde später wieder hier», meine ich.

«Nein», schüttelt er den Kopf. «Der Transport geht nach Günzburg. Es wird also sicher nach 22.00 Uhr werden. Die wollen wissen,
ob wir ihn noch übernehmen.»

«Und du?»

«Ich hab nichts vor», sagt er.

«Morgen ist Samstag», überlege ich laut. «Also, ich muss nicht
früh raus. – Dann melde dich schon mal am Funk, ich ruf kurz zu
Hause an und geb Bescheid, dass es später wird.»

———————

Die Frau begrüßt uns und leitet uns in das Zimmer. Eine geriffelte
Scheibe ist in der weißen Tür, bei der an einigen Stellen schon der
Lack abgeblättert ist.

Man sieht, dass der Raum eigentlich ein Arbeitszimmer ist. Ein
alter Holzschreibtisch steht dort vor dem Fenster, einige Illustrierte
sind darauf abgelegt worden. Auf dem Tisch stehen eine alte Schreibmaschine, ein hölzerner Karteikasten, eine Schale mit Stiften, ein Lo-
cher und ein Hefter, an der Seite sind ein paar graue Leitzordner. In
der Mitte vor der Schreibmaschine liegt ein größerer, daneben zwei
kleinere Stapel mit Unterlagen. An der Wand daneben steht ein Re-
gal, das über und über voll mit Büchern ist. Ein paar Bilder hängen
daran, es sind Bleistiftzeichnungen. Der Boden ist ein ockerfarbener
Teppichboden aus einem strapazierfähigen, rauen Material.

An der Seite gegenüber des Regals steht ein Pflegebett. Eine Infusion hängt an dem Bett.

Im Raum riecht es ein wenig nach Papier, Büro und Bleistiften.
Fast ein wenig wie früher in meiner Schule, denke ich. Und es riecht
nach frischer Bettwäsche, aber es liegt auch etwas von Krankheit in
der Luft.

Der Schreibtisch liegt so voll mit Sachen, dass kein Platz mehr
bleibt, auf dem man arbeiten könnte.

Alex und ich stellen uns kurz vor.

«Sie kommen heute noch nach Günzburg, Herr Süßmann?»

Der Herr nickt.

«Der Arzt sitzt wohl in der Küche und macht noch die Papiere
fertig», sagt er matt. «Ich war heute in der Stadt drinnen bei
einer ...», er überlegt kurz das Wort, «Computertopographie. Und
das Ergebnis war wohl ... nicht sehr gut», vollendet er leise den Satz.

«Computertomografie», verbessert Alex ihn. Der Mann nickt

schwach, schließt beim Nicken die Augen. Alex bleibt bei dem Mann und seiner Frau, ich gehe in die Küche.

«Herr Dr. Schwarz ...», begrüße ich den Arzt, der einer der niedergelassenen Ärzte am Ort ist, der früher, bevor es den Notarztdienst gab, öfter mal mit uns raus zu Einsätzen gefahren ist. Dr. Schwarz und ich, wir sind per Sie – und dennoch ist der Umgang sehr freundschaftlich.

«Herr Süßmann wurde erst vor drei Monaten operiert», erläutert der Arzt, während er weiterschreibt. «Er hat einen Hirntumor gehabt. Die Nachuntersuchungen waren alle in Ordnung, aber gestern muss er wohl zweimal gekrampft haben, einmal kam ich noch dazu, als der Krampfanfall fast vorüber war. Hier in die Klinik wollte er nicht, na ja, die hätten ihm auch wohl nicht wirklich weiterhelfen können. Wir haben dann die nächste Untersuchung vorgezogen und ...», er zieht ein paar Folien aus einem großen, grünen Umschlag, die er auf den Tisch legt. Dann winkt er mich ein Stück näher und zeigt auf die computertomografischen Aufnahmen des Schädels.

«Es sieht nicht gut aus.» Er hebt die beiden Hände resignierend nach oben. Dann fährt er fort. «Ich habe mit ihm geredet und ihm das erklärt und mit den Kollegen in Günzburg telefoniert. Ich habe ihm und der Frau auch gesagt, wie es steht.»

Ich nicke.

«Und was werden die in Günzburg machen?»

«Ich weiß es nicht. Ich kann es wirklich nicht sagen, sie müssen es selbst entscheiden. Ob er noch einmal operiert wird. Oder nicht.»

«Und wie sind die Chancen?», frage ich. «Dass sie ihn operieren?»

«Etwa fünfzig zu fünfzig.»

«Und dann?»

Er lehnt sich zurück, schaut nach vorne an die weiße Wand, wo eine Uhr hängt.

«Dann ... Ich denke, dann könnte es sein, dass er noch einmal nach Hause kommt, und ich hoffe, ein oder zwei Jahre hat. Aber es kann eben auch sein, dass er die Operation nicht oder nicht lange überlebt.»

Ich verstehe.

«Es sieht nicht gut aus. Es ist eine infauste Prognose. Mittelfristig sowieso. Ich habe das ungute Gefühl, dass er nicht mehr zurückkommen wird. Es ist – ein letzter Versuch. Er ist jetzt 68 Jahre alt. Eigentlich ein Alter, in dem man noch einmal ein paar Jahre genießen sollte. Er hat sich sein Leben lang abgestrampelt», erklärt Dr. Schwarz. «Ich kenne den Mann schon lange. Ich hätte ihm und seiner Frau etwas anderes gewünscht.»

Er schreibt fertig. Dann gibt er mir den Umschlag und geht noch einmal mit zu dem Patienten.

«Also, Herr Süßmann», er legt die Hand auf die Schulter des Mannes. «Ich habe Ihnen ja alles genau erklärt. Die Papiere sind nun fertig. Die beiden Herren fahren Sie jetzt in die Klinik, und ich rufe dann morgen mal dort an. Wenn es operiert wird, kann es sein, dass es heute Nacht noch gemacht wird.»

Der Patient nickt. «Vielen Dank, Herr Doktor», sagt er leise. Und dann: «Leben Sie wohl.»

Das «Leben Sie wohl», anstatt eines «Auf Wiedersehen», trifft mich, es geht mir unerwartet nahe.

«Ich gehe noch nicht», sagt der Arzt. «Ich warte noch, bis Sie im Krankenwagen sind, und dann steige ich noch mal kurz mit ein und sage Ihnen auf Wiedersehen.»

Alex hat die Trage schon vor das Zimmer gestellt. Ich drehe die Infusion ab und lege sie auf den Körper des Patienten. Von Hand hat der Arzt etwas auf dem Etikett der Flasche notiert. Ich zeige darauf und schaue in Dr. Schwarz' Richtung.

«Lasst sie nachher wieder langsam laufen», sagt er. «Es ist ein Benzodiazepam drinnen, damit er unterwegs nicht wieder anfängt zu krampfen.»

Wir heben den Mann auf die Trage. Ich schaue auf die Uhr, es ist kurz vor 21.00 Uhr. In einigen Minuten wäre normalerweise Dienstende. Ich bin froh, dass ich mich entschieden habe, länger zu bleiben. Vielleicht hätte der Mann sonst noch länger warten müssen. Vielleicht wird er nicht mehr lange leben. Die Begegnung mit dem bescheiden wirkenden älteren Herrn ist angenehm.

«Der Herr Doktor hat gesagt, dass ich mitfahren kann», schaut mich die Ehefrau bittend an.

«Ja …», ich überlege einen Moment. «Schon, sicher, aber – wie kommen Sie zurück?», frage ich. «Wir können Sie mitnehmen, nur …»

Nur eine Begleitperson darf mitgenommen werden, sofern nichts anderes dagegensteht – und nur auf dem Hinweg. Das ist die Vorschrift.

Die Frau schaut mich abwartend an.

«Können Sie zurück ein Taxi nehmen?»

«Was wird das denn kosten?», fragt die Frau. «Ich habe nur noch etwas mehr als 15 Mark hier», erklärt sie.

Nach Günzburg sind es etwas mehr als sechzig Kilometer von hier aus. Der Arzt hat seinen Geldbeutel schon geöffnet.

«Ich hab auch nur etwa 20 Mark dabei, die würde ich Ihnen geben», erklärt er.

«Ich habe leider diesen Monat nicht mehr sehr viel Geld. Wir sind nicht sehr wohlhabend …», erklärt die Dame. «Ich könnte Ihnen das Geld erst Anfang des Monats zurückbringen.»

«Sie brauchen mir das Geld gar nicht zurückzubringen», sagt Herr Dr. Schwarz. «Und ich würde Ihnen auch mehr geben, aber ich habe im Moment nichts da …»

Geld habe ich keines mit, überlege ich. *Aber eigentlich müssen wir ja sowieso nach der Fahrt wieder hier in die Nähe zurückkommen. Und*

*die Zeit der Rückfahrt liegt außerhalb der normalen Dienstzeit, da
fände ich es schon angebracht, dass wir uns die Freiheit nehmen, die
Dame auf dem Rückweg wieder zu Hause abzusetzen.*

«Ich kläre das mit der Leitstelle», sage ich. «Kann ich hier bei Ihnen bitte mal telefonieren?» Kurz darauf habe ich einen Kollegen am Apparat.

«Ich weiß nicht», sagt er. «Ich denke nicht, dass das geht. Aber klär das bitte mit dem Kollegen, der am Funktisch 1 sitzt.»

«Wieso?», frage ich. «Das ist deutlich nach der regulären Dienstzeit», sage ich. «Und wir fahren sowieso wieder nach Friedberg.»

«Klär das mit dem am Funktisch 1!», wiederholt der Kollege. Ein genervter Unterton.

Dann bin ich in der Warteschleife. Es dauert gefühlt eine kleine Ewigkeit.

«Ja. Was gibt es?»

Der gleiche genervte Unterton. Mir ist gleich klar, wie das Gespräch verlaufen wird.

«Es dreht sich um die Ehefrau des Patienten», beginne ich. «Wir nehmen die Frau mit raus und möchten sie nach dem Transport wieder mit nach Friedberg nehmen.»

«Ob du sie mit in die Klinik nimmst, das kannst du selbst entscheiden. Zurück muss sie selbst fahren.»

«Die hat kein Auto.»

«Da diskutiere ich nicht mit dir», sagt er. «Das hat der Kollege dir doch schon gesagt. Hin ist kein Problem. Zurück gibt es nicht», sagt er barsch. «Dann muss sie eben ein Taxi nehmen.»

«Die haben nicht viel Geld …», beginne ich.

Er unterbricht mich. «Das ist nicht mein Problem.»

Ich ringe nach Luft.

«Jetzt hör mal …», setze ich noch mal an. «Es kann gut sein, dass der Mann nie wieder zurückkehrt und dass das das letzte Mal ist, dass die beiden sich sehen.»

«Ich hab schon gesagt», fällt er mir hitzig ins Wort «dass du sie mitnehmen kannst.»

«Ja, aber das kann die Frau nur machen, wenn wir sie mit zurücknehmen.»

«Hörst du schlecht?», fährt er mich an.

«Das kann doch jetzt wohl nicht wahr sein …», sage ich. Ich versuche, ruhig zu bleiben. «Du bist doch bei der gleichen Organisation wie ich. Da kleben wir uns Schriftzüge auf das Auto ‹Menschen, die helfen›. Und wenn es dann darum geht, jemandem wirklich beizustehen, verstecken wir uns hinter Vorschriften?»

Ich habe versucht, es höflich zu sagen, aber jetzt geht er in die Luft und schreit mich an. «Ich glaube, wir werden uns dazu mal persönlich unterhalten, aber jetzt habe ich dazu keine Zeit. Offenbar bist du nicht intelligent genug, um zu kapieren, was ich dir gesagt habe ...»

«Hör mal ...», beginne ich noch einmal. Aber er hört nicht mehr. Er hat aufgelegt.

Ich atme durch. Stehe eine Minute da oder auch zwei. Ich drehe mich um. Hinter mir liegt der Mann auf der Trage, der Doktor fasst sich ein wenig ratlos mit Zeigefinger und Daumen am Kinn, die Frau schaut mich fragend an.

«Und jetzt?», fragt Alex.

«Wir nehmen sie mit», sage ich. «Ganz offiziell.»

Ich hole noch einmal Luft. «Und dann bringen wir sie wieder zurück. Ganz inoffiziell. Der hat einen Funkhörer. Mehr nicht. In unser Auto schauen kann er nicht. Und dann reden wir nie wieder über diese Sache.»

Alex nickt.

«Es sei denn ...», sage ich. «*Du* hättest Einwände.» Ich bin immer noch völlig außer mir. «Weil dann werde ich jetzt einfach meinen Dienst pünktlich beenden, die können sich einen anderen suchen, der den Transport macht, und ich fahre mit meinem Privatauto nach Günzburg und hole die Frau zurück.»

Alex schaut mich erschrocken an. «Nein, nein ...», beeilt er sich mir zu versichern. «Ich bin dabei, ich hätte es ja nicht anders machen wollen ...»

————————

«Sie haben die Frau dabei?», hatte der Leitstellendisponent mich gefragt, kurz nachdem der Arzt sich verabschiedet hatte und ich «31/38 unterwegs nach Günzburg» gemeldet hatte. Im Gegensatz zum Telefonat klang er richtig freundlich.

«Positiv», hatte ich geantwortet.

Dann brachten wir den Patienten in die Aufnahme und warteten auf die Frau.

«Die braucht ja lange», Alex schaut auf die Uhr.

Wir waren um 21.45 Uhr in Günzburg angekommen, jetzt ist es 22.10 Uhr.

«Lass sie sich in Ruhe verabschieden, Alex», sage ich.

«Ich meine nur», wirft er ein, «wenn es zu lange dauert, kann der in der Leitstelle sich doch den Rest denken.»

«Lass sie sich in Ruhe verabschieden», wiederhole ich. «Was der sich denkt oder nicht denkt, ist seine Sache. Der kann uns gar nichts. Weil er uns nichts beweisen kann.»

Alex nickt.

«Der läuft mir schon noch mal über den Weg.» Ich bin immer noch verärgert.

Aber da kommt auch schon die Ehefrau aus der Tür, läuft im Halbdunkel auf uns zu.

«Können wir?», frage ich.

Sie nickt, zieht die Nase hoch, schnäuzt sich, als Licht auf ihre Augen fällt, sehe ich die Tränen. Sie geht auf die hintere Tür unseres Rettungswagens zu.

«Nein», sagt Alex. «Setzen Sie sich nach vorne. Da ist es angenehmer.»

Sie schaut verwirrt. Alex öffnet die Tür, sie blickt ihn groß an.

«Ach so …», sagt sie leise und geht auf die Tür zu, schafft die hohe Stufe nicht gleich beim ersten Mal.

Alex hilft der Frau nach oben in den Sitz, reicht ihr den Gurt. Ich steige ein. Im Spiegel sehe ich, dass Alex hinten an der Luke steht und abwartet, bis ich losfahre. «31/38 wieder frei», erkläre ich am Funk.

«Frei …?», sagt die Stimme am Funk mit leicht fragendem Unterton. Es ist eine andere Stimme als vorher. Die hatten Schichtwechsel, der Mitarbeiter von der Spätschicht in der Leitstelle hat jetzt Feierabend.

«Die Begleitperson haben Sie nicht dabei?» Die Stimme klingt freundlich und korrekt. Ich hole tief Luft. Ich kann schlecht lügen. Ich will gerade den Hörer nehmen, da höre ich hinter mir Alex, der sich den Funkhörer im Patientenraum geschnappt hat.

«Richtig», sagt er. «Die Begleitperson haben wir nicht dabei.»

«Ver…standen. Dann – Richtung Wache.»

«Die sind imstande …», sagt Alex, «und prüfen das, würde mich nicht wundern, wenn der Kollege von der Tagschicht in Friedberg wartet und …»

«Na, na», sage ich. «Jetzt übertreibst du maßlos.»

Dann fahren wir los.

«In einer Dreiviertelstunde sind wir bei Ihnen zu Hause», erkläre ich der Frau.

«Wie?» Die Lampen über der Straße werfen immer wieder ein Licht auf sie, das rückwärts durch den Wagen zu laufen scheint. Sie schaut mich mit ihren verheulten Augen an.

«Wir sind in weniger als einer Stunde wieder in Friedberg.»

Sie sieht mir ins Gesicht, sagt nichts.

Schweigend fahren wir durch die Nacht, ein paar Kilometer weiter sind wir auf der Autobahn.

Ich denke noch einmal zurück an den Nachmittag, an unsere Fahrt ins Allgäu, als noch die Sonne strahlte, dann daran, wie wir diese Panne hatten. Es war anstrengend, ich bin müde.

Wenn dieser Dienst endlich rum ist, bin ich froh. Morgen ausschlafen. In Ruhe frühstücken. Etwas arbeiten, am besten erst am Abend, am Nachmittag davor vielleicht mit den Kindern in den Zoo gehen, mal sehen.

Am Funk ist es still. *Wenn die uns wirklich was reindrücken wollten, würden sie uns noch mal irgendwo hinschicken,* denke ich für mich. Und dann würden sie abwarten, wie wir reagieren. Die Frage nach einem weiteren Einsatz könnte schon reichen, um uns aufs Glatteis zu führen …

Kurz vor der Ausfahrt Adelsried steht der ganze Verkehr auf der A8. «Leitstelle von 31/38, wir stehen zwischen Zus' [Zusmarshausen; d. Verl.] und Adelsried im Stau, ist da was bekannt …?», frage ich am Funk nach.

«Moment …», höre ich am anderen Ende.

Wir kommen nur meterweise voran.

«Ein Lkw mit einer Panne, das ist vorne kurz nach Edenbergen», meldet sich der Kollege von der Leitstelle wieder. «Wir fahren bei Adelsried raus und über die Landstraße», melde ich mich. «Sobald wir es bis zur Ausfahrt geschafft haben.»

Der Leitstellendisponent bestätigt es kurz.

Eine Viertelstunde später haben wir endlich die Autobahn verlassen und fahren durch ein Waldstück. Bald 23.00 Uhr. Ein Blick in den Spiegel: Alex sitzt vornübergebeugt im Sitz, er schläft offenbar. Dann schaue ich wieder nach vorne, wir fahren gerade durch eine Kurve.

Ist da nicht etwas neben der Straße? Ich versuche, angestrengt im Dunkeln etwas zu erkennen. Es sah aus wie eine glatte Fläche. Ein Tor zu einem Grundstück vielleicht oder etwas anderes Metallisches. Oder ich habe mich getäuscht.

Dann sehe ich vor mir etwas: Warnblinker, es sind mehrere Fahrzeuge, die querstehen.

«Alex …!», schreie ich nach hinten und steige auf die Bremse. «Alex!»

Das kann jetzt nicht sein!

Alex ist hochgeschreckt, ich stehe schon. «Au, Shit!», höre ich Alex' Stimme hinter mir, er klingt immer noch verschlafen. Ich schalte das Blaulicht ein und den Warnblinker.

«Passen Sie auf», sage ich zu Frau Süßmann: «Sie bleiben hier sitzen. Verstanden? Egal, was passiert: Sie bleiben einfach nur hier sitzen. Sie brauchen nichts anzuschauen, Sie können einfach nur auf den Boden schauen oder schlafen, aber Sie verlassen den Wagen auf keinen Fall. Verstanden?»

Sie hat einen verstörten Gesichtsausdruck. «Ja», sagt die Frau. «Ja. Ja, ja, klar …»

«Sie schnallen sich gar nicht ab, okay?»

«Meldest du es der Leitstelle?», fragt Alex.

Ich hatte nicht auf den Weg geachtet, war einfach vor mich hingefahren Richtung Augsburg. Ich weiß nicht mal genau, wo wir sind. Ich bin mir nicht sicher, ob wir nach der Autobahn schon einen Ort passiert haben oder nicht.

Alex ist ausgestiegen, ein Mann ist aufgetaucht, der wild gestikulierend mit ihm redet und nach hinten zeigt von dort, wo wir gekommen sind.

«Da ist noch ein Wagen, der ist auch in den Unfall verwickelt.»

Irgendwo höre ich eine Frau schreien. Ich winke dem Mann zu, der mit Alex redet.

«Wo sind wir hier?», schreie ich ihn beinahe an.

«Das ist die Staatsstraße zwischen Adelsried und Augsburg», sagt er. «Wir sind zwischen Adelsried und Aystetten.»

«Okay», sage ich. «Wissen Sie, wie viele Personen verletzt sind?»

«Hier … in den Autos sind es vier …»

«In den Autos?», frage ich nach. «Sind noch mehr Fahrzeuge beteiligt?»

«Nein, natürlich nicht», erklärt er. «Diese beiden.»

«Sicher?», frage ich mehr aus Routine noch mal nach.

«Ja, sicher!», bestätigt er mir.

«Bleiben Sie hier», sage ich. «Leitstelle von 31/38», rufe ich.

Keine Antwort. Die denken ja auch, wir sind gemütlich auf dem Weg nach Hause, und es ist nichts Dringendes.

«Leitstelle von 31/38!!!», rufe ich die Leitstelle noch einmal. Jetzt meldet sich der Kollege sofort.

«31/38, Sie haben gerufen?», er klingt überrascht.

«Verkehrsunfall schwer auf der Staatsstraße zwischen Adelsried und Aystetten», sage ich. «Vier Verletzte in zwei Fahrzeugen, genaue Lage folgt.»

«Verstanden, VU zwischen Adelsried und Aystetten», wiederholt der Kollege, dann fragt er nach «Haben Sie von Adelsried kommend die Abzweigung Richtung Horgau schon passiert?»

Nicht meine Gegend. Ich stehe auf dem Schlauch.

«Wo ist die Abzweigung Horgau?», frage ich den Mann, der neben mir steht.

«Da …», er zeigt nach hinten. «Etwa dreißig Meter hinter ihnen.»

«Es ist etwa dreißig Meter von der Abzweigung entfernt», erkläre ich am Funk.

«Vier Verletzte?»

«Positiv. Genaue Lage folgt …», ich versuche den Funkhörer einzuhängen, er fällt runter, baumelt an der Schnur, ich steige noch mal ein und ziehe ihn hoch.

«Sitzenbleiben!», sage ich vorsichtshalber noch mal zu Frau Süßmann.

Dann gehe ich in Alex' Richtung. Er hat schon in das erste Auto geschaut und mit einer weiteren herumlaufenden Patientin geredet; einer Frau, soweit ich erkennen konnte.

«Hier haben wir ein Mal mittelschwer verletzt, eventuell mehrere Extremitäten gebrochen, und dann einmal leicht, seine Frau, die ziemlich schreit …», erklärt er mir. «Und die Frau, die da vorne steht, hat vermutlich ein HWS-Schleudertrauma und einen Schock und weigert sich, sich anschauen zu lassen oder sich hinzusetzen.»

Wir gehen zu dem anderen Wagen. Über dem Lenkrad hängt ein Mann, der bewusstlos ist, auf dem Rücksitz sitzen zwei Kinder, die weinen. Das Auto ist vorne am Dach stark verformt und nach unten gedrückt, wir ziehen den Mann raus, legen ihn auf den Boden. Puls und Atmung sind da, er atmet flach.

Also fünf Patienten ...

Wir drehen ihn auf die Seite, sehen nach den Kindern. Alex versucht, sie zu beruhigen, man erkennt nicht viel.

«Die müssen in jedem Fall auch mit in die Klinik. Bleibst du hier?», frage ich.

Er nickt.

Ich laufe zurück zu unserem Rettungswagen, nehme den Funkhörer. «Wir haben jetzt fünf Patienten», sage ich. «Zwei Kinder unter sechs Jahren, leicht verletzt, einmal erwachsen leicht, einmal mittelschwer und einmal schwer verletzt. Schicken Sie den NAW mit raus und drei weitere Fahrzeuge», sage ich.

«Also fünf Patienten», wiederholt die Leitstelle. «Dreimal leicht, einmal mittel, einmal schwer.»

«Positiv», bestätige ich, dann laufe ich nach hinten, ziehe die Trage aus dem Rettungswagen und laufe damit zu Alex. Der Mann, der zuerst neben unserem Wagen stand, ist neben uns. «Sie waren auch beteiligt?», frage ich den Herrn.

«Nein», sagt er.

«Können Sie bitte zu dem roten Auto dort gehen und nach dem Mann schauen und uns sofort Bescheid geben, wenn sich etwas verändert? Wenn er nicht mehr ansprechbar sein sollte oder irgendetwas nicht stimmt?»

«Zu dem ... ja ...», sagt er. «Aber was ist mit dahinten?», er zeigt ins Dunkel, von dort, wo wir hergekommen sind.

Ich schaue in die Richtung, inzwischen sind einige weitere Fahrzeuge dort mit Warnblinker.

«Da steht auch noch ein Wagen, der ist ein paar Meter neben der Straße.»

«Nein!», rufe ich. «Das kann jetzt aber nicht wahr sein, oder ...?», setze ich leiser hinterher. «Wir bringen den hier ins Auto, der ist jetzt schon auf unserer Trage, dann bleibt einer von uns bei ihm ...»

«Du», sagt Alex. «Du bleibst bei ihm. Und ich schau dann weiter.»

Kurz darauf ist der Mann bei uns im Rettungswagen. Und Alex ist wieder ausgestiegen.

Unser bewusstloser Patient hat einen noch kaum messbaren Blutdruck, einen Puls von mehr als 140 und eine Pupillendifferenz. Ich schaue kurz nach vorne, sehe Frau Süßmann, die immer noch dort sitzt und panisch in meine Richtung schaut.

«Alles okay», sage ich. «Einfach sitzen bleiben.» Dann schließe ich die Jalousie nach vorne.

Nichts ist okay. Alex ist zurück.

«Wir haben da noch einmal schwer und einmal mittelschwer, aber die sind eingeklemmt», sagt er. «Ich bin mit dem Koffer hinten, das erste Fahrzeug, das eintrifft, schickst du mir nach da – und die Feuerwehr.»

«Okay.»

«Du machst die Lage ...» Dann ist er auch schon wieder weg. Gleich danach öffnet sich noch einmal die Tür.

«Moment ...», sage ich. Der andere wartet. «Leitstelle von 31/38»

«Zu Ihnen unterwegs ein RTW, der NAW Augsburg und zwei KTWs», sagt der Leitstellendisponent.

«Wir haben sieben Patienten», sage ich.

«Wie bitte? ... Bitte wiederholen!» Die Stimme klingt sehr verärgert.

«Wir haben sieben Patienten, es ist noch einmal mittelschwer und einmal schwer dazugekommen. Ein Fahrzeug, das weiter hinten im Dunkel stand und nicht gleich sichtbar war.»

«Sieben?», hakt die Leitstelle nach. Es ist mehr ein Brüllen als eine Frage.

«Ja», mir ist fast schlecht, es fühlt sich an, als ob kein Blut mehr in meinen Wangen sei, als ich weiterrede. «Es sind sieben. Zweimal schwer, zweimal mittel und drei Mal leicht. Und wir brauchen die Feuerwehr, zwei Patienten sind eingeklemmt», ergänze ich.

«Verstanden ...», sagt er. Dann ruft er den NAW am Funk. «31/01, wie weit seid ihr?»

«Noch etwa drei bis vier Minuten bis zum Einsatzort», höre ich am Funk. «Wenn ihr vor Ort seid, dann bitte schaut euch mal genauer um, damit wir vielleicht ...», sagt der Leitstellendisponent ganz ruhig, ehe er laut in den Hörer brüllt, «ENDLICH! – eine vernünftige Lage vom Einsatzort bekommen!»

Der junge Mann, der gerade noch vor dem Wagen stand, ist eingestiegen. «Peter Schmitz», erklärt er. «Ich arbeite im Klinikum auf der Intensiv», fährt er fort.

Ein Arzt. Wenigstens etwas. Den hat der Himmel geschickt. Er hat sich gleich selbst eine Cavanadel geschnappt und ist dabei, sie in die Ellenbeuge zu stechen. Offenbar kennt er sich auch im Wagen einigermaßen aus.

«Schon mal im Notarztdienst mitgefahren?», frage ich knapp.

Er nickt. «Komm, Junge, die Infusion ...»

Ich hab sie schon fertig und schließe sie an.

«Den zweiten Zugang legen wir gleich.» Er zieht die Augenlider des Mannes kurz nach oben und lässt sie wieder fallen.

«Ungleich und links weit offen. Das sieht nicht gut aus ... Intubation herrichten ...»

Ich bin gerade dabei, ihm die Instrumente und den Tubus vorzubereiten, als sich die Tür öffnet. Ein Kollege vom NAW und der Arzt.

«Also ...», der Arzt steht schon auf der Treppe im Einstiegsbereich. «Ihr habt hier einen Patienten, schwer? Ach ... grüß dich, Peter», fährt er dann fort.

«Der hat ein SHT Grad III, so wie es aussieht, ich intubiere ihn gerade, dann bekommt er hundert Prozent Sauerstoff und Kortison und ...», er dreht sich zu mir, «habt ihre eine Hyperhaes im Auto?»

«Ja ...»

«Okay ... Ich hätte dann nachher noch gerne den Namen von ihm und das Geburtsdatum, ich schau mal nach hinten, da ist noch ein Zweiter, der schwer verletzt ist, den nehm ich, der Zuser Notarzt muss dann auch gleich hier sein ...»

Die Tür schließt sich wieder. Kurz darauf kommt Alex.

«Wir fahren dann», ordnet der Arzt an, der bei uns im Wagen ist. «Gebt nur noch bitte dem 31/01 Bescheid. Sag denen, das mit dem Namen und den weiteren Personalien machen wir drinnen.»

Alex verschwindet noch einmal kurz. Als er wiederkommt, steige ich aus.

Ein Polizist steht hinter unserem Rettungswagen und winkt mir zu, ich gehe noch kurz nach hinten.

«Ihr fahrt ins Klinikum?»

«Ja», sage ich.

«Wie sieht es aus mit dem Mann?»

«Hm. Nicht so gut.»

«Ihr seid aus Aichach?»

«Aichach-Friedberg.»

«Und der Arzt?»

«Ein Dr. Schmitz.»

Dann gehe ich an ihm vorbei hinten durch zur Fahrertür. Es ist jetzt rundherum alles voll mit Feuerwehr und Rettungsdienstfahrzeugen. In einer Öllache spiegelt sich das Licht eines Fahrzeugs, das schräg vor mir steht und mich blendet.

Wenn ich es geschickt anstelle, müsste ich daran vorbeifahren können, überlege ich. Jemand hat den Funk auf den Außenlautsprecher gelegt, man hört die Stimme des Leitstellendisponenten und den Widerhall aus dem Wald. Ich steige schnell ein und erkläre der Frau: «Wir bringen den Mann hier hinten noch in die Klinik, und dann fahren wir Sie ...»

Nein.

Es gibt Dinge, die einfach nicht wahr sein können.

Die Beifahrertür ist offen. Der Sitz ist leer. Und jetzt?

Mir ist schwindelig. Innerhalb eines Moments schießt mir alles Mögliche durch den Kopf.

Wegrennen, einfach nur noch hier wegrennen. – Wir fahren ohne die

Frau und kommen wieder. – Die irrt irgendwo im Wald herum. Mist, die finden wir nie wieder – oder am nächsten Morgen tot – oder sie rennt noch in eines der Rettungsfahrzeuge oder … Ich muss die Frau finden. Ich muss. Die – die … Die KANN nicht weg sein. So etwas, das gibt es einfach nicht. Ich hab ihr doch …

«Was ist?», Alex hat das Fenster zwischen Patientenraum und Fahrerraum geöffnet. «Warum …?», dann sieht auch er den leeren Sitz. «Verdammt.» Sein Kopf verschwindet wieder hinten.

«Ich schau, dass wir die Frau finden», rufe ich nach hinten. «Oder … ich weiß nicht, keine Ahnung. Ich regle das …»

Dann laufe ich zurück zu dem Polizeibeamten, der jetzt ein paar Meter weitergelaufen ist, aber noch immer hinter unserem Wagen steht, und erkläre ihm, was passiert ist.

«Ich hab die Frau nicht gesehen …», schüttelt er den Kopf. «Keine Ahnung.» Ich will weiterlaufen, er hält mich zurück. «Könnt ihr nicht ohne die fahren, und wir bringen sie später …?», überlegt er.

«Keine Ahnung.»

Wenn der Frau was passiert, bin ich dran. Wenn wir nicht mit unserem Patienten bald loskommen und er meinetwegen verzögert in die Klinik kommt, genauso. Es wird sicher spannend werden, wenn ich mich mit dem Staatsanwalt unterhalte.

«Vielleicht … laden wir den um und …»

Ein Alptraum. Alles ist nur noch ein einziger Alptraum. Mein Alptraum.

Ich kann nicht mehr von hier bis geradeaus denken.

«Moment …», sagt er. Er zeigt auf einen seiner Kollegen. Ich sehe in die Richtung. Der Beamte weiter vorne hält eine Dame am Arm, die er offenbar aus dem Wald herausführt. Sie trägt einen ockerfarbenen Mantel. Unsicher stapft sie durch das Gelände, langsam kommen die beiden näher.

«Ja», sage ich. Ich laufe nach vorne, dann fasse ich die Frau am Arm und bringe sie zu unserem Auto zurück.

«Ich hab Ihnen doch gesagt …», beginne ich, aber dann ist mir klar, dass ich niemandem außer mir einen Vorwurf machen kann, setze sie auf den Beifahrersitz, schnalle sie an. Am Funk höre ich einen Kollegen.

«Nein, der 31/38 steht noch hier. Die suchen wohl gerade nach einer Begleitperson, eine ältere Dame, die sie dabeihatten und die offenbar verschwunden ist.»

Ich steige ein, nehme den Hörer: «31/38 unterwegs zum Klinikum.»

«Was ist mit ihrer Begleitperson?»

«Die sitzt neben mir.»

«Verstanden … Na, ganz wunderbar», höre ich am Lautsprecher. Der süßliche Unterton in seiner Stimme ist jetzt bedrohlicher als sein Schreien vorhin.

Als wir schon einen oder zwei Kilometer weiter sind, überlege ich noch einmal, ob es vielleicht besser gewesen wäre, die Frau von der Polizei nach Hause fahren zu lassen, anstatt sie hier bei dieser Blaulichtfahrt mitzunehmen.

Jetzt darf nichts mehr passieren.

――――――

Ortmann steht in der Notaufnahme und raucht. Er hat Nachtdienst auf der Stadtwache. Gerade der, mit dem ich immer wieder Händel hatte. Ich versuche, einigermaßen gerade zu laufen, als ich zurückkomme und die Trage wieder ins Auto schiebe. Dr. Schmitz und ich haben den Patienten alleine in den Schockraum gebracht. Dieses Mal hat Alex aufgepasst, dass die Frau nicht noch einmal wegläuft.

Ob Ortmann etwas mitbekommen hat? Er glotzt mich an, sagt aber nichts.

«Kannst du mir bitte helfen, die Trage zu beziehen?»

Er schaut mich zuerst lange weiter an, dann wirft er seine Zigarette weg und packt mit an.

«Das war übel da draußen», erkläre ich ihm. «Wir kamen dazu, als der Unfall gerade passiert war. Es war völlig unübersichtlich. Wir hatten uns genau erkundigt, dachten, es seien vier Patienten, dann waren es fünf und plötzlich lag weiter vorne noch ein Wagen im Dunkeln, und wir hatten sieben Personen.»

Er zieht die Augenbrauen hoch, dann grinst er mich an.

«Gut, dass dann dieser Doktor kam», sage ich.

«Wer?», fragt er. «Schmitz?»

«Ja.»

«Der Peter ist kein Doktor. Der ist Krankenpfleger», erklärt er.

«Aber er hat sich ...», ich überlege. Hatte der sich als Arzt vorgestellt? Oder nur gesagt, er arbeite in der Klinik?

Auch das noch. Ob es Ärger gibt, weil er dem Patienten Medikamente verabreicht hatte? Aber andererseits hatte er dem Patienten geholfen. Nein, das müsste in Ordnung gehen, zumal der Notarzt ihm ja gesagt hatte, er solle weitermachen.

«Intensivpfleger», ergänzt Ortmann. «Ja. DER ist fit», sagt er. *Beruhigend.* «Dem ...», jetzt grinst mich Ortmann wieder breit an, «... passieren KEINE Fehler.»

Spielt er auf die Lagemeldung an, die schiefging? Ich überlege, wie wir das hätten vermeiden können, oder ob das nicht einfach schiefgehen musste, weil wir, obwohl wir uns bemüht hatten, zu zweit kaum eine Chance hatten.

«Ziemlich dumm gelaufen mit eurer Begleitperson, hm», lächelt er mich dann an.

Also wissen es alle.

«Die haben Leute schon für wesentlich weniger gefeuert», grinst er weiter. «Bin mal gespannt, was euer Chef dazu sagt.»

«Ich fahre ehrenamtlich, also kann man mich nicht feuern.»

«Aus dem Dienst entfernen dann eben», sagt er.

Du arrogantes Kollegenschwein.

«Danke», sage ich. «Ich mach alleine weiter.»

Er sieht mich an.

«Danke! Ich kann das alleine! Verstanden? Ich kann auf deine Hilfe verzichten!», sage ich etwas lauter.

Weiter vorne ein paar Schwestern aus der Nachtschicht, die rauchen und sich nach uns umdrehen.

Ortmann geht schulterzuckend nach drinnen.

«Mir doch egal», sagt er noch nach vorne.

Samstag früh.

Nichts mit ausschlafen. Kein Frühstück. Und nach Zoo ist mir auch nicht mehr. Ich habe einen Termin auf der Wache: mit Christian. Der hatte mich gleich noch in der Nacht von zu Hause aus angerufen, als wir gegen 24.00 Uhr zurück waren. Die Leitstelle hatte ihn wohl daheim aus dem Bett geklingelt und ihm alles gesteckt.

«Ich will da jetzt nicht drüber reden», hatte er ruhig gesagt. «Wir regeln das morgen. Jetzt ändert sich ja eh nichts mehr. Montag. Oder morgen, wenn du Zeit hast. 9.00 Uhr?»

«Ja.»

«Oder ist dir später lieber? Ich müsste dann eben einen anderen Termin schieben», hatte er angeboten.

«9.00 Uhr ist okay», hatte ich ihm gesagt. Je früher die Sache auf dem Tisch liegt, desto besser.

«Und dann hat es noch eine Weile gedauert, Alex und ich haben noch mit der Frau geredet, aber sie ist eben wohl nur momentan überfordert gewesen. Sie kam zu Hause gut klar, hat den Schlüssel gleich gefunden. Sie hatte sich wieder gesammelt und – dann sind wir zurückgefahren.»

Klick-klick. Klick-klick. Klick-klick. Klick-klick.

Immer wieder klickt er mit dem Kugelschreiber auf seiner Schreibunterlage herum. Er überlegt, sagt nichts.

«Es tut mir leid», ich schaue auf den Boden vor mir. «Alex kommt auch gleich. Um 9.30 Uhr», sage ich.

Er sieht mich nicht an.

Klick-klick. Klick-klick. Klick-klick. Klick-klick.

Meine Blicke fallen auf die Turnschuhe und den grauen Nadelfilz am Boden.

«Alex?», fragt er dann. «Wird der mir was anderes erzählen als du, oder warum?»

Ich schüttele den Kopf.

«Du weißt, dass das verboten war. Die Vorschriften kennst du.»

«Ja.»

«Und jetzt der ganze Ärger. Puh. Montag sitze ich wegen dieser Sache mit der Leitstelle zusammen. Mit Ratzek und ... dem Chef, Kraus. Kann mir die Bänder anhören und ... keine Ahnung.»

Er legt eine kleine Pause ein.

«So ein Mist. Und dann – keine Ahnung, wie das dann weitergeht.»

«Ja.»

Klick-klick. Klick-klick. Klick-klick. Klick-klick. Er sieht nach draußen auf den Hof.

«Du hast sogar noch ziemlich Glück gehabt», sagt er.

«Ja», gebe ich kleinlaut zu. «Ich weiß.»

«Gott sei Dank ist die Frau am Ende wieder aufgetaucht, meine Güte ... Puh ...» Er schnauft laut aus.

Ja. Gott sei Dank.

«Du kannst mich aus dem Dienstplan streichen», sage ich.

Klick-klick. Klick-klick. Klick-klick. Klick-klick.

«Ich bekomm das schon hin», bemerkt er leise.

Das mit dem Dienstplan?

«Also: Ich nehm dich die nächsten beiden Wochen raus», fährt er jetzt fort. «Damit du für alle Fälle erst mal aus der Schusslinie bist.»

Klick-klick – nur einmal. Er sieht mich an.

«Das, was du da gemacht hast, war ein Fehler», sagt er.

Dann beugt er sich zu mir, legt mir die Hand auf die Schulter: «Pass auf: Ich hätte das genauso gemacht. Ich hätte die Frau auch nicht sitzen lassen. Das wäre auch nicht richtig gewesen. Und der ganze Mist, der dann danach kam ...» Kopfschüttelnd lacht er kurz, dann schaut er wieder ernst. «Das kann ja sowieso niemand glauben, wie dann alles nur noch schiefging. Und dann noch das davor. Am Forggensee.»

Er kichert.

«Ich bekomm das schon geregelt. Geh jetzt einfach nach Hause, den Rest mach ich dann schon. Mann, Mann, Mann ... Ihr hattet ja am Ende echt noch mal richtig Glück.»

«Ja.»

Ich schleiche mich langsam raus.

Dann fällt mir noch etwas ein: «Ach ... und danke!»

«Schau bloß, dass du weiterkommst.»

Jetzt grinst er. Glück.

Manchmal ist es einfach ein großes Glück, wenn nur alles so ist, wie es immer war.

Kapitel
Verwirrt verirrt

Juni 1987

Ein Samstagmorgen im Juni. Josef sitzt noch in der Küche, er hatte Nachtdienst und lässt sich Zeit mit dem Nachhausefahren. Der Rettungswagen ist noch mal ausgerückt, als Ludwig, mit dem Renate und ich Dienst haben, bereits da war, längst vor dem Schichtwechsel. «Rückt ihr heute wieder zu zweit an?», hatte er hinter seiner Zeitung herausgelacht.

«Klar, ich hab ja wichtige Dinge mit meinem Mann zu besprechen, und hier hat er wenigstens in den Pausen mal Zeit, mir zuzuhören», meint Renate scherzhaft.

«Blöd, dass wir nicht etwas früher da waren.»

«Der Rettungswagen ist zu einem Notfall nach Bachern ausgerückt. Da brauchst du dir nichts zu denken. Ludwig war schon fast eine Stunde früher da, der hatte sich gerade umgezogen, schon ging es los. Ich hatte Glück, nicht noch mal rauszumüssen.»

Ich versuche, am Funk mitzuhören. Endlich meldet sich der Rettungswagen. «Bayern 33/37 mit Arztbegleitung unterwegs zum Krankenhaus Fürstenfeldbruck.»

«Von Bachern nach Fürstenfeldbruck?», fragt Renate erstaunt.

Josef zuckt mit den Schultern. «Wer weiß, vielleicht war der Patient dort schon mal wegen irgendwas. Oder sie können da etwas, das man hier in Friedberg nicht kann.»

«Dann würde man ihn wohl eher ins Klinikum bringen, oder?»

«Was weiß ich. Ich gehe jedenfalls bald nach Hause und kümmere mich um meinen Garten», Josef faltet die Zeitung zusammen und legt sie ordentlich auf den Tisch. Ich beuge mich mit dem Kopf ein Stück vor: Die Kante der Zeitung liegt exakt parallel zur Tischkante, die Zeitung sieht aus, als ob er sie nie geöffnet hätte. Ich schlage sie wieder auf. Ob noch etwas zu Reagans Rede in Berlin und seiner Forderung – «Tear down this wall» – an Gorbatschow in der Zeitung steht? Wir hatten uns erst auf dem Weg zur Wache darüber unterhalten. Die Nachricht eines blutigen Anschlags in einem Kaufhaus in Barcelona hat die Schlagzeilen um Reagans Besuch in Deutschland verdrängt.

«Um Gottes willen!» Renate sieht mir über die Schulter. «Achtzehn Tote. Um Himmels willen. Und so viele Verletzte. Hoffentlich bleibt uns so etwas unser Leben lang hier erspart.»

Ich lese weiter. «Angeblich hat sich die ETA dazu bekannt, aber es ist noch unklar, ob diese Information stimmt.»

«Wer soll es denn sonst gewesen sein?», Josef ist aufgestanden, räumt seine Tasse in die Spülmaschine.

Ich blättere weiter. Wenigstens auf den Folgeseiten steht noch einmal etwas zu der neu entbrannten Diskussion um die Berliner Mauer.

«Ob das mit der Forderung nach dem Niederreißen der Mauer überhaupt ernst gemeint war oder eher eine rein rhetorische Forderung?», sage ich mehr zu mir selbst als zu den anderen.

«Die Mauer?», Josef schaut mich groß an und schüttelt den Kopf. «Diesem Gorbatschow traue ich schon einiges zu, aber die Mauer wird sicher nie fallen. Jedenfalls nicht, solange wir leben. Das ist dieser Reagan. Wenn schon mal ein Westernheld Präsident wird.»

Ich lese den Kommentar der Woche.

Josef fährt fort: «Selbst wenn man nicht weiß, wie dieser Gorbatschow tickt und er vielleicht liberaler ist als seine Vorgänger: Die Mauer bleibt und wird uns überleben, das ist so sicher wie das Amen in der Kirche.»

Ich nicke. «Ja, da hast du recht. Das werden wir nicht mehr erleben.»

«Manchmal bewegen sich ja Dinge, von denen man es gar nicht glaubt. Wir bekommen ja auch demnächst ein NEF hier an unserem Standort.»

Das stimmt: Es ist nur noch eine Frage von Tagen. Das Auto, ein VW Passat steht seit Wochen hinten in der Garage und wird eingerichtet, von außen sieht es aus, als sei es längst einsatzklar.

«Still!» Renate winkt mir. Das war der 33/37 am Funk, ich bekomme noch die Bestätigung der Leitstelle mit, dass die Kollegen auf den Kanal der Leitstelle Fürstenfeldbruck umschalten.

«Da steht noch ein KTW ungenutzt vorn in der Garage, die Spätschicht ist gestern erst um kurz nach 22.00 Uhr zurückgekommen, der braucht noch Waschen und innen Putzen», bemerkt Josef noch, als er sich schon umgezogen hat und noch einmal zur Tür hineinschaut. «Falls es euch dazu drängt, etwas zu tun.»

Klar, irgendjemand muss dann ja den Freitagsputz erledigen. «Fährst du mit, oder läufst du nach hinten zur Waschhalle?»

«Fahren natürlich», Renate lacht und nimmt vorne neben mir Platz.

«Möchtest du wieder als Zweite mitfahren?», lache ich zurück und erinnere sie an diesen Tagdienst in Mering, als sie ungeplant von der Praktikantin zur Sanitäterin wurde.

Statt einer Antwort zieht sie nur eine Grimasse.

Als wir mit dem Waschen außen fertig sind, beginnen wir, die Gegenstände im Fahrzeug zu reinigen und zu desinfizieren. Einmal in der Woche wird alles aus- und eingeräumt und sauber geputzt. Eine gute Gelegenheit, das ganze Auto und seine Ausstattung kennen zu lernen.

«Wir haben hier in Friedberg sogar ein Beatmungsgerät in den Krankentransportwagen, vorgeschrieben ist nur Sauerstoffinhalation», erkläre ich, als ich das Gerät aus der Halterung nehme und reinige. Eine wirklich gute Ausstattung Mitte der 80er-Jahre. Ich prüfe den Druck auf der Flasche. «Hundertfünfzig Bar, das reicht noch locker.»

Renate rechnet laut: «Bei fünfzehn Atemzügen pro Minute mit 0,5 Litern brauchen wir bei fünfzig Prozent Sauerstoff etwas weniger als vier Liter in der Minute. Die Flasche fasst zwei Liter … Dann reicht es für … 75 Minuten, stimmt das?»

Ich bin in Gedanken woanders, rechne kurz noch mal nach.

«Ja, stimmt.» Schon erstaunlich, dass man Sauerstoff in der Flasche so extrem komprimieren kann.

Nebenbei haben wir den Funk laut gestellt und hören mit, was sich in der Umgebung tut. Vor allem interessiert uns, ob unser Rettungswagen schon wieder in der Nähe ist, aber da ist nichts zu hören.

Als wir fertig sind, schauen wir von außen in den Innenraum des neuen NEFs, das in der Werkstatt nebenan steht. Irgendwann steht Ludwig grinsend hinter uns.

«Na, wollt ihr lieber mit dem Auto fahren oder mit mir Dienst machen?»

Ich hatte ihn weder am Funk, noch im Gang hereinkommen hören und zucke erschrocken zusammen.

«Während ihr euch hier hemmungslos in der Waschhalle vergnügt, habe ich uns frische Brezen geholt», grinst er frech.

«Boah, du frecher Mensch!» Renate wirft mit einem trockenen Schwamm nach ihm, der auf einem Rollwagen mit den Werkzeugen lag.

«Wo wart ihr denn noch so lange?»

«Fürstenfeldbrucker Krankenhaus.»

«So weit? War der Patient nicht hier aus der Gegend?»

«Doch – ein Patient aus Bachern, der aber unbedingt dahin musste.»

«Ah. Was können die in Fürstenfeldbruck, was die Friedberger oder Augsburger nicht können?»

«Einen Patienten versorgen, der dahin will, weil sein Bruder da arbeitet und weil er Jurist ist.»

———————

Der Himmel ist leicht bedeckt, vielleicht ist aus diesem Grund so viel los auf den Straßen und vor allem auf den Parkplätzen der Umgebung. In Gruppen laufen die Menschen über die Straße hinüber zum Möbelhaus. Ludwig ist verschwunden, ich entdecke ihn in der Garage hinter den durchsichtigen Rolltoren, er schaut raus.

«Ist ja in Ordnung, wenn sie bei uns parken», meckert Ludwig, «aber wenn sie ihre Autos dann wieder im Wendebereich der Wache parken, werde ich stinkig.»

«Macht doch keiner.»

«Ich hab gerade erst wieder jemanden wegschicken müssen. Die Leute lesen keine Schilder, ist wirklich nicht zu fassen.»

Das Leitstellentelefon – auch in der Garage ist eine laute Klingel mit diesem Apparat verbunden. Ich laufe rein, Renate ist schon am Telefon.

«Notarzteinsatz, Verkehrsunfall bei der A8, Auffahrt Augsburg Ost», sagt sie.

«Mit dem 01 vom Klinikum?», frage ich nach.

«Keine Ahnung ...» Sie verschwindet hinten im Auto, ich gehe auf Empfang, Ludwig fährt schon einmal auf den Hof.

«A8, Auffahrt Augsburg Ost, VU, Näheres unbekannt, ebenfalls unterwegs zu Ihnen der 33/01 vom Klinikum.»

Kurz bevor wir dort ankommen, hören wir den 33/01. «33/37 für 33/01, der Unfall ist direkt in der Auffahrtsschleife, die von München aus Richtung Augsburg führt.» Als wir auf der Brücke, die über die A8 führt, sind, sehen wir schon die Unfallstelle und die Blaulichter des NAWs und einiger Polizeiautos. Wir müssen erst einmal runter auf die Zufahrt zur A8 und dann auf der anderen Seite wieder in die Kurve einfahren.

«Einmal Karussellfahren ...», kommentiert Ludwig nebenbei, als er in die Kurve einfährt. Aber dann richten sich unsere Blicke auf das Wrack des Pkws, der sich offenbar überschlagen hat und nun wieder aufrecht, aber völlig zerstört neben der Auffahrtsschleife liegt. Der Arzt kniet mit einem Kollegen vor dem Sitz des Fahrzeuges, wenn ich es richtig erkennen kann, hat die Patientin bereits eine Sauerstoffmaske vor dem Gesicht und die beiden versuchen, einen venösen Zugang zu legen. Der andere Kollege vom 33/01 holt offenbar zusammen mit einem Polizeibeamten eine Trage von hinten aus dem NAW. Beim Näherkommen erkenne ich eine Frau, die schlaff im Sitz hängt. Auch auf der Beifahrerseite sitzt eine Person, Ludwig und Renate sind unterwegs zu ihr, während ich mich hinter den Arzt stelle und einen Moment auf eine Anweisung warte.

Sein Blick wendet sich kurz mir zu, fällt dann auf unseren Rettungswagen, ehe er sich wieder der Patientin zuwendet und die Infusion anschließt.

«Ihr nehmt den anderen, den Beifahrer», sagt er knapp. «Der hat fast nichts abgekriegt, so wie es im Moment aussieht, aber ich schaue ihn mir noch genauer an.»

Ludwig unterhält sich bereits mit dem Mann, der Schmerzen im Gurtbereich und ein Ziehen im Rücken angibt, aber sonst klar ist, während die Patientin auf der Fahrerseite müde wirkt und nur verzögert und leise auf die Fragen des Arztes antwortet.

Etwa zehn Minuten später ist der Mann auf der Beifahrerseite bei uns im Fahrzeug, liegt auf der Vakuum-Matratze. Er ist so groß, dass wir ihn fast nicht auf die Trage bekommen haben, er hat ein großes, eckiges Gesicht mit einer Hakennase und sieht trotz des mäßigen Wetters in den letzten Wochen sonnengebräunt aus.

Jetzt warten wir auf den Notarzt, der den Mann noch einmal untersuchen möchte, ehe wir in die Klinik fahren. Eventuell wird er auch bei ihm noch einen venösen Zugang legen und eine Infusion anschließen, obwohl die Kreislaufwerte des Mannes normal sind.

«Wir hatten uns mal wieder gestritten», sagt der Mann. «Sie ist die ganze Zeit schon so schnell gefahren, zum Schluss hat sie gar nicht mehr auf die Fahrbahn geschaut, kurz vor der Abfahrt habe ich noch gesagt, wir müssen hier raus, sie hat wohl irgendwie das Lenkrad verrissen.»

«Sie haben öfters Streit ...?», erkundigt Ludwig sich.

«Ach. Fast jeden Tag, immer wegen irgendwelcher Lappalien. Es wird ständig schlimmer.»

Er schaut sich in unserem Wagen um. «Wie geht es ihr denn jetzt?», fragt er besorgt.

«Ich denke, Sie sind besser weggekommen», antwortet Ludwig. «Aber ich möchte Ihnen jetzt lieber nichts sagen, denn wir haben Ihre Frau kaum zu Gesicht bekommen.»

Der Mann nickt, als ob er verstehen würde, dass wir einfach nicht mehr wissen, aber dann hakt er noch einmal nach: «Ist es so schlimm, oder warum möchten Sie mir nichts sagen?»

«Nein, es ist nur so, dass wir es einfach nicht wissen, weil wir uns um Sie gekümmert haben. Der Notarzt wird Ihnen dazu mehr erzählen.»

Als der Notarzt dann endlich kurz bei uns einsteigt, gibt Renate ihm einen kleinen Notizzettel mit den Daten des Patienten weiter.

«Wie geht es Ihnen jetzt?», fragt er den Mann, der auf der Liege ist.

«Ich glaube, mir fehlt nichts», sagt der Mann. «Außer, dass es da schmerzt, wo der Gurt angelegt war. Aber wie geht es meiner Frau?»

Der Arzt tastet den Mann ab, bewegt seine Arme und übt von den Seiten her Druck auf den Brustkorb aus. «Tut das weh?», fragt er.

«Nein ... Das ... ein wenig ... aber es geht schon.»

«Sie waren beide angeschnallt?», fragt er, während er sich zu den Füßen des Patienten bewegt. «Also, Ihrer Frau geht es den Umständen entsprechend gut. Sie hat vermutlich eine Oberschenkelfraktur und eine anständige Gehirnerschütterung, aber sie ist so weit stabil. Wir werden sie jetzt mitnehmen und in der Klinik noch einmal genauer durchchecken und auch röntgen lassen. – Spüren Sie das?» Er hat die Schuhe des Mannes ausgezogen und reibt mit dem Reflexhammer an der Unterseite der Füße. «Und das?»

Der Mann nickt zustimmend.

«Und Sie werden wir dann auch noch einmal genauer ansehen, vor allem die Wirbelsäule, aber so, wie es jetzt aussieht, fehlt Ihnen nicht viel.»

Der Arzt notiert sich ein paar Dinge auf einem Zettel. «Es geht mich ja nichts an», bemerkt er dann noch mehr nebenbei, «aber wenn Sie so zügig unterwegs sind, wäre es vielleicht sinnvoller, wenn Ihre Frau statt dieser Sandalen festes Schuhwerk tragen würde.» Dann sieht er uns an. «Aus meiner Sicht könnt ihr euch dann auf den Weg machen.»

«Hat sich sauber rentiert, der Ehekrach.» Ludwig schüttelt den Kopf, als wir in der Notaufnahme stehen.

«Na ja – und jetzt sind sie schon beinahe wieder ein Herz und eine Seele», grinse ich. «Der Mann wollte schon wieder unbedingt zu seiner Frau und hat einen Aufstand gemacht, dass er noch liegen bleiben sollte.»

«Ja, vielleicht weil ihm die Streiterei fehlt.» Ludwig hält den Kakaobecher in der gleichen Hand wie die Zigarette, die er zwischen den halb ausgestreckten Fingern eingeklemmt hat.

Hinter einem Rettungswagen aus Augsburg taucht ein schwarzer Wuschelkopf auf. «Babette», stellt sich die kleinere Kollegin vor.

«Fährst du auch als Dritte mit?», fragt Ludwig.

«Nö», schüttelt sie den Kopf. «Ich bin im Moment noch ehrenamtlich, hoffe aber, dass ich 'ne Stelle als Hauptamtliche bekomme.»

Sie wirkt zierlich, ich frage mich, wie sie damit zurechtkommen wird, wenn sie mal einen stark übergewichtigen Patienten hat.

In Richtung der Einfahrt ein lauter werdendes Rollgeräusch. Ein Wagen fährt zügig in die Notaufnahme, bremst, stößt zielgerichtet rückwärts in die einzige verbliebene Parklücke. Kurz darauf springt einer von den Augsburger Kollegen aus dem Auto, ein schlanker mit einem Schnauzer. «Hi Männer!», ruft er.

«Männer ist gut», meint Ludwig und zeigt auf Babette und Renate.

«Mecker nicht rum», schießt der zurück. «Die stehen ihren Mann vermutlich genauso gut wie du. Babette jedenfalls ist ein Energiebündel …»

Zumindest in der kurzen Unterhaltung behält er recht. Babette: klein, Sommersprossen, mit ihrer piepsigen Stimme und ihrer offenen Art erzählt sie in Kurzform ihr ganzes Leben und unterhält die ganze Notaufnahme.

Ludwig ist gedanklich schon beim Mittagessen. «Ich meld mich schon mal frei. Kurz nach 11.00 Uhr, wenn wir jetzt gemütlich Richtung Friedberg rollen, sind wir genau zur Essenszeit im Krankenhaus.»

Als Ludwig zurückkommt, schaut er leicht genervt. «Die haben uns noch einen Rücktransport nach Friedberg von der Notaufnahme reingedrückt.»

«Schau nicht so.» *Ist ja wohl logisch, dass wir das fahren, es geht ja eh in unsere Richtung.*

Er hat den Zettel mit dem Namen schon in der Hand.

«Sitzend oder liegend?», frage ich.

«Taxi», sagt er flapsig. *Also sitzender Rücktransport.*

Wir erkundigen uns auf der Kabine 5 nach dem Herrn. Hektische Betriebsamkeit, erst nach ein paar Minuten bekommen wir die Auskunft. «*Der?* – Müsste schon im Warteraum sitzen. Schaut halt mal raus.»

Ein seltsames Naserümpfen der Schwester.

Ich schaue auf den Zettel. «Sind Sie der Herr Bayer?», frage ich mehrere Personen, die dort sitzen, aber keiner fühlt sich angesprochen. Schließlich entdecke ich noch einen Mann vor den Glasfenstern draußen, der dort steht und raucht. *Einen Versuch wäre es wert.* Immerhin hat der einen Verband am linken Arm, der Einzige, der irgendwie nach Patient aussieht und leicht nach vorn gebeugt dahängt.

«Entschuldigung, sind Sie eventuell der Herr Bayer?»

«Mh?»

«Ob Sie der Herr Bayer sind?»

«Ja. Warum?»

«Wir sollen Sie mit nach Friedberg nehmen.»

«Ah so.» Er schaut mich groß an. «Kann ich noch fertig rauchen?», fragt er mich.

«Ja, sicher. So viel Zeit ist schon.»

Ludwig zieht gestresst die Augenbrauen hoch. «Sie waren ambulant hier?»

«Mh?»

«Sie waren ambulant hier in der Klinik?»

«Ja.»

«Sind Sie auch mit dem Rettungsdienst reingefahren worden?»

Er nickt. «Ja, warum?»

Wenn er mit den Kollegen reingefahren wurde, ist der Rücktransport nicht abrechnungsfähig, einen Moment lang überlege ich, ob ich es dem Mann erklären soll, aber dann sehe ich ihn noch einmal an und beschließe, ihm in der Kurzform zu antworten.

«Ach nur so. Haben Sie Gepäck?»

«Nein. Doch ja.»

«Und wo?»

Er schaut herum und überlegt einen Moment, dann zeigt er auf den Warteraum und geht auf die Glastür zu. «Drinnen, in der Aufnahme.»

«Warten Sie …», ich laufe ihm ein paar Schritte nach, «da können Sie nicht rein mit der Zigarette.»

«Ach so», er nimmt noch einmal einen tiefen Zug, dann gehen wir nach drinnen. Zwei Plastiktüten stehen an einen Stuhl gelehnt, die eine prallvoll, in der anderen sind offenbar nur ein paar einzelne Gegenstände. Er bückt sich und hebt sie auf.

«Und jetzt?»

«Jetzt fahren wir Sie nach Hause, nach Friedberg.»

«Aha.»

Eine wirklich sehr intelligente Unterhaltung.

Ich gebe Renate Bescheid, sie soll sich nach vorne setzen. Hinten sind nur zwei Sitzplätze, auf den einen setze ich den Patienten, auf dem anderen nehme ich Platz.

«Wohin?», fragt Renate durch die kleine Luke zum Führerhaus.

Auf den beiden Tüten ist ein Aufkleber der Klinik mit dem Namen des Patienten, seinem Geburtsdatum und seiner Adresse. Ich ziehe die Tasche kurz her.

«Goethestraße?»

Der Patient nickt.

Ich gebe die Straße weiter, wir fahren los. Einen Moment stutze ich: Das Geburtsjahr des Patienten ist 1960. Nur zwei Jahre älter als ich? Kann das sein? Der Mann wirkt eher wie Mitte vierzig. Aber der Name stimmt. «Sie sind der Herr Bayer?», frage ich noch mal.

«Ja, warum?» Seine Einsilbigkeit nervt.

«Ach, nur so. Geboren 1960?»

«Ja. Am 4. April.» Der 4. April stimmt nicht. «Nein, am 11. April.»

Ich nicke. «Dann fahren wir Sie jetzt in die Goethestraße.»

«Gut.»

«Haben Sie sich heute den Arm verletzt?», frage ich nach. Natürlich sehe ich es auch so, aber irgendwie versuche ich, mit dem Mann der Höflichkeit halber ein Gespräch zu beginnen.

«Ja, warum?»

Jetzt langt es. Immer die gleiche Frage, ich beantworte es mit immer der gleichen Antwort.

«Nur so.»

Er nickt.

Wir fahren los. Seltsamer Patient. Ab und zu schaue ich ihn an. Er wirkt verlebt und auch nicht sehr gepflegt. Es gibt kein so richtiges Gesprächsthema. *Auch recht.*

Durch die hinteren Fenster sehe ich ab und zu einmal einen Lkw, der hinter uns fährt oder die Fassade eines Hauses, dann das Studentenwohnheim an der Lechhauser Brücke – wir sind anscheinend in der Berliner Allee.

Die beiden vorne unterhalten sich offenbar angeregt, der Funk läuft im Hintergrund mit. Ein Verkehrsunfall auf der Strecke nach Dasing, das wäre eigentlich unser Einsatz, aber wir sind ja belegt. Die Leitstelle schickt den Aichacher Rettungsdienst und ein Fahrzeug aus Augsburg. Ludwig höre ich schimpfen.

Ich stehe kurz auf und grinse durch die Luke. «Nerv jetzt nicht rum. Du wolltest sowieso zum Essen fahren.»

Aber Ludwig ist verärgert. «Da haben wir einen wirklichen Notfall – und wir fahren wegen so einem blöden Rücktransport durch die Gegend.»

Irgendwann kommt der Wagen zum Stehen. Eine Wohngegend, ich stehe auf, es sieht nach Goethestraße aus. Auch Ludwig ist aufgestanden, öffnet die Seitentür. Während ich die beiden Taschen des Patienten in die Hand nehme, nimmt er den Patienten entgegen.

«Wir sind da.»

Noch zwei Minuten, dann haben wir's und sind wieder klar.

«Hast du noch was gehört, was bei dem VU rauskam?», frage ich Ludwig nebenbei.

«Nein, ist noch am Laufen.»

Wir begleiten den Mann zu dem Mehrfamilienhaus.

«Herr Bayer, haben Sie einen Schlüssel?» Der Mann schaut groß, dann sucht er in den ausgebeulten Hosentaschen seiner Cordhose, aber offenbar wird er nicht fündig.

Ludwig bückt sich, als wir bei den Klingelschildern angelangt sind. «Schau du noch mal», sagt er dann.

Der Name Bayer steht nirgendwo dort.

«Herr Bayer, Sie wohnen doch hier?», frage ich.

«Ja, warum?»

Er nervt tierisch, es wird Zeit, dass wir ihn loswerden.

«Weil Ihr Name hier nirgendwo am Schild steht.»

«Aha.» Jetzt bückt er sich auch, um nachzusehen. Vielleicht wohnt er hier zusammen mit einer Frau oder einem Freund, und es steht ein anderer Name an der Klingel.

«Sie wohnen aber schon hier? Oder ist die Hausnummer falsch?»

«Nein, hier ist schon richtig.»

Ludwig schüttelt den Kopf. «Ist mir jetzt egal», und drückt eine Klingel im Parterre. «Die werden ihn schon kennen.»

Es dauert eine ganze Weile, bis uns geöffnet wird. Zuerst kommt uns eine Frau in einer Schürze entgegen, dann ist dahinter auch noch ein etwas kleinerer Mann in einem Hausanzug.

«Das hier ist Ihr Mitbewohner», sagt Ludwig. «Aber wir finden seine Wohnung nicht.»

Die Frau schaut einigermaßen erstaunt.

«Hier … soll der wohnen?» Sie schüttelt den Kopf. «Also, das müsste neu sein, ich kenne ihn jedenfalls nicht.»

Ludwig gibt so schnell nicht auf. «Sind Sie sich sicher?»

«Ja, also. Wie gesagt, es müsste neu sein.»

«Sie kennen den Mann überhaupt nicht?»

Die Frau verneint. «Solange wir hier wohnen, haben wir den hier noch nicht gesehen, und das sind immerhin auch schon wieder mehr als zwei Jahre.»

Ludwig und ich schauen uns an.

«Und jetzt? Wir können ihn ja nicht einfach hier so stehen lassen ...?», beginne ich.

Aber Ludwig klingelt schon wieder unbeirrt auf der anderen Seite im Parterre. «Wenn er weiß, dass er hier wohnt und es auch so in den Unterlagen vermerkt ist, dann muss ihn ja jemand hier kennen.»

«Ich glaube, da ist niemand zu Hause», sagt die Dame, die uns geöffnet hatte noch, dann zieht sie sich zurück, und auch ihr Mann kehrt wieder in die Wohnung zurück.

Wir stehen in der offenen Tür, aber obwohl Ludwig noch ein paarmal klingelt, öffnet niemand. Vorne am Zaun sperrt eine jüngere Frau ihr Fahrrad ab und geht auf den Hauseingang zu. Sie schaut erstaunt und grüßt unseren Patienten mit Namen.

«Sie kennen den Herrn Bayer?»

«Ja», sagt sie. «Der hat hier mal gewohnt, aber es ist einige Jahre her, mindestens vier», sagt sie und setzt noch hinzu: «Fast hätte ich ihn nicht mehr wiedererkannt.»

«Und jetzt? Wo ist er hingezogen?»

«Keine Ahnung, also wissen Sie», die junge Dame macht eine Pause, «das hat mich nicht weiter interessiert. Also nicht, dass Sie mich falsch verstehen, er hat sich hier nichts zuschulden kommen lassen, aber ...»

Ludwig schaut sie fragend an.

«Ach nichts, also so ein Chaot», sagt sie noch, dann verschwindet sie im Treppenhaus.

Also brauchen wir es hier nicht weiter zu versuchen. Ludwig, der den Mann untergehakt hat, führt ihn zu unserem Rettungswagen zurück. «Also, Herr Bayer, wo wohnen Sie nun?»

Er scheint sich zu konzentrieren.

«In der Paracelsusstraße in Augsburg.»

«Und welche Hausnummer?»

«Glaube ich», sagt der Mann.

«Was, glaube ich?»

«Ich wohne in der Paracelsusstraße», sagt der Mann. «Glaube ich.»

Ludwig schnaubt vor Wut.

«Also glauben Sie?»

«Der ist eben durch den Wind», bemerke ich leise. «Da nutzt es nichts, wenn du dich aufregst.»

«Die Hausnummer!?!», fragt Ludwig noch einmal.

«Ich weiß nicht», sagt er. «22 oder 28. Wenn wir dort sind, weiß ich es wieder.»

«Also gut.»

Als wir vor dem Einstieg halten, bleibt der Mann kurz stehen. «Kann ich noch eine rauchen?»

«Nein, Herr Bayer, jetzt bitte nicht», antworte ich ihm. «Wir müssen dann schon mal schauen, dass wir vorwärts kommen und Sie zu Hause los…, äh …, vorbeibringen.»

«Aha.»

Ludwig hilft dem Mann noch die Treppenstufen am Einstieg hoch, dann läuft er um das Auto herum. Er sagt nichts, aber ich bin mir sicher, wenn ich ihn nur leicht berühren würde, würde er platzen.

Renate schaut uns vom Beifahrersitz aus fragend an, dann läuft er zum Fahrersitz, lautes Knallen der Tür, schimpfend sitzt er vorne, zieht das Glasfenster zu, ich verstehe nur einzelne Worte, schnappe etwas auf, das nach «Völlig desorientiert» und «Rettungsmittel blockieren» klingt. Als wir beide sitzen, fährt er an. Es kommt mir so vor, als sei es dieses Mal weniger sanft als noch zuvor. Und dann höre ich auch über den Lautsprecher die Leitstelle, die erstaunt wiederholt, was Ludwig wohl von vorne aus durchgegeben hatte: dass wir den Patienten jetzt noch einmal nach Augsburg in die Stadtmitte zurückfahren.

———————

Etwas später erkenne ich über uns die Oberleitungen der Straßenbahnschienen.

«Kann ich jetzt eine rauchen?» Herr Bayer hat die Zigarette schon in der Hand.

«Nein, erst wenn Sie draußen sind.»

Dann biegen wir um eine Kurve und bremsen, Ludwig steigt ein wenig unsanft in die Eisen, einen Moment später öffnet sich die Tür.

«So. Wir sind da, jetzt sagen Sie uns mal, in welchem der Häuser Sie wohnen?»

Herr Bayer steigt aus, ich nehme seine Taschen, dann schaut er nach vorne und danach die Straße entlang.

«Also 22 oder 28?» Ludwig klingt gereizt und vorwurfsvoll.

«22 habe ich doch nie gesagt», behauptet der Patient. «Ich hatte gesagt 24 oder 28.»

«Nun gut, dann eben 24 oder 28», presst Ludwig heraus.

Herr Bayer hat zumindest schon mal die Zigarette im Mund und zündet sie sich an.

«Also …», er schaut noch einmal zwischen den Häusern umher. «Jedenfalls sind wir hier falsch. Hier wohne ich nicht.»

«Wie bitte?» Ludwig kocht vor Wut. «Sie …?»

«Also hier wohne ich jedenfalls nicht. Hier hatte ich mal eine Freundin. Aber mit der bin ich schon lange nicht mehr zusammen.»

Herr Bayer raucht in aller Seelenruhe weiter. Ludwigs wütender Unterton scheint ihn nicht im Geringsten zu beeindrucken. «Wo wohnen Sie dann?»

«In Friedberg», sagt er. «In der Goethestraße.»

«Da waren wir gerade», bemerke ich. «Und da wohnen Sie offenbar schon länger nicht mehr.»

«Ach ja?»

Immerhin: Der Gestik nach zu urteilen, strengt sich Herr Bayer jetzt ernsthaft an, er steht da und kratzt sich mit angestrengter Miene nachdenkend am Kopf.

«Aber vielleicht war es doch in Friedberg», fängt er noch einmal an. «Nur in einer anderen Straße.»

«Und wo, Herr Bayer?», möchte ich wissen.

«Haben Sie denn sonst nichts dabei? Einen Personalausweis? Oder irgendeinen anderen Ausweis?», frage ich Herrn Bayer.

«In der Tüte vielleicht, es kann sein, dass ich ihn heute mitgenommen habe.»

«Dürfen wir mal in die Tüte hineinschauen?», frage ich den Mann – Ludwig ist schon dabei.

«Aha, warum?»

Schon wieder diese Frage, es kann einen zur Weißglut bringen.

«Weil wir Ihren Ausweis oder etwas Vergleichbares suchen, um Sie nach Hause zu bringen.»

«Aha. Ja, meinetwegen suchen Sie da doch mal.» Das Wichtigste im Moment scheint ihm vor allem zu sein, dass er rauchen darf.

Ludwig zieht ein paar zerknitterte Umschläge aus der Tasche und findet tatsächlich auch den Ausweis des Mannes. Letzterer ist allerdings nicht sehr hilfreich: Er gibt die Goethestraße in Friedberg als Wohnsitz an. «Ich glaube, es war in Friedberg. Am Holzgarten», sagt er dann.

Ludwig zeigt mir die beiden Umschläge mit den Schreiben darin. Einer ist wohl schon seit längerer Zeit ungeöffnet, zumindest ist er verdreckt und an den Ecken beschädigt, er zeigt den Namen des Mannes und tatsächlich eine Adresse in Friedberg: Am Holzgarten.

«Also fahren wir dahin.»

«Moment noch …» Herr Bayer zieht ungerührt an der Zigarette.

«Ich geh schon mal funken», sagt Ludwig, dann steigt er hinten in die offene Tür und schnappt sich den Hörer neben dem Einstieg im Patientenraum. «Leitstelle von 33/37, negativ. Leider wohnt der Patient auch hier nicht, wir müssen noch mal nach Friedberg fahren.»

Die blecherne Stimme aus dem Lautsprecher. «33/37, wiederholen Sie.»

Ludwig wiederholt es etwas lauter. «Der Patient wohnt nicht hier, er wohnt in Friedberg. Wir müssen ihn jetzt noch einmal nach Friedberg bringen.»

«Also doch in die Goethestraße … habt's ihr's jetzt dann bald mal?» Der Disponent klingt nun auch etwas gereizt.

«Nein», präzisiert Ludwig seine Meldung, «nicht in der Goethestraße, er wohnt jetzt offenbar Am Holzgarten.»

«Unterwegs Friedberg, Am Holzgarten. Verstanden», kommt jetzt wieder in der üblichen Gleichförmigkeit zurück.

Wir sind zwar noch nicht wirklich unterwegs, aber Ludwig verzichtet auf den Hinweis, dass der Patient noch raucht und wir noch ein bis zwei Minuten brauchen.

«Halt mal an.» Ich ziehe meinen Kopf wieder aus der Luke zurück. Ludwig fährt rechts ran, wir sind kurz vor Friedberg.

«Also, wie bitte?», frage ich Herrn Bayer jetzt ungläubig.

«Nein, also Am Holzgarten wohne ich auch nicht mehr. Ich bin letztes Jahr umgezogen. Ich hab da bei einer Freundin gewohnt, aber die hat mich rausgeworfen», sagt er mit einem grimmigen Blick.

«Und wo wohnen Sie dann?», hake ich nach.

Er überlegt. «Was ist denn jetzt schon wieder?», schreit Ludwig durch die Luke nach hinten. Auch Renate sehe ich, sie schaut Ludwig ein wenig fassungslos an. Er ist sonst ein ruhiger Typ; dass er sich so aufregt, kennt man nicht von ihm.

«Wir könnten ja vielleicht mal zu der Adresse Am Holzgarten fahren, vielleicht weiß Ihre letzte Freundin ja, wo Sie hingezogen sind?»

Herr Bayer überlegt kurz, dann bemerkt er nur knapp: «Nein, ich glaube, das ist keine gute Idee.»

Ich verzichte darauf, ihn weiter danach zu fragen.

«Ich glaube, jetzt weiß ich es wieder», sagt er dann. «Ich bin von dort aus in die Kurt-Schumacher-Straße gefahren. Ja … Kurt-Schumacher-Straße, ich wohne jetzt da.»

«Darf ich noch mal in Ihre Tüte schauen?», frage ich.

«Ja, meinetwegen», bemerkt Herr Bayer. Für einen Moment hat man tatsächlich das Gefühl, als ob er ein wenig zu sich kommt.

Dann ziehe ich die beiden Umschläge heraus. Auf dem einen der beiden finde ich dann auch tatsächlich eine Adresse in der Kurt-Schumacher-Straße, allerdings ist der nicht an Herrn Bayer adressiert, sondern an eine Frau.

«Sandra Pineda?», frage ich Herrn Bayer.

«Sandra ist meine Braut», sagt er. «Ich wohne seit der Zeit in Friedberg bei ihr.»

Ich erkläre alles Ludwig. Renate muss einmal fast kurz grinsen.

«Das kannst du jetzt der Leitstelle erklären», regt sich Ludwig auf.

Okay …

«Leitstelle von Rotkreuz 33/37 …», melde ich mich bei den Kollegen.

«33/37, was gibt's, sind Sie jetzt in Friedberg an?»

«Nein, leider negativ. Es hat sich jetzt rausgestellt, dass der Patient nicht Am Holzgarten in Friedberg wohnt, sondern in der Kurt-Schumacher-Straße in Augsburg.» Ich gehe kurz von der Sprechtaste, dann setze ich noch einmal schnell nach. «Wir sind jetzt dorthin unterwegs.»

Einen Moment ist Pause, ehe ich eine spitz klingende Antwort bekomme: «Also, ich denke, das brauche ich jetzt nicht mehr zu kommentieren, 33/37.»

Natürlich denken sich die Kollegen in der Leitstelle auch ihren Teil, wie es uns mit dem Patienten geht, ist schwer vorstellbar. Ich hätte die Sache auf sich beruhen lassen, aber jetzt ist es doch Ludwig, der sich noch mal den Hörer schnappt und – die am Funk vorgeschriebene «Sie-Form» vergessend – in den Hörer brüllt.

«Wenn es euch nicht passt, dann fahren wir ihn auch gerne zurück ins Klinikum, uns langt's jetzt, sucht euch doch andere Deppen für diesen Auftrag aus …»

«Verstanden», kommt es trocken aus dem Hörer zurück.

———

Als wir wenig später am Hauseingang in der Kurt-Schumacher-Straße stehen, öffnet uns eine gutaussehende Dame Mitte fünfzig.

«Sind Sie Sandra Pineda?», fragt Ludwig die Dame, noch ehe die Tür ganz offen ist.

«Nein», ein erstaunter Blick in Richtung von Herrn Bayer. «Das ist meine Tochter, aber sie ist nicht zu Hause.»

«Aha, aber das ist der Freund Ihrer Tochter …», beginnt Ludwig.

Die Frau winkt ab. «Nein, also direkt befreundet, also …», sie gerät ein wenig ins Stocken, «also jedenfalls nur für ein kurze Zeit, da hat er dann auch hier gewohnt, aber … oje, der ist ja dauernd so durcheinander und zu nichts zu … Na ja.»

«Neiiin!» Ludwig klingt jetzt verzweifelt.

«Was ist denn mit ihm?», möchte die Dame wissen.

«Das wissen wir auch nicht genau», antworte ich. «Aber wir hatten den Auftrag, ihn vom Klinikum aus nach Hause zu fahren, nur gestaltet sich das im Moment ein wenig schwierig, weil wir nicht so recht herausfinden, wo Herr Bayer zu Hause sein könnte …»

«Ach», sagt die Dame. «Na ja, wenn Sie wollen, kann er ja hierbleiben, bis meine Tochter zurück ist, und dann …»

«Hier bei Ihnen?», Ludwig ist einen Schritt nach vorne getreten. «Jaaa …», sagt er, während er Herrn Bayer durch die halboffene Tür nach drinnen schiebt, mir die beiden Taschen aus der Hand nimmt, um sie der Dame in die Hand zu drücken, die jetzt sehr perplex schaut. Dann deutet er kurz auf Herrn Bayer.

«Hier: Den bekommen Sie geschenkt, und wir schlagen Sie für den nächsten Orden vor.»

Ich möchte mich eigentlich noch kurz bedanken, aber Ludwig zieht mich an der Hand fort.

«Los ...», zischt er mir zu «Abhauen, bevor sie sich's anders überlegt.»

———————

Zu spät für ein Essen im Krankenhaus. Es ist fast 14.30 Uhr, als wir
zurück sind. Wir haben uns unterwegs eine Brotzeit geholt. Ludwig
schimpft noch immer, als wir auf der Wache sind, aber als er seinen
Hunger gestillt hat, ist auch seine Wut weitgehend verflogen. Während der ganzen Zeit, in der wir mit Herrn Bayer durch die Gegend
gefahren sind, ist am Funk viel los gewesen, auch in unserem Gebiet,
aber jetzt ist es still. Der Fernseher läuft, Ludwig fläzt sich auf der
Couch, macht ein Nickerchen. Renate und ich sitzen in der Küche
und lesen etwas.

Erst als Josef kurz nach 17.00 Uhr zur Nachtschicht erscheint,
kommt wieder Leben in Ludwig. Aufgebracht erzählt er ihm von unserer Irrfahrt mit Herrn Bayer, dass er sich noch mit der Leitstelle
angelegt habe und ihn am liebsten dort hingebracht hätte, wo der
Pfeffer wächst. «Aber zumindest sind wir den jetzt für immer los»,
sagt er.

Das Klingeln des Leitstellentelefons. Jetzt noch, kurz vor Dienstende. Josef steht direkt neben dem Apparat, hebt ab.

«Moment ...», sagt er. Dann beugt er sich zu Ludwig. «Ist wegen
einem Patienten Bayer. Den habt ihr doch heute Mittag gefahren,
oder?»

«Ja ...», Ludwig ist aufgestanden. «War vielleicht ein wenig heftig», bemerkt er leise, «ich werde mich bei der Leitstelle entschuldigen, dann vergessen wir die Sache und diesen ...»

«Es ist nicht die Leitstelle», sagt Josef. «Es ist die Polizei.»

Renate und ich schauen uns erstaunt an.

«Oh, Gott», sagt sie ein wenig blass. «Was ist denn jetzt ...?»

«Ja», hören wir Ludwig. «Ja ... ja ... nein, wie bitte? Ach. Ja, aber
dann ... aha. Also, nein. Gut, verstehe.»

«Was ist mit Herrn Bayer?», frage ich Ludwig.

Jetzt könnte man meinen, sein Gesicht habe die Farbe einer To-
mate bekommen.

Dann holt er tief Luft: «Herr Bayer hat uns jetzt bei der Polizei
angezeigt. Er behauptet, wir hätten 800 DM aus seinem Geldbeutel
gestohlen. Bei der Polizei ist er wohl schon bekannt, weil er ständig
solche Anzeigen macht, aber – wir müssen nach Dienstende trotzdem hochfahren und eine Aussage machen.»

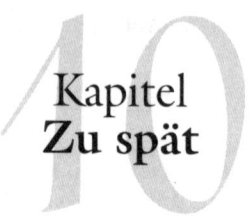

Kapitel
Zu spät

November 1999

4.31 Uhr im Auto.

Der Platz rechts neben dem Notarzteinsatzfahrzeug in der Halle ist leer, David und Biberle sind wohl schon wieder unterwegs.

Ich hab meinen Einsatz längst aufgenommen, aber Bertram, der Doc, ist noch nicht beim Auto. Ein ungeduldiger Blick in den rechten Seitenspiegel, der die Tür zum Gang zeigt.

Ob er den Melder im Schlaf überhört hat, oder ob der – was auch schon mal vorgekommen ist – einfach nicht ausgelöst hat? Ich überlege kurz, ob ich loslaufen soll, um den Notarzt zu holen. Oder ob ich die Leitstelle bitten soll, den Piepser ein zweites Mal auszulösen. Gerade, als ich noch einmal aussteigen will, öffnet sich die Tür und eine verschlafene Gestalt mit einer leuchtroten Jacke nähert sich der Beifahrertür.

«Jetzt aber los», sage ich, als ich aus der Halle fahre. Das einzige Auto, das vermutlich um diese Uhrzeit unterwegs ist, fährt vor der Wache vorbei, und ich muss bremsen, weil es nicht anhält.

«Das Blaulicht», sagt Bertram.

«Hm?», frage ich.

«Du musst noch das Blaulicht einschalten.»

Tatsächlich … das hab ich doch glatt vergessen.

Meine Augen brennen, um diese Uhrzeit kein Wunder. Die Luft ist feucht, über der schnurgeraden Bundesstraße 2, die nach Kissing und dann nach Mering führt, liegen ab und zu hauchdünne Nebelschwaden, wie ein von der Luft getragenes Seidentuch über der Straße und den angrenzenden Feldern. Auf dem halben Weg vor Kissing dann richtiger Nebel, schlagartig, es ist mehr als nur eine Wand, durch die man hindurchtauchen könnte. Unwahrscheinlich, dass um diese Uhrzeit irgendwo ein Hindernis auf der Straße ist, trotzdem bremse ich ab. Versehentlich etwas stärker, als ich zuerst wollte. Bertram, der offenbar fast wieder geschlafen hat, meldet sich.

«He!», sagt er nur kurz verschlafen von der Seite.

Ich orientiere mich an den Fahrbahnmarkierungen. Der Nebel wird noch dichter, ich versuche zu erkennen, was vor mir liegt. Von überall kreisende, stroboskopartige blaue Reflexionen, die meine müden Augen zusätzlich irritieren. Neben der Straße taucht ein Baum aus dem Nebelgrau auf. *Seltsam, ich kann mich nicht daran erinnern, hier jemals einen Baum wahrgenommen zu haben.* Aber ich bin sicher noch richtig, denn das ist die einzige Straße, die in diese Richtung führt, und eine Abzweigung gibt es nicht.

Dieser Nebel. *Es ist eh niemand da, der mir die Straße freimachen müsste, und wenn ich besser sehe, komme ich schneller vorwärts.* Ich schalte das Blaulicht aus. Für einen Moment kommt es mir vor, als wären auch die Scheinwerfer ausgeschaltet, so dunkel scheint es ohne das blaue Reflektieren vor mir. Und auch die roten Kontroll-Leuchten irritieren meinen im Nebel suchenden Blick nicht mehr.

«Warum machst du es jetzt wieder aus?», Bertram scheint überrascht.

«So sehe ich wenigstens etwas», erkläre ich.

Bertram, der bis jetzt tief im Sitz hing, richtet sich ein wenig auf. «Was haben wir überhaupt?», fragt er mich.

Klar, die Einsatzmeldung hatte er ja verpasst.

«Einmal bewusstlos», antworte ich knapp. Ich konzentriere mich auf die Straße. Endlich taucht das Ortsschild von Kissing vor mir auf, und die Straßenbeleuchtung führt meinen Weg. Hier kann ich um diese Uhrzeit fast schneller fahren als außerorts.

«Und wo?», fragt er mich.

«Mering. In einem Wohnhaus.»

«Um diese Uhrzeit? Also Zucker oder tot», vermutet er laut.

Aber ich denke noch an meinen letzten Dienst, bei dem eine Frau beim Aufwachen merkte, dass ihr Mann nicht mehr da war und sie ihn dann, nachdem sie die ganze Wohnung durchsucht hatte, tot auf der anderen Seite des Bettes gefunden hatte. Das war auch zwischen 4.00 und 5.00 Uhr.

«Lieber hoffentlich Zucker», sage ich.

«Lieber hoffentlich?», wiederholt er. Auch wenn ich sein Gesicht neben mir nicht sehe, höre ich heraus, dass er grinst.

Ich bin mir nicht sicher, ob ich irgendwo vor mir rote Rückscheinwerfer wahrgenommen habe. Meine tränenden Augen suchen, manchmal bin ich mir sicher, dass ich schwach etwas wie zwei rot leuchtende Punkte gesehen habe, dann ist alles grau in grau. Erst als wir Kissing wieder verlassen und die Straßenbeleuchtung wegfällt, nehme ich wahr, dass da vor mir tatsächlich etwas rot aus dem Nebel leuchtet. Wenn ich den Abstand halte, kann ich mich dahinterklemmen. Ich beschleunige, um etwas aufzuholen. 80, 90, 100 … Ziemlich mutig bei diesem Wetter. 110 … mir wird mulmig. Trotz des hohen Tempos werden die roten Lichter schwächer, verschwinden in der Nacht.

«Fahr nicht so schnell», meint Bertram, «wir müssen sowieso nur das ganze Zeug ins Haus schleppen, wenn wir zuerst ankommen.»

Ich gehe ohnehin gerade vom Gas. Es macht keinen Sinn, mit

dem, der vor mir fährt, kann ich nicht mithalten, es ist mir zu riskant. Als wir kurz vor Mering an einer Kreuzung halten müssen, fällt mein Blick nach rechts. Bertram schaut angestrengt nach vorne. Vielleicht hat auch er die Rücklichter gesehen?

«Das war vielleicht der RTW», spricht er aus, was ich auch vermutet hatte, und fügt hinzu: «Vielleicht sehen die besser. Die sitzen weiter oben, macht manchmal ganz schön was aus.»

Als wir kurz darauf am Ortsrand in Mering nach der Hausnummer suchen, strahlt schon der Warnblinker des abgestellten Rettungswagens durch den Nebel. Zwei Gestalten, die ich schemenhaft sehe. Hastig tragen sie den Koffer und die Geräte vor uns in Richtung eines Hauseingangs, wo im Gegenlicht die Silhouette eines Mannes erkennbar ist, der die Hand hebt. Eine gespenstische Szene, diese Gestalt, wie sie dasteht, wie das Licht in scheinbar greifbaren Strahlen an der Person vorbei in den Nebel fällt, während sie die Hand, mit der sie den Kollegen zuwinkt, langsam sinken lässt, um sich nach innen zu wenden.

«Lieber wäre mir allerdings auch hoffentlich Zucker», meint Bertram, der jetzt wach klingt, schnippisch.

Ehe mein NEF ganz steht, hat Bertram die Tür geöffnet, ich drücke noch kurz die Taste 4 «Einsatz an», ein Blick auf die Uhr, 4.40 Uhr, eine sehr gute Anfahrtszeit für diese Wetterverhältnisse, dann schnappe ich mir meine Schreibmappe und renne hinterher in Richtung des Hauseingangs.

Obwohl ich kaum später als mein Arzt aus dem Auto gestiegen bin, sehe ich ihn im Haus nirgendwo mehr. Aber ich höre die anderen am Ende des Flurs und laufe in die Richtung, wo der Gang um die Ecke angelegt ist. Die Kollegen stehen dort in der Tür zu einem Zimmer dicht an dicht, der Mann jetzt dahinter.

Für einen Moment sieht es aus, als ob sie wie angewurzelt stehen, völlig unbewegt. Ich versuche an ihnen vorbei in das Zimmer zu sehen, erkenne das Fußende eines Doppelbettes und einen Schrank. Die beiden Sanitäter von dem Rettungswagen aus Augsburg stehen mit dem Rücken zu mir und starren in Richtung des Bettes. Der Große ist Peter. Der andere heißt Andi. Oder Anton?

Bertrams Gesicht ist dem Mann zugewendet, ich kann den Ausdruck nicht deuten. Erstaunen? Erschrecken? Etwas von Fassungslosigkeit? Befremden? Keiner macht große Anstalten, etwas zu arbeiten. Im Gegenteil: Peter stellt den Koffer, den er immer noch in der Hand hält, langsam auf dem cremefarbenen Teppichboden ab. Und keiner sagt mehr etwas. *Also sicher kein Zucker.*

«Und wann haben Sie Ihre Frau das letzte Mal gesehen?», fragt Bertram den Mann.

«Na ja, kurz bevor ich Sie angerufen habe. Ich bin aufgestanden, hab Sie angerufen und mir dann kurz etwas übergezogen und bin dann zur Tür gelaufen, um Sie zu empfangen. Sie waren ja auch ziemlich schnell da», sagt der Mann. Er sieht etwas verschwitzt aus, seine Haare stehen in alle Richtungen.

«Und da hat Ihre Frau ... was?», fragt Bertram.

Ich erkenne zwischen den anderen hindurch die gewölbte Bettdecke.

«Also, sie hat einfach nicht mehr reagiert», sagt der Mann, «ich hab an der Decke gerüttelt und sie angesprochen, aber sie hat nichts mehr gesagt.»

Bertram schaut ihn mit weit geöffneten Augen an. Was ist los? Was sehen die anderen, das ich von hier aus nicht erkennen kann? Ich schiebe mich vor.

«Und ich bin mir nicht sicher», sagt der Herr, «ich meine auch, dass sie nicht mehr geatmet hat. Aber das weiß ich nicht so genau. Ich bin sofort aufgesprungen und habe das Licht angemacht und bin zum Telefon. In der Aufregung habe ich mich ein paar Mal verwählt und ...»

Dann macht er eine Pause und fragt leise: «Ist es zu spät, Herr Doktor?»

Bertram antwortet nicht, sein Blick ist eher fragend.

«Hm», Peter tritt ebenfalls kopfschüttelnd einen Schritt zurück, endlich wird eine Lücke frei. Ich sehe keine Haare, keinen Kopf. *Warum habt ihr die Frau nicht aufgedeckt und genauer untersucht?*, schießt es mir durch den Kopf, aber dann erkenne ich, dass die Decke vielleicht nicht so hoch gewölbt ist, dass jemand darunter Platz hat.

Bertrams Stimme ist jetzt eindringlich geworden. «Und wo ist Ihre Frau jetzt?», fragt er den Mann.

«Na ja», sagt der Mann und zeigt durch eine Lücke auf das Bett. «Da.»

Bertram fasst nach. «Wo?!?»

Der Mann tritt ans Bett. «Da», sagt er und zeigt, ohne auf das Bett zu schauen auf die Wölbung der Bettdecke. Dann dreht er sich wieder nach vorne.

«Da ist niemand», sagt Bertram und deckt die Bettdecke auf.

«Niemand?» Der Mann reibt sich die Augen. «Herrje, Sie haben recht», sagt er. «Dann ...», er schaut uns abwechselnd an.

«Sie muss wohl wieder zu sich gekommen sein und ist dann vielleicht auf die Toilette gegangen.»

«Da?» Bertram zeigt auf eine kleine Tür mit einem Nussbaum-Dekor schräg gegenüber des Schlafzimmers, in der kleine Lüftungslamellen in Bodennähe eingelassen sind.

«Ja», nickt der Mann.

Bertram tritt vor die Tür und klopft. Keine Antwort. Er klopft noch einmal, dann öffnet er die Tür vorsichtig. Kein Licht – und der Raum ist leer. Peter ist schon ein paar Schritte weiter und öffnet die angelehnte Badezimmertür.

«Ihre Frau ist nicht in der Toilette», sagt Bertram.

Der Mann schaut verdutzt in die Runde.

«Ich versteh das gar nicht», sagt er. Er klingt sehr erstaunt. Bertram zuckt mit den Schultern und hält ihm fragend die ausgestreckten Handflächen entgegen.

«Ich versteh es wirklich nicht, Herr Doktor. Ich … muss jetzt erst einmal nachdenken. Ich bin mir gar nicht mehr wirklich sicher, ob Maria gestern überhaupt vom Einkaufen zurückgekommen ist», sagt er.

«Wie bitte???», das ist Andi.

«Na ja, also bitte, ich bin jetzt einfach von diesem Schreck völlig durcheinander, verstehen Sie?»

Bertram nickt: «Können wir uns vielleicht mal irgendwo hinsetzen?», fragt er.

Der Mann zeigt in Richtung einer Tür mit einer matten Glasscheibe. «Im Wohnzimmer vielleicht. Gehen wir einfach ins Wohnzimmer.»

Ein metallener Leuchter mit kristallartigen Glasanhängern über dem Tisch. Die ganze Einrichtung in cremefarbenen Tönen. Ein Esstisch und eine Sitzecke. Wenig Fotos an den Wänden. Ein Ölgemälde mit einem Schiff im Sonnenuntergang und ein paar Fotos der Stadt Hamburg in rahmenlosen Bildhaltern, auf einem ist wohl auch der Herr zu sehen, der uns jetzt den Platz anbietet, daneben, von ihm umarmt, auch eine Frau mit lockigem grauem Haar. Sie lächelt.

Als wir sitzen, beginnt Bertram noch einmal. «Also, Herr Gabriel, jetzt noch mal von vorne. Wie war das mit Ihrer Frau: Wann haben Sie das letzte Mal mit ihr gesprochen?»

«Ich weiß gar nicht mehr», der Mann klingt verzweifelt. «Ich weiß es wirklich im Moment gar nicht mehr, ich bin so durch den Wind.»

Es klopft an der Wohnzimmertür. Ein etwa vierzigjähriger Mann, Glatze, Dreitagebart, im Mantel, darunter schauen eine gemusterte Pyjamahose und Hausschuhe heraus.

«Stimmt was nicht mit dem Herrn Gabriel?», fragt der Mann.

«Das wissen wir nicht», entgegnet mein Arzt. «Sind Sie der Sohn?»

«Nein.» Der Mann tritt einen Schritt näher. «Nur der Nachbar. Ich bin kurz aufgestanden und sah diese Autos vor der Tür stehen und die Warnblinker.»

«Sind Sie mit dem Mann besser bekannt?», fragt Bertram nach.

«Na ja, es geht so. Er lebt ziemlich zurückgezogen und für sich, meine Frau versucht, sich ein wenig zu kümmern.»

Bertram überlegt einen Moment.

«Es ist wegen Maria», erklärt der Mann jetzt dem Nachbarn, «ich dachte, sie ist bewusstlos, aber jetzt …?» Er macht eine kleine Pause. «Ich weiß gar nicht, wo sie hin ist, sie liegt nicht mehr im Bett und …»

Der Mann, der in der Tür steht, macht eine kleine Handbewegung und nickt Bertram zu. Bertram steht auf, die beiden verschwinden im Gang und schließen für einen kurzen Moment die Wohnzimmertür.

«Ich versteh das gar nicht», stammelt der Mann, der sichtlich noch nicht ganz wach ist.

«Sie müssen doch wissen, ob Ihre Frau vom Einkaufen zurückkam und ob Sie alleine ins Bett gegangen sind oder nicht?»

Er zuckt mit den Schultern. «Herrje, ich versteh das gar nicht», sagt er noch einmal sehr leise.

Dann öffnet sich die Tür wieder, und Bertram setzt sich an den Tisch. «Herr Gabriel», beginnt er. Der Mann schaut ihn groß an. «Ihre Frau ist schon seit sieben Jahren tot. Wissen Sie das denn gar nicht mehr?»

Der Mann senkt den Kopf. Er sagt nichts mehr.

«Können Sie sich jetzt wieder erinnern?»

Aber der Mann antwortet nicht gleich. Er schüttelt den Kopf, dann nickt er, schließlich schaut er uns fragend an. Erst nach einer ganzen Weile sagt er: «Tot. Ja, ich glaube, jetzt weiß ich es wieder.»

Auch der Nachbar ist jetzt wieder im Zimmer. Während sich Bertram weiter mit Herrn Gabriel unterhält, flüstert er mir immer wieder leise zu, was er über den Herrn weiß. «Er ist an und für sich völlig orientiert und klar. Er kommt im Alltag gut zurecht, schauen Sie, er versorgt sich selbst und macht den ganzen Haushalt, und alles hier ist gepflegt und ordentlich.»

Da hat er recht.

«Seit seine Frau gestorben ist, ist er jeden Tag ein paar Stunden auf dem Friedhof, aber seit etwa vier oder fünf Monaten ist er dann plötzlich nicht mehr hingegangen», flüstert er mir weiter zu, «von einem Tag auf den anderen. Und seither redet er von ihr, als sei sie noch da. Meine Frau meint, dass er auch angefangen habe zu trinken. Wissen Sie, schon früher hat er öfters mal mit seiner Frau gesprochen, wenn man bei ihm war, aber es schien ihm klar zu sein, dass sie nicht mehr da ist. Aber jetzt …»

Bertram fragt den Mann einige Dinge zu seinem Alltagsleben. Ob er Kinder habe, was er gearbeitet habe.

Der Nachbar flüstert mir weiter zu. «Er kommt so weit schon mit allem klar. Er ist sonst ganz fit im Kopf, es fehlt ihm an nichts, nur dass er seit einigen Monaten nicht mehr wahrhaben will, dass seine Frau tot ist. Vor drei Wochen war schon einmal die Polizei da, er hatte eine Vermisstenanzeige aufgegeben. Danach hat man wohl untersuchen lassen, ob er noch alleine hier wohnen kann.» Der Nachbar seufzt und beendet seine Ausführungen mit einem «Mhm».

Bertram versucht herauszufinden, ob er den Mann wirklich problemlos alleine zu Hause lassen kann. Auszuschließen, dass seine Verwirrung für ihn oder andere Probleme machen wird. Ob eine Selbst- oder Fremdgefährdung von Herrn Gabriel ausgeht. Das Gespräch scheint sich dem Ende zuzuneigen. Bertram winkt den beiden Kollegen vom RTW zu. Eine Geste, die bedeutet: Ihr könnt euch wieder einsatzklar melden.

«Herr Gabriel», sagt Bertram, als er schon aufgestanden ist, «auf Dauer sollten Sie jemand haben, der sich um Sie kümmert. Der für Sie da ist. Und neben Ihnen steht.»

Herr Gabriel winkt ab. «Das mache ich schon selber», sagt er.

Eine seltsam zweideutige Antwort.

«Das war ja auch nur jetzt, weil ich nach dem Aufwachen durcheinander war», versucht Herr Gabriel zu beschwichtigen, «es tut mir leid, dass ich Sie um diese Uhrzeit geweckt habe.»

Bertram gibt dem Mann die Hand.

«Glauben Sie mir, Sie brauchen jemanden!» Der Mann schaut ihm in die Augen. «Jemand, der sich um Sie kümmert.»

«Ja», sagt der Mann, «ja-ja.»

Man könnte meinen, er sehe es ein.

Aber dann erläutert er uns noch: «Aber ich habe ja Maria. Sie ist ja da und kümmert sich dann ja um mich.»

Mir wird eng im Hals.

Auch Bertram hat es aufgegeben, dem Mann zu widersprechen. «Auf Wiedersehen, Herr Gabriel», sagt er, «alles Gute!»

«Ja», sagt Herr Gabriel, «ja-ja, danke.»

Durch diesen Nebel wieder zurück zur Wache.

«Dass der zurechtkommen kann, wundert mich», denke ich laut.

«Er hat wohl nur an dieser einen Stelle Defizite», sagt Bertram knapp.

Wir sind schon wieder in Kissing. Im Hintergrund läuft der Funk. Eine Besatzung kündigt an, dass eine Patientin mit einem Hinterwandinfarkt in sieben Minuten im Klinikum eintreffen wird, und möchte wissen, ob es über die Notaufnahme geht oder direkt auf die Intensiv.

«Alle anderen Dinge scheint Herr Gabriel wohl noch gut auf die Reihe zu bekommen. Ich habe dem Hausarzt etwas Schriftliches hinterlassen. Mehr können wir jetzt nicht machen. Entmündigt ist er ja nicht, und er wurde ja wohl schon entsprechend untersucht.»

«Hast du was abgerechnet?», frage ich ihn noch, denn das muss ich in meinem Protokoll mit angeben.

«Nein», sagt er, «ich hab ja nichts getan.»

Kurz vor der Wache. Bei der Anfahrt sehe ich: «Unser» RTW ist immer noch weg.

Die Uhr zeigt 5.41 Uhr. Seit wir durch Kissing gefahren sind, haben wir nicht mehr miteinander geredet.

«Wirst du noch einmal schlafen gehen?», frage ich Bertram.

«Vielleicht», sagt er, «ich müsste eigentlich noch Schreibarbeit erledigen. Für die Arbeit in der Klinik.»

«Bekommst du da was extra dafür?», hake ich nach.

Er lacht. «Wann soll ich es sonst machen? Ich hab ab 8.00 Uhr

Bereitschaft, aber ich weiß jetzt schon, dass das ohne Pause bis abends durchgeht.»

Das Tor öffnet sich. Einer von der Frühschicht steht da, kontrolliert, dass es nicht eventuell wieder von alleine zugeht, ein paar Mal ist es in der Vergangenheit schon vorgekommen, er winkt mir. Es ist Felix.

«Warum passiert das?», frage ich Bertram. «Dass ein Mensch so in der Vergangenheit lebt?»

«Ach je», sagt er.

Wir fahren rückwärts in die Halle.

«Liebe?», fragt er. «Nicht loslassen können!», setzt er hinzu.

«Und warum können sie nicht loslassen?», frage ich spontan.

«Die Menschen können alle nicht mehr mit dem Tod umgehen», meint er dann.

Das Auto steht schon, aber er bleibt noch sitzen.

«Nicht mehr?», frage ich, «und früher?»

«Du fragst wie ein kleines Kind», sagt er. «Früher? Ich hab ja früher auch nicht gelebt. Aber da haben die Menschen sich und das Leben vielleicht gar nicht so wichtig genommen.»

Und warum haben sie das nicht? Ich will ihn nicht nerven, frage besser nicht noch mal nach.

Aber er antwortet von alleine.

«Vielleicht hatten sie gar nicht die Möglichkeit dazu? Und dann hatten sie ein anderes Verhältnis zum Glauben. Aber möglicherweise hängt das ja zusammen.»

Jetzt frage ich ihn doch noch mal: «Und du? Glaubst du?»

Felix schaut neugierig durch das Beifahrerfenster, grinst uns an, winkt kurz, aber dann geht er wieder.

Bertram überlegt.

«Es ist nicht so einfach. Wenn man mehr weiß, hat man auch mehr Zweifel», sagt er.

Ich nicke.

«Ich wollte früher Kirchenmusiker werden. Ich komme aus einer sehr religiösen Familie», sagt er dann. «Das macht es auch nicht immer einfacher. Meine Eltern, meine Schwester ...», er beendet den Satz nicht. «Das mit dem Glauben und Vertrauen ist schwierig.»

Also nicht?, denke ich.

Ein leises Geräusch, er öffnet seine Tür einen kleinen Spalt weit.

«Weißt du», sagt er dann, «wenn die Menschen das alles seit vielen Jahrhunderten weitertragen, dann muss es doch auch einen Grund geben. Und nur weil wir mehr wissen, müssen wir nicht immer denken, dass die Generationen vor uns bescheuert waren, oder? Heute glotzen sie alle in ihre Fernsehapparate. Macht sie das glücklicher? Wissen sie deshalb mehr? Und seltsam: Seitdem sie alle diese Geräte haben, gibt es immer mehr Menschen, die meinen, dass das Leben endet, als ob man einen Schalter umlegt und der Strom weg ist. Das ist es, was ich mir inzwischen denke.»

Er bleibt immer noch sitzen.

Ich denke an Herrn Gabriel. Und an meine Frau. *Wie würde es mir gehen?* «Trauern ist doch normal», sage ich.

«Ja», sagt er. Dann steigt er aus, schließt die Tür.

Ehe sie ganz zu ist, meint er noch: «Sterben auch, Georg.»

Kapitel
Allen Fehlern zum Trotz

Oktober 2000

«Ein sehr schwerer Verkehrsunfall mit Motorradfahrer, möglicherweise Kreislaufstillstand, sofortiges Eingreifen erforderlich», war die Meldung der Leitstelle. Tatsächlich gestaltet sich die Anfahrt schon extrem zügig.

Felix hält ein- oder zweimal die Hände schützend vor sein Gesicht und holt tief Luft. Zweimal sieht man, wie er in das rote Licht der Ampeln schaut und in seinem Sitz zurückrutscht, aber ohne zu stoppen, rast der RTW über die Kreuzung. Dann wird auch noch ein in einer Einbahnstraße entgegenkommender Pkw mit Gewalt zur Seite gedrängt.

«Junge, du spinnst doch komplett!», regt Felix sich auf, aber da schiebt sich der Rettungswagen schon wieder knapp zwischen den Fahrzeugen auf einer Bundesstraße hindurch.

Dann hält der Wagen etwa hundert Meter vor der eigentlichen Unfallstelle an, obwohl man viel näher hinfahren könnte – mitten auf der Straße. «Mann, du gehörst doch sofort aus dem Dienstplan genommen», kommentiert Felix das Verhalten des Fahrers. «Park doch noch weiter hinten, du Vollpfosten, dann könnt ihr noch weiter mit den Koffern durch die Gegend rennen!»

Schnell steigt einer der Sanis aus und läuft mit dem Koffer in der Hand die weite Strecke nach vorne, gefolgt von der Notärztin. «Wenn ihr euer Auto noch weiter hinten abstellt, könnt ihr noch länger rennen», denke ich nun auch laut.

«Der ist bewusstlos!», schreit der Sanitäter, der vorne ist und schon über dem Patienten kniet, «wir brauchen den Hubschrauber, sonst hat er keine Chance mehr!»

Das Gesicht dieses Sanitäters spiegelt die ganze Dramatik des Geschehens wider. Von irgendwoher wird sein Gesicht rot angestrahlt, mitten am helllichten Tag. Woher das rote Licht kommt, kann man nicht erkennen. Endlich ist auch Sabine, die Notärztin, bei dem Patienten. Das EKG klebt schon.

«Null-Linie», schreit einer aus dem Hintergrund, von dem ich nur die beiden Beine vor dem EKG stehen sehe.

«Klar, wahrscheinlich kleben die Elektroden am Asphalt, du Depp», höre ich David nun hinter mir.

«Los, volle Leistung, sofort schießen!», das war die Stimme der Notärztin.

«Jaaaa, Sabine! Klasse!», David kann sich gar nicht beruhigen.

«Los, Schock! Alle weg vom Patienten!»

Alle springen hektisch auf, während man sieht, wie jemand mit den Daumen auf die beiden Knöpfe an den Paddels, die am Patienten anliegen, drückt. Dann sieht man auf dem Monitor wieder eine Herzaktion.

«Los, gleich noch mal!», schreit Sabine, die Ärztin.

«Mann, ist das *krank*», höre ich Felix sagen. Er regt sich tierisch auf.

«Ach komm, endlich mal ein richtiger Einsatz!»

David freut sich richtig.

Kurz darauf sieht man, wie der Patient in den RTW geladen wird. «Wir fahren dem Hubschrauber entgegen», ordnet Sabine an.

«Immerhin, wenn Sabine was macht, hat sie Erfolg!», meint David.

Wetterwechsel. «Jetzt sind die Wolken hinten am Berg auf einmal schon sehr dunkel geworden», fällt mir auf.

Weit entfernt liegt der kaputte Motorroller auf der Straße. Ein Polizist steht neben dem RTW, möchte von einem der Sanitäter wissen, ob der Patient vernehmungsfähig ist, während dieser im RTW leise flüstert: «Ich wollte doch nur zu meiner Freundin fahren, sie hat heute Geburtstag.»

Sabine fasst ihn an die Schulter: «Es wird alles wieder gut, ich verspreche es Ihnen.»

«Bei Sabine wird alles immer wieder gut, ja!», lacht David.

Der junge Mann weint, aber auf seinen Lippen sieht man ein sanftes Lächeln. Dann spritzt die Notärztin ihm ein Medikament.

«Ich schicke ihn erst einmal schlafen, er darf sich jetzt nicht so aufregen», sagt sie. «Und dann fahren wir los.»

Kurz darauf setzt sich der Rettungswagen in Bewegung.

David johlt, Felix ist genervt.

Nur Raffael, der Neue, der von der Spätschicht noch da ist, sitzt ruhig nebenan in der Küche und isst seinen Bohneneintopf, den er von zu Hause mitgebracht hat. «Wenn euch der Müll im Fernsehen so aufregt, warum schaut ihr ihn dann jedes Mal wieder an?», fragt er in gleichförmigem Ton nach.

«Mhm?» David hat ihn offenbar nicht richtig verstanden.

«Ist das wieder so was Amerikanisches? Macht doch bitte mal die Kiste leiser!», setzt Raffael nach.

Jetzt ist eh Werbepause. David, der tief hinten im Sofa hängt, hat mit der neben ihm liegenden Fernbedienung die Stummtaste gedrückt.

«So ein Müll», sagt er mehr beiläufig.

«Ich versteh nicht, warum ihr das immer wieder anschaut.» David ist inzwischen aufgestanden und räumt die Spülmaschine ein.

«Na, überlebenswichtige Weiterbildung», meint Felix trocken und fügt dann hinzu: «Gleich 7.30 Uhr, wir können langsam mal das Intubationsbesteck aus der Desinfektionslösung nehmen.»

Ach ja, das Zeug schwimmt noch in dem Behälter im Reinigungsraum.

Aber da «geht die Pfeife», zuerst nur die des RTW, dann auch die des NEF.

«Desinfektionslösungplanschen könnt ihr später», meint Raffael, der gemütlich weiterisst, während wir uns auf den Weg in die Garage machen.

«Mering, Sattlerweg 7d bei Czermak, im ersten Stock, Verdacht hypertensive Krise.»

Der Rettungswagen ist schon auf den Hof gerollt, ich warte noch auf den Doc. Max Schmieder hat Dienst. Als die Kollegen vor mir ihr Blaulicht einschalten und beschleunigen, steigt er zu. «Mering?», fragt er.

«Ja», nicke ich kurz.

«Wo sind die Meringer?», hakt er nach. Berechtigte Frage, wären die Kollegen vom Meringer RTW auf ihrer Wache, dann hätten Felix und David hierbleiben können.

«Keine Ahnung», ich habe ebenso wenig am Funk mitbekommen wie er.

Felix ist heute ungewöhnlich flott unterwegs, obwohl ich nur einige Sekunden nach ihm losfahre, schaffe ich es nicht, ihn einzuholen. Während er die Ampel an der Abzweigung nach Mering, wenige hundert Meter von der Wache, gerade noch beim Umschalten auf gelb erwischt, muss ich erst einmal anhalten und stehen bleiben. Die Autofahrer, die offenbar nicht mit einem zweiten Fahrzeug mit Blaulicht rechnen, schießen gleich wieder los und mit hohem Tempo über die Kreuzung. Bis der Verkehr wieder zum Stehen kommt, vergeht noch einmal Zeit, Felix hat mich abgehängt, die Blaulichter des RTW verschwinden weiter vorne hinter einer Brücke.

Erst als wir einige Kilometer weiter vor der nächsten Ortschaft sind, bin ich wieder hinter den Kollegen, die fast 130 km/h auf den RTW bringen. Ich bleibe dahinter, erst kurz vor Mering könnte ich bei diesem Tempo wirklich gefahrlos überholen, und da lohnt es sich nicht mehr: Vom höheren Sitz des RTW aus lassen sich die Hausnummern oft viel weiter und schneller erkennen.

Das Haus ist entgegen meiner Erwartung kein Reihenhaus, sondern ein Mehrfamilienhaus. Eine etwa 50-jährige Frau öffnet uns, sie führt uns ins Schlafzimmer, wir laufen hinterher, für «zu Hause», kommt sie mir spontan recht aufgestylt vor. Im Gang steht noch ein Mann in einer Lederjacke, der offenbar gerade erst dazugekommen ist, vielleicht ein Nachbar aus dem Haus oder ein Verwandter.

Auf der Bettkante sitzt ein Mann in Jogginghose und Unterhemd, leicht gerötetes Gesicht. Während Felix den Koffer aufklappt und den Blutdruck nachmisst, klemmt David die Sonde an einen Finger des Patienten, die die Sauerstoffsättigung des Blutes messen wird.

Ich will die Kabel aus der Seitentasche des EKG nehmen, aber David winkt ab und macht es dann selbst.

Also beginne ich mit dem Schreibkram, notiere die Zeit des Einsatzbeginns und den Ort, dann schreibe ich den Familiennamen auf alle Formulare.

«Wie hoch war denn der Blutdruck bei Ihnen?», möchte Max wissen.

Die Frau zuckt mit den Schultern.

Eine leichte Atemnot hat der Mann wohl auch, so wie er atmet.

«Haben Sie nicht gemessen?»

«Nein, Herr Doktor, ich habe hier kein Blutdruckmessgerät.»

«Aber wie sind Sie denn dann darauf gekommen, dass er einen zu hohen Blutdruck hat?», erkundigt sich Dr. Schmieder.

«Er hatte das schon ein paar Mal.»

Wenn man genau hinhört, nimmt man einen leichten Akzent wahr, es klingt wie jemand, der aus dem Slawischen kommt.

«Und Sie haben kein Messgerät?»

Die Dame schüttelt den Kopf.

«160 zu 100», sagt David, der zwei Mal gemessen hat.

«Und wie sind Sie drauf gekommen, dass er jetzt einen viel zu hohen Druck hat?»

«Ihm war schwindelig, und er hat einen roten Kopf bekommen und Ohrensausen.»

«Aha.»

«Ich brauche dann noch den Vornamen und das Geburtsdatum», sage ich, «und wenn es geht, die Krankenkassenkarte Ihres Mannes.»

«Carl», sagt der Mann. «13.3.1955», sagt er dann.

Ich muss grinsen, das Datum kommt mir bekannt vor. «Da haben Sie am gleichen Tag Geburtstag wie ich», erkläre ich ihm, «Sie sind genau sieben Jahre älter.»

Der Mann lächelt. In der Tür steht dieser Bekannte oder Verwandte und schaut irgendwie verstohlen um die Ecke.

«Also, Czermak, Carl, 13.3.1955», wiederhole ich mehr für mich.

«Nein, Kupica», sagt er.

«Kupica? Nicht Carl?», hake ich nach.

«Nein, Carl Kupica», sagt er, «und Geburtsdatum stimmt.»

«Ach, ich dachte … dann sind Sie nicht verheiratet.»

«Nein», sagt der Mann, «ich bin der Nachbar.»

Ich nicke. Also alle drei Zettel falsch ausgefüllt. «Also stimmt die Hausnummer auch nicht?»

«Nein», sagt er, «und nicht die Straße. Ich wohne schräg gegenüber, im Hartlauer Weg.»

Na klasse: Alle drei Protokolle falsch ausgefüllt, die kann ich jetzt wegwerfen und neu schreiben.

Felix grinst mich blöd an, als ich die Zettel aus der Halterung reiße und zusammenknülle.

«Haben Sie Atemnot?», fragt Max.

«Es geht schon wieder.»

«Einen Druck auf der Brust?»

Der Mann zuckt mit den Schultern.

«Heißt das Ja oder Nein?»

«Ich weiß nicht, nicht richtig.»

«Nicht richtig? Kann man einen Druck auf der Brust nicht richtig haben?»

Wieder Schulterzucken.

«Großes EKG?», möchte Felix wissen.

«Großes EKG … nicht richtig, ein bisschen vielleicht», antwortet Max zuerst leise, aber dann sagt er: «Machen wir mal eins. Man weiß ja nie …»

«Er hat das öfters», sagt die Dame, «dieses Jahr schon zwei oder drei Mal. Wissen Sie, wenn er Probleme mit der Gesundheit hat, kommt er immer zu mir.»

«Mhm.» Max nickt.

Die Dame schaut mich immer so prüfend an, beißt sich auf die Unterlippe. *Als ob sie auf etwas wartet.*

Der Mann mit der Lederjacke streckt mir etwas entgegen, einen Zettel oder etwas Ähnliches. Als ich einen Schritt nähergehe, erkenne ich: Es ist die Krankenkassenkarte. Einen Moment lang stutze ich, dann verstehe ich, was er damit will. Klar, ich hatte ja anfangs geglaubt, der Patient wohne hier und hatte deshalb die Frau nach der Krankenkassenkarte ihres Mannes gefragt.

«Nein, dann natürlich nicht Ihre, sondern die von dem Patienten», sage ich.

Richtig auf der Höhe ist der im Moment wohl nicht …

«Meine Karte ist drüben in der Wohnung», sagt der Patient. «Muss ich die zuerst holen?»

«Nein, es geht auch ohne Karte», antworte ich.

«Er hat Angst, er könnte in der Wohnung umkippen. Zu mir rüber sind es ja nur ein paar Meter.» Die Frau redet jetzt wie ein Wasserfall auf uns ein, erzählt, dass der Mann kurz nach ihnen hierhergezogen sei und dass er vorher in München-Pasing gewohnt habe und dass er wegen seines Blutdrucks seit einem Jahr Tabletten bekommt.

«Welche?», möchte Dr. Schmieder wissen.

Der Patient überlegt einen Moment und nennt ihm dann ein Präparat.

«Das ist ein ACE-Hemmer», meint Dr. Schmieder. «Und Sie haben kein Messgerät?»

«Doch», sagt der Mann, «in meiner Wohnung schon.»

«Haben Sie heute schon gemessen?»

«Nein, heute nicht.»

«Obwohl Sie … diese Symptome verspürt haben?»

Jetzt fällt die Frau uns wieder ins Wort. «Er hat immer Sorge, dass er umkippt und dann alleine ist in seiner Wohnung. Da kam er dann sofort rüber, gerade kurz bevor Slavko nach Hause kam. Also wir waren erst im Wohnzimmer, natürlich! Aber weil es ihm so schlecht ging, habe ich ihm gesagt, er solle hier ins Schlafzimmer gehen, wenn er vielleicht umfällt, damit …»

«Ja-ja, verstehe», Dr. Schmieder winkt ab.

Ein verlegenes Lächeln im Gesicht der Frau.

David hat die Elektroden alle geklebt. «Jetzt mal kurz nichts reden!», ruft er dem Patienten etwas lauter als nötig zu.

Dann drückt er Max den Ausdruck in die Hand.

«Also, da ist nichts Ungewöhnliches zu erkennen», sagt er. «Wie hoch ist denn sonst Ihr Blutdruck?», fragt er dann noch mal nach.

«150 oder leicht mehr, auch mal 155.»

Neugierig schaut der Mann in der Lederjacke zu.

«Und was erwarten Sie denn, was sollen wir nun tun?»

«Ich dachte nur», sagt die Frau, «wir wollten es nur abklären, falls er behandelt werden muss oder in die Klinik muss. So Bluthochdruck ist doch was Gefährliches, oder?»

«Ich weiß nicht, Herr Doktor», meldet sich nun auch der Patient noch einmal zu Wort.

«Na ja, fühlen Sie sich jetzt irgendwie schlecht?»

«Nein, jetzt geht es wieder.»

«Was heißt wieder?»

«Jetzt ist es in Ordnung», der Mann wirkt genervt.

Dr. Schmieder schaut sich im Raum um. «Und Sie sind …?», schaut er den Mann in der Lederjacke an.

«Das ist mein Mann. Er ist gerade zurückgekommen, gerade da, als Carl den Anfall hatte.»

Max runzelt die Stirn.

«So, jetzt lassen Sie uns mal einen Moment alleine.»

Die Frau verlässt den Raum und zieht die Tür hinter sich zu. «Haben Sie nun Beschwerden oder nicht?», fragt er den Patienten.

«Im Moment nicht mehr.»

«Und vorher war Ihnen schwindelig?»

«Ein bisschen vielleicht.»

«Also nicht ernsthaft.»

«Es war nicht sehr schlimm, vielleicht war Martina ein wenig zu vorsichtig.»

Dr. Schmieder seufzt.

«Okay, also, ich denke, wir lassen Sie hier. Sie können ja dann morgen noch mal zum Hausarzt gehen, wegen dieser Beschwerden.»

Felix baut schon wieder das EKG ab. Dr. Schmieder öffnet die Tür wieder.

«Und?», möchte die Dame wissen.

«Ich kann zu Hause bleiben. Aber ich muss morgen zum Hausarzt gehen», sagt der Patient mit einer sehr ernsten Miene. Ein kurzes Lächeln auf ihrem Gesicht. Immer noch der Mann in der Jacke, der mit geneigtem Kopf um die Ecke schaut, wo der Nachbar auf seinem Bett sitzt.

«Also ist es nicht so schlimm?», fragt noch einmal die Frau nach.

«Unter medizinischen Gesichtspunkten nicht», murmelt Max leise in meine Richtung.

«Wie bitte?», fragt sie noch einmal nach.

«Wir können ihn hierlassen, ich sagte es ja bereits.»

Dann fängt die Dame wieder an zu erzählen, wie besorgt sie war, und ob es nun ein Fehler sei, den Notarzt zu alarmieren, wenn jemand unter Bluthochdruck leide und einen «Anfall» habe.

«Im Zweifelsfall müssen Sie uns natürlich anrufen», sagt David.

———

Kurz darauf fahren wir wieder zurück zur Wache, hinter David und Felix rollen wir gemütlich Richtung Friedberg. Bei Kissing kommen uns die Meringer Kollegen entgegen.

«Die haben ja richtig was verpasst», brummt Max.

«Wegen so was fahren wir uns dann die Hacken ab», denke ich laut.

«Wer weiß, vielleicht haben wir hier ja wirklich ein Leben gerettet.»

«Wie meinst du das?»

«Na ja, der Typ in der Lederjacke sah nicht so aus, als ob er sehr gemütlich ist, wenn er mal richtig in Rage kommt. Die Idee, uns zu rufen, war vermutlich ein echter Notruf», formuliert Max.

«Ja. Das war schon ein sehr spezieller Einsatz», kommentiere ich nur knapp.

«Wie meinst du das?», fragt dieses Mal er.

«Ach, nichts», setze ich eilig nach.

«Pass lieber auf, was du sagst», meint Max mit einem spitzen Unterton.

«Ich hab nichts gesagt. Gar nichts. Und du hast auch gar nichts gehört.»

Max grinst.

«Wie gut», sinniert er dann, «dass wir einfach nur der Rettungs-dienst sind. Dass wir nur unsere Arbeit tun. Und nicht für alles zu-ständig sind. Dass wir nichts bewerten und nicht jeder Frage nach-gehen müssen. Sondern einfach nur helfen dürfen. Allen Fehlern, die vorausgegangen sind, zum Trotz.»

Es klingt fast demütig.

Allen Fehlern zum Trotz, wiederhole ich in Gedanken.

«Na, du wirst auch deine Fehler haben», vermutet Max.

«Ich? Nein ... sicher nicht!», schüttle ich bestimmt den Kopf. «Nur die Menschen um mich herum. An manchen Tagen ist es etwas besser mit ihnen, und an anderen etwas schlimmer. Aber ich hab ein großes Herz und ...»

«Ja, ja. Schon gut», winkt Max ab. Er grinst still vor sich hin. «Ich werd es mir merken.»

Kapitel
Noch nicht im Himmel

Januar 2003

Mitten in Kissing, wir haben Blaulicht und Horn eingeschaltet, aber dieser dunkelblaue VW-Bus vor uns geht nicht zur Seite. «Du blöder Armleuchter!», schimpft David vor sich hin.

Eine Wohnungsöffnung in Merching: In der Stadt hat man das öfters, aber hier auf dem Land? Der Fahrer vor uns reagiert nicht auf Davids Schimpfen. Wenigstens passt heute mal sein beleidigter Ge-sichtsausdruck zu dem, was er von sich gibt. «Das – das kann jetzt aber nicht wahr sein!»

Als ich einmal auf der langen geraden Strecke in Kissing zum Überholen ansetze, kommt aus einer Ausfahrt auf der linken Seite ein Pkw, und ich muss wieder hinter dem Fahrzeug einscheren. Ich bleibe links dahinter, betätige immer wieder die Lichthupe. Über neunzig Stundenkilometer.

«Komm, was soll's, David, wir bleiben eben dahinter.»

Aber der schimpft weiter laut. «Los, zieh vorbei», meint er.

Nach der letzten Verkehrsinsel – weit vor uns – kann ich schon das gelbe Schild am Ortsausgang sehen, ich fahre noch einmal auf die linke Spur, es kommt keiner entgegen, jetzt endlich schieben wir uns an diesem VW-Bus vorbei.

«Du Arschloch!!!», schreit David und droht denen im VW-Bus mit der geballten Faust. «Wenn ich die zwischen die Finger bekomme, dann ...»

Kurz darauf halten wir vor der Hausnummer 22d, ein Reihenhaus in einer biederen Wohngegend, wir stehen vor einer erwartungsgemäß verschlossenen Haustür, ein Nachbar erzählt: «Da drinnen läuft schon seit mehr als anderthalb Stunden eine Schallplatte, die einen Knacks hat. Ich hab geklingelt – es ist ja auch laut und schon recht spät. Aber es reagiert niemand. Und ich kenne den Mann, und hab mir auch Sorgen gemacht.»

Und jetzt hat David auch die Chance, die beiden in dem blauen VW-Bus «zwischen die Finger», zu bekommen: Das Auto hält hinter unserem an, knackende Geräusche dringen aus dem offenbar heißen Motorraum, die Türen öffnen sich, und ich erkenne die Wappen auf den Schulterblättern von zwei Polizisten, die sich gerade beim Aussteigen die Mützen aufsetzen.

«Oh, Shit. Eine Zivilstreife.» David schaut mich an. Dann begrüßen wir die beiden Polizisten etwas betreten und schauen auf den Boden vor uns. Die beiden grüßen kurz zurück, aber dann reden sie nicht mehr mit uns.

«Wäre schön, wenn nun der Notarzt und vor allem die Feuerwehr endlich auftauchen würden. Mit denen hier draußen vor der Tür rumzustehen, ist jetzt auch nicht so prickelnd.» Er weist kurz in Richtung der beiden Polizisten, die ein paar Schritte von uns entfernt schauen, ob ein Fenster offen steht, dann aber zurückkommen und sich neben uns stellen. Immer dieser provozierende, vorwurfsvolle Blick. Ein noch beleidigterer Gesichtsausdruck als der von David.

«Hättest ja auch nicht mit der Faust drohen müssen», flüstere ich, während der Nachbar mit den Polizisten redet.

«Und du? Wärst du eben dahinter geblieben», findet er jetzt. «Hättest ja nicht unbedingt überholen müssen. Jetzt stehen wir eh nur blöd rum und kommen nicht ins Haus.»

Dann sehe ich vor mir in einem Fenster noch einmal sich spiegelnde Blaulichter: die Kollegen von der Feuerwehr, endlich.

Als wir dann im Haus stehen, finden wir schnell den Plattenspieler. Ein teures Gerät, das zwischen riesengroßen, exklusiv wirkenden Lautsprecherboxen zusammen mit einem Verstärker auf einem Sockel steht. Jazzrock, aber ich kenne diese Musik nicht, abgesehen von der Tatsache, dass diese kurze Sequenz, die ständig wiederholt abgespielt wird, etwas Nervtötendes hat, klingt es nicht uninteressant. Einer der beiden Polizeibeamten dreht an einem Knopf, und wir können uns wieder unterhalten. Nur den Hausbewohner finden wir nirgends. Aber dann melden sich die Polizisten von oben aus dem ersten Stock, und wir laufen rasch hinauf, wo das Schlafzimmer liegt.

In der dunklen Beleuchtung hier oben erkennt man außer den fluoreszierenden Postern an der Wand kaum etwas. «Hallo», hören wir den Beamten, der sich über einen leblosen Körper, der unter einer Decke im Bett liegt, beugt. Ein Fuß schaut unter dieser Decke heraus, und der eine Arm hängt herunter. Es sieht aus wie ein jüngerer Mann.

«Hallo!!!», der Beamte rüttelt an der Schulter, aber der Körper bewegt sich nicht. David tritt vor, fasst ihn an der Schulter und dreht ihn um. In dem Moment greift die Hand des Mannes nach David, der einen Satz zur Seite macht.

«Mann ... jetzt bin ich aber erschrocken!»

Ich sehe es ihm an.

Blinzelnd sieht uns der Mann im Bett an, aber er sagt erst einmal nichts. Einer der Polizisten ist zurück in das Treppenhaus gegangen, von wo aus er sich das alles nun anschaut.

«Herr Kurz?», fragt sein Kollege.

«Ja.» Es klingt lallend.

«Alles in Ordnung?»

Der Mann schaut fragend zurück. «Mit mir schon», sagt er dann etwas verzögert. «Was machen Sie hier in meinem Haus?», möchte er wissen. Er hat eine verwaschene Sprache.

«Sind Sie betrunken?», fragt David.

«Und ob!», sagt der Mann. «Ist das denn verboten?»

«Nein.» Der Polizist schüttelt den Kopf. «Wenn Sie nicht Autofahren ...»

«Ich hab kein Auto», sagt der Mann, «weil ich nämlich keinen Führerschein habe», lallt er.

Der Nachbar, der auch oben vor der Zimmertür steht, bestätigt den Sachverhalt.

«Was machen Sie überhaupt hier?», möchte er wissen. «Wie kommen Sie ins Haus?»

Der Beamte erklärt ihm, dass sein Nachbar uns alle alarmiert hat und dass er sich Sorgen gemacht hat, auch wegen der Schallplatte, die unentwegt wieder in die gleiche Rille zurücksprang.

«Scheiße», sagt der Patient. «Das mit der Platte ist Scheiße.» Dann schaut er mich groß an. «Würde es Ihnen viel ausmachen, jetzt einfach wieder zu gehen?»

Im Treppenhaus höre ich Schritte, dann sehe ich Dr. Kahlberger zur Tür hereinlaufen.

«Vielleicht sprechen Sie noch mit unserem Arzt», meine ich.

Aber wenig später sind wir wieder unten vor dem Haus. «Betrunken ist ja nicht verboten, da hat er schon recht.» Die Kollegen von der Feuerwehr verschließen, so gut es geht, die Haustür wieder.

«Wer zahlt das jetzt? Ich meine die Reparatur?», fragt David.

«Keine Ahnung.» Die beiden Polizisten sitzen schon wieder in ihrem Auto, grußlos sind sie eingestiegen, warten darauf, dass sich das Notarztauto, das zuletzt gekommen ist, in dem engen Zufahrtsweg wieder in Bewegung setzt, damit sie wegfahren können.

«Kannst ja *die da* fragen, wie das mit der Bezahlung läuft», meint David und zeigt auf das Polizeiauto. Aber dazu habe ich keine Lust und «die da» setzen nun auch schon zurück auf die Straße.

«Nur noch kurz fertig rauchen», sagt David.

Mit halb offenem Fenster fahren wir die Strecke zurück. Als wir in Kissing sind, ruft die Leitstelle uns und unseren Notarzt. «31/37, 31/64, für beide: Lechhausen, Firma Summa Schweißtechnik, bewusstlose Person, möglicherweise Krampfanfall.»

Also schalten wir das Blaulicht wieder an, ziehen nach links und beschleunigen. Kurz nach dem Ortsausgang sehen wir wieder den blauen VW-Bus. «Ach nee …», höre ich Davids Stimme. Mit besonders viel Abstand überhole ich ihn.

«Schau dich bloß nicht um», sage ich. David antwortet nicht.

Wenig später sind wir auf dem Gelände einer Firma. An der Einfahrt erwartet uns schon ein Mitarbeiter und fährt mit dem Fahrrad voraus zu einer der Hallen. Auch dort steht jemand im Blaumann, der uns schon erwartet, gemeinsam mit den beiden Männern laufen wir in die Halle.

«Wo ist denn unser NEF?», möchte David wissen. «Die müssten doch schon da sein»

Woher soll ich das wissen? Es riecht überall nach Öl und Metallverarbeitung. Paletten und Maschinen stehen überall herum, dazwischen sind Wege frei, im Zickzackkurs laufen wir vollbepackt den beiden Mitarbeitern der Firma nach. Fast am anderen Ende der Halle sehen wir mehrere Personen stehen, eine Frau und ein Mann beugen sich zu einer Person am Boden hinunter, ein paar andere stehen mit ratlosen und besorgten Mienen davor.

«Der Herr Berninghaus», sagt einer der Männer, als wir ankommen.

«Nee – oder?», sagt David. Mir ist nicht klar, was er meint. Wir stellen unseren Notfallkoffer und die Geräte ab, knien uns vor dem Mann auf den Boden. Er ist bewusstlos, aber er atmet und hat einen – wenn auch etwas beschleunigten – Puls. Von einem Krampfanfall bemerken wir nichts.

«Nee, wirklich.» David schüttelt den Kopf. «Das gibt's doch nicht. Das kann doch wohl nicht sein. Den kenne ich …», sagt er.

«Privat? Oder als Patient?»

«Als Patient.»

«Auch hier?»

«Nein. Das ist es ja gerade. Der Berninghaus ist auch von uns da oben, aus Neustadt.»

Wir schauen uns kurz an.

«Wie? Den hattest du da oben ...?»

«Ja!», sagt David.

Dr. Kahlberger und Hardy kommen auf uns zugelaufen.

«Na, was ist, Männer?», ruft Hardy mir entgegen.

«Bewusstlos», sagt David. «Hat er immer mal wieder. Hat eigentlich keine richtigen Krampfanfälle, aber er nimmt ein Medikament gegen Epilepsie.»

«Aha», sagt Dr. Kahlberger. «Der ist schon bekannt?»

«Ja», sagt David, der immer noch fassungslos ist, einen Patienten aus seiner alten Heimat wiedergetroffen zu haben.

Der Mann ist immer noch bewusstlos, aber ansonsten stabil. Dr. Kahlberger legt einen venösen Zugang. Dann beschließen wir, den Mann mit in die Klinik zu nehmen.

Als er bei uns im Auto ist, wacht er langsam auf.

«Herr Berninghaus», ruft ihm David mehrfach zu. Herr Berninghaus blinzelt. Mehrfach öffnet und schließt er die Augen. Als wir gerade das Gefühl haben, dass der Mann wach ist, schaut er vorsichtig einmal umher. «Herr Berninghaus», ruft David noch einmal und patscht ihm zwei, drei Mal auf die Schulter. Aber Herr Berninghaus schließt die Augen wieder. Dr. Kahlberger beugt sich ein Stück vor.

«Herr Berninghaus, können Sie uns hören?»

«Nein», sagt der Patient. Es ist leise und etwas verwaschen, aber deutlich hörbar.

«Wie, Sie können uns nicht ...?»

«Nein», sagt der Patient noch einmal. «Ich kann Sie nicht hören, und ich will Sie auch nicht hören.»

«Er kann ziemlich stur sein», sagt David. Dann versucht David es noch einmal.

«Herr Berninghaus?»

Aber der drückt nur noch etwas fester die Augen zu und reagiert nicht mehr.

«Was hat er denn?», Dr. Kahlberger versteht es nicht ganz. Er versucht noch ein paar Mal, den Mann anzusprechen. «Verstehen Sie mich denn nicht?»

Der Mann zieht die Schultern hoch.

«Wissen Sie denn, was für einen Tag wir haben?»

«Bis vorhin dachte ich das schon», sagt der Mann.

«Und wo Sie sind?»

«Na ja. Nicht ganz sicher. In Neustadt, so wie es mir aussieht. Oder im Himmel?», murmelt er, aber er öffnet immer noch nicht die Augen.

«Der meint ...», ich muss lachen und schaue David an. «Weil er dich gesehen hat.»

«Herr Berninghaus», sagt David jetzt. «Es ist alles okay. Wir sind hier in Augsburg. Ich habe die Stelle gewechselt und arbeite jetzt hier. Genau wie Sie, wie mir scheint.»

Der Patient zuckt mit den Schultern.

«Wir bringen Sie jetzt in die Klinik», erklärt Dr. Kahlberger dem Mann.

«Ach, machen Sie doch, was Sie für richtig halten.»

«Der ist beleidigt», sage ich leise, als ich aussteige, um nach vorne in die Führerkabine zu gehen.

Als wir in der Klinik ankommen, unterhalten sich Dr. Kahlberger, David und der Patient, der jetzt schon wieder einigermaßen klar ist.

«Die werden mich, wie üblich, wieder mal komplett durchchecken, und dann nichts finden. Und mir sagen, ich solle meine Medikamente regelmäßiger nehmen», meint er, als wir im Gang vor den Notaufnahmekabinen stehen und darauf warten, eine davon zugewiesen zu bekommen.

«Und – machen Sie das nicht?» Man hört schon am Dialekt, dass David und Herr Berninghaus aus der gleichen Ecke kommen.

«Mehr oder weniger», meint der Patient knapp, «aber wenn ich sie nehme, bekomme ich trotzdem manchmal noch einen Anfall.»

Dann öffnet sich eine Tür, und wir schieben Herrn Berninghaus in Kabine 3.

Beim Abschied meint Herr Berninghaus zu David: «Und das nächste Mal gehen Sie jemand anderen erschrecken!»

Ich beschließe, mir das zu merken und David damit ein andermal ein wenig aufzuziehen.

Hardy wartet beim Kaffeeautomaten. «Ist der Doc noch in der Aufnahmekabine?»

Ich nicke.

Dann grinst Hardy David frech ins Gesicht: «Komplett desorientiert, dein Patient aus Neustadt.»

«Warum? Der wusste schon, dass er in Augsburg ist …»

«Nein. Das meine ich nicht. Aber: Wenn einer dich sieht und dann noch glaubt, dass er im Himmel ist, kennt er sich einfach überhaupt nicht aus …»

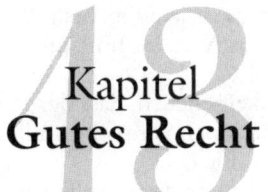

Kapitel
Gutes Recht

Juli 2007

Mit Dr. Hornberg habe ich schon lange keinen Dienst mehr gehabt. Ich gehe ihm nicht direkt aus dem Weg, aber ich finde keinen so rechten Draht zu ihm.

«Der ist super, mit dem unterhalte ich mich jedes Mal stundenlang», hatte vor einigen Jahren David mal gesagt.

Ich erinnere mich, wie ich mich damals gewundert habe. Mit mir redet er kaum mal etwas. Vielleicht liegt es an mir. Ich finde auch kein Thema, das ich mit ihm wirklich gut bequatschen könnte.

«Du bist heute sehr ruhig», meint er irgendwann weit nach Mitternacht auf der Rückfahrt von einem kleinen Ort in der Nähe von Aichach so unvermutet und laut, dass ich zusammenzucke.

«Ich?»

Die Frage hätte ich mir sparen können, denke ich mir dann selbst, *nicht sehr intelligent, wenn man nur zu zweit im Auto unterwegs ist.*

«Ich bin nur etwas müde», schiebe ich dann nach, «und ich müsste mal.»

«Mal?», fragt er.

Auch nicht viel intelligenter.

«Schon seit dem vorletzten Einsatz. Aber wir kommen ja offenbar weder in eine Klinik noch auf die Wache, immer von einer Wohnung zur nächsten, und dann ambulant zu Hause versorgen.» Jetzt ist es gleich 4.00 Uhr. «Das war also schon gestern!», füge ich etwas scherzhaft hinzu.

«Halt eben irgendwo an.»

In etwa zehn Minuten müssten wir zurück auf der Wache sein. Trotzdem hat er recht: Besser wäre es wohl, jetzt anzuhalten, ehe wir möglicherweise einen Folgeeinsatz bekommen.

Eine kleine Haltebucht, direkt an der Straße, gerade lang genug, dass wir reinpassen und von der Straße weg sind. Ein schneller Blick in den Rückspiegel, hinter uns ist frei.

«Hoppla», bemerkt er, als ich stark abbremse.

Ich habe sie etwas zu spät gesehen, um rechtzeitig sanft abzubremsen.

«Bin gleich zurück», rufe ich.

«Lass dir doch Zeit, es ist ja eh nichts los», höre ich seine Stimme hinter mir, als ich um das Auto herumlaufe.

Na endlich ...!!!

Aus dem Augenwinkel sehe ich, dass der Doc den Warnblinker angeschaltet hat. Das wäre doch gar nicht nötig gewesen. Wir stehen ja nicht auf der Fahrbahn. Egal.

Als ich mich halb zur Seite drehe, sehe ich, dass doch noch andere um diese Uhrzeit unterwegs sind. Hinter uns, auf der Bundesstraße, steht ein Polizeiauto, es hat jetzt ebenfalls den Warnblinker angeschaltet und das Blaulicht dazu. *Es ja wohl nicht verboten, hier zu halten.* Und dahinter steht ein weiteres Fahrzeug, ein Lieferwagen. Und ein Pkw, der langsam angerollt kommt. Offenbar traut sich keiner mehr an uns vorbei.

«Ist was passiert?», höre ich eine Stimme hinter mir.

«Kleinen Moment», rufe ich zurück.

«Ach so», lacht jemand hinter meinem Rücken. Als ich mich umdrehe, höre ich schon die Tür zuschlagen, das Polizeiauto fährt weiter, danach die anderen Fahrzeuge: Es sind mittlerweile schon drei. Alle rollen betont langsam vorbei und schauen mich mit großen Augen an.

Meine Güte, glotzt doch nicht alle so blöd.

Ich grüße alle höflich und steige ein.

«Wird jedes Jahr schlimmer mit den Schaulustigen», bemerke ich, ehe ich den Gang einlege und weiterfahre.

«Das steht morgen in der Zeitung. Garantiert», bemerkt Dr. Hornberg. «Mindestens zwei der Vorbeifahrenden haben dich mit dem Handy fotografiert.»

«Wirklich?»

Er lacht. «Zumindest die Cops würden dich niemals hängen lassen, als Sani.»

«31/64 mit Standort?»

«War offensichtlich die richtige Entscheidung, hier anzuhalten», sagt der Hornberg. So angeregt wie an diesem frühen Morgen des neuen Tages habe ich mich tatsächlich schon lange nicht mehr mit ihm unterhalten.

«Gleich in der Ortseinfahrt Friedberg.»

«Göggingen, vermutlich psychischer Ausnahmezustand, Sie bekommen den Rest gleich.»

Ich überlege schnell, welche Baustellen mir wohl auf der Fahrt nach Göggingen im Weg sein werden, schalte Blaulicht und Horn ein. Als wir nach Friedberg reinfahren, muss ich grinsen: Wir überholen die beiden Pkws, den Lieferwagen und das Polizeiauto, das wenige Minuten vorher hinter uns angehalten hatte.

«31/05 auf Funk.»

«31/64 und 31/05, für beide ...», die Leitstelle gibt uns die Daten für die Anfahrt durch.

«Das ist eine der besseren Wohnlagen», kommentiert mein Arzt. «Und ich meine, den Namen zu kennen. Schulberg ... das ist ein Industrieller hier in Augsburg. Könnte sein, dass er dort wohnt.»

«Schulberg?», frage ich. «Sagt mir nichts.»

«Man merkt, dass du kein richtiger Augsburger bist», flachst er.

«Womit verdient der sein Geld?»

«Der hat in allem Möglichen hier seine Finger drin. Ist ein Mäzen der Künste, hat in München für einige Projekte Geld dazugegeben. Und jetzt erst wieder Geld für einen Schulbau.»

«Ist der in einer Partei?», frage ich.

«War er mal», meint er.

«31/64 und 31/05, für beide: Anruferin war in weiten Teilen nicht zu verstehen, wir haben den Mitschnitt noch mal abgehört, könnte sein, dass es sich um einen Selbstmord handelt oder um etwas Ähnliches. Wir schicken die Polizei mit.»

Ich bestätige kurz, der Rettungswagen ebenfalls.

Klingt nicht gut, wenn sie das Gespräch schon ein zweites Mal anhören mussten, um rauszufinden, was Sache ist.

«Für beide!!!», die Stimme der Leitstelle klingt gestresst, «Eigenschutz beachten! Sie betreten das Gebäude nur, wenn Sie einen Überblick über die Lage haben!»

«31/64 verstanden.»

«31/05, haben Sie mitgehört?»

«Bitte wiederholen», höre ich den Kollegen, der müde klingt und dessen Stimme am Funk zeitweise von seinem Martinshorn übertönt wird.

«Eigenschutz beachten!»

«Verstanden.»

«Bitte wiederholen Sie, *was* Sie verstanden haben!»

«Wir beachten den Eigenschutz.»

«Selbstmord!», auch Dr. Hornberg klingt jetzt gereizt und wiederholt das Wort mehrfach leiser. «Wie oft muss man denn der Menschheit eigentlich erklären, dass es dieses Wort nicht gibt! Ein Mord ist eine aggressive Tat, sie richtet sich gegen eine andere Person! Und vor allem gehören zu den Voraussetzungen für das Wort ‹Mord› die niedrigen Beweggründe!»

Er ist verärgert, setzt lauter nach: «Ein für alle Mal, dieses Wort gibt es in der deutschen Sprache nicht! Es heißt Freitod. Oder meinetwegen Suizid. Diese Wortschöpfung Selbstmord ist diskriminierend und stammt aus dem tiefsten Mittelalter, als man die Leute als Leibeigene behandelte und ihnen jegliches Recht auf persönliche Freiheit in Abrede stellte!»

Ich bin damit beschäftigt, vorwärts zu kommen. Die Friedberger Straße ist über eine weite Strecke Baustelle. Es sind wenig Menschen um diese Uhrzeit unterwegs, die wenigen anderen Fahrer auf der

Straße reagieren langsam, fahren meist erst zur Seite, wenn wir schon fast an ihnen vorbei sind. Vermutlich sind sie einfach müde.

Müde? Meine Müdigkeit ist dem Adrenalin gewichen. *Eigenschutz beachten. Psychischer Ausnahmezustand*, geht mir durch den Kopf. Und dass die Leitstellenmitarbeiter offenbar keinen sehr geordneten Anruf bekamen und sich die Aufzeichnung des Telefonats ein zweites Mal anhören mussten, um herauszubekommen, was vermutlich vorlag.

Als wir ankommen, steht der 31/05 schon vor dem Grundstück. Unter dem Blech der Kühlerhaube des Rettungswagens staut sich die Hitze des Motors, knackende Geräusche, als das Fahrzeug abkühlt. Auch unser Wagen ist heißgelaufen. Die Streife ist noch nicht da. Ich steige aus, die Kollegen sind nicht mehr bei ihrem Auto. Das Haus liegt etwas weiter hinten in einem Garten, der mehr an einen Park erinnert als an meinen Garten zu Hause. Von der breiten Einfahrt vor dem Haus führen geschwungen angelegte Treppenstufen auf einen breiten Weg, der zur Haustür führt. Die Kollegen sind offenbar in das Haus gegangen. Aus dem Garten höre ich jetzt schon die ersten Vogelstimmen. Es klingt beinahe wie der Beginn eines schönen Sommermorgens. Ich bin mir nicht ganz sicher, ob ich richtig sehe, es scheint, als stehe die Haustür ein Stück weit auf.

Dann sehe ich, dass der Spalt größer wird, es dringt mehr Licht aus dem Haus, ich bleibe stehen. Jemand kommt raus, der Kleidung nach ist es einer von uns. Der Silhouette nach müsste es Ferdinand sein.

Er kommt mit langsamen Schritten auf uns zu. Als er vor uns steht, meint er knapp in gedämpftem Tonfall: «Keine Eile. Es ist wohl schon vorbei, wir sind zu spät.»

Er geht an uns vorüber, öffnet die Fahrertür des Rettungswagens, stellt sich auf den Tritt im Einstieg und greift nach dem Funkhörer: «Keine Gefahr mehr, so wie es aussieht, ein vollendeter Suizid», höre ich ihn, dazu das knackende Geräusch des Auftastens am anderen Ende.

«Verstanden. Sie warten am Einsatzort auf die Streife?»

«Positiv», Ferdinand hängt den Hörer zurück in die Halterung und steigt aus.

Dr. Hornberg ist schon auf dem Weg zum Haus, ich gehe ihm nach. Ferdinand ruft uns gedämpft etwas hinterher: «He!»

Er bedeutet uns, dass er uns etwas sagen möchte.

Wir warten, bis er bei uns ist, laufen dann weiter, während er erklärt: «Der Mann hat sich aufgehängt. Echt übel! Am Geburtstag seiner Frau. Eine wirklich fiese Sache, direkt vor der Schlafzimmertür. Sie ist im Dunkeln beim Austreten gegen die Leiche gestoßen.»

Wir sind an der offenen Haustür angelangt und bleiben stehen. Das Streiflicht des Warnblinkers wird bis hierher, zwanzig Meter von der Straße entfernt, von der Hauswand reflektiert. Ferdinand redet jetzt leiser: «Die Frau ist völlig am Ende, nach der müssten Sie auf jeden Fall schauen. Betsy ist bei ihr, und eine Nachbarin ist gerade dazugekommen.» Ferdinand schüttelt den Kopf. «Die Ehefrau des Toten – die ist wirklich völlig von der Rolle.»

«Er hat sich vor der Schlafzimmertür aufgehängt?»

«Ja. So, wie es aussieht, hat er sich wohl absichtlich dort aufgehängt, damit sie dagegenstößt, wenn sie in der Nacht austritt.»

«Waaas …?!?», ich schüttle den Kopf und gehe hinter Dr. Hornberg und Ferdinand her.

«Er hängt wohl schon ein paar Stunden», sagt Ferdinand.

Wir gehen in das Haus. Bereits der Vorraum mit der Garderobe ist größer und höher als mein Wohnzimmer zu Hause, ein Steinfußboden mit einem Perserteppich darauf, wir gehen an einem Garderobenschrank vorbei, dessen Türen aus Glas sind, mattgrau, teilweise mit klaren Stellen unterbrochen. Wir laufen zügig weiter, gelangen in einen über Eck angelegten Wohnraum. Der eigentliche Wohnbereich ist über zwei Geschosse offen und hat eine Galerie, mitten im Raum ein freistehender gemauerter, offener Kamin. Die Lampen, die hier im Haus hängen, sind vermutlich schon ein Vermögen wert. An den großen Wandflächen hängen viele Bilder, überwiegend moderne Kunst, teilweise geschmackvolle Radierungen und Bleistift- und Tuschzeichnungen. Der Stil erinnert an die Skizzen von Picasso.

Um die Ecke herum sieht man einen langen Tisch stehen, mit acht modernen Stühlen mit hohen Lehnen. Auf einem der Stühle sitzt eine Frau, die ihren Kopf abstützt und auf den Tisch starrt, daneben sitzt Betsy in den orangefarbenen Klamotten. Wie klein die beiden Menschen an dem Tisch in diesen großen Räumen wirken.

«Oben», sagt Betsy leise und nickt mit dem Kopf in Richtung einer Tür, durch die Ferdinand gerade geht.

«Guten Morgen», sagt der Notarzt, «wir schauen hoch zu Ihrem Mann. Wir sind gleich wieder bei Ihnen.»

Ich bin mir nicht sicher, ob die Frau im Bademantel kaum wahrnehmbar nickt oder ob ich es mir nur einbilde.

Seltsam … Guten Morgen … Das «Guten Morgen» des Doktors hallt in meinen Gedanken wider. Wie begrüßt man eigentlich eine Frau passend, die gerade gegen die Leiche ihres Mannes gestoßen ist, der sich vor der Schlafzimmertür erhängt hat?

Wir gehen im Treppenhaus nach oben. Die Treppe ist quadratisch um einen Freiraum herum angelegt, wie früher Mietshäuser gebaut wurden, nur dass diese Treppe hier lediglich zwei Stockwerke nach oben führt.

Im ersten Stock biegt Ferdinand vor uns um die Ecke herum in einen Gang – und da sehe ich den Mann vor der Tür hängen, nahe einer Kommode. Die Leiche trägt eine Jeans und einen blauen Pullover, das Gesicht ist schräg nach oben von uns weg gerichtet. Die

Lampe, die dicht dahinter hängt, blendet und wirft einen unheimlichen, langen Schatten, der vor uns deutlich breiter wird.

Die Wände im Gang sind in grau gehalten, auch hier hängt moderne Kunst. Dieses Licht hier im Gang auf den grauen Wänden … Seltsam: mir ist, als würde das Licht die Dunkelheit im Haus nur noch verstärken.

Dr. Hornberg fasst den Mann am Bein an, die Leiche dreht sich nur um ein paar Grad, nicht so weit, dass ich das Gesicht sehen kann. «Ja», sagt er, «das ist ganz sicher einige Stunden her.»

«EKG?», fragt Ferdinand.

«Nein, das brauchen wir nicht mehr», schüttelt Dr. Hornberg den Kopf. «Da lassen wir die Finger von. Wegen der Spurensicherung.»

Ich sehe auf der Kommode einige Bücher stehen, keines davon kenne ich. Davor liegt eine Grußkarte mit einer eigenwilligen Handschrift. Mit etwas Mühe kann ich sie doch entziffern:

«Herzlichen Glückwunsch zum Vierzigsten! Das ist mein Geburtstagsgeschenk für dich. Feier schön!»

Entsetzt zeige ich auf die Karte.

«Ja», sagt Dr. Hornberg.

Wir bleiben stehen, starren wortlos auf die Karte.

«Ja, habe ich schon gesehen», unterbricht er schließlich die Stille. Er fügt hinzu: «Nichts anfassen hier, okay?»

Das hätte ich sowieso nicht gemacht.

«Der Haken?», fragt Dr. Hornberg mehr beiläufig, als er wieder nach oben schaut. Ich folge seinen Blicken: Ein massiver Haken aus silberglänzendem Metall, am oberen Rand ein orangefarbenes Plastikteil, sehr ordentlich an der Decke montiert. Daran der Strick aus blau-weißem Schiffstau. Nicht einmal das sieht billig aus, alles hier ist neu, gepflegt, aus bestem Material.

«Wenn ich es vorhin richtig mitbekommen habe, was die Frau geschrien hat, als wir eintrafen, hat er das von einem Handwerker reinmachen lassen», murmelt Ferdinand leise.

«Und das ist ihr nicht vorher aufgefallen?», fragt Dr. Hornberg.

«Hm», Ferdinand zuckt mit den Schultern, «keine Ahnung. Und wenn, dann hat er ihr vielleicht irgendeine Erklärung dazu gegeben. Oder die beiden haben schon länger nicht mehr wirklich miteinander geredet. Was weiß ich.»

Hinter Ferdinand und Dr. Hornberg gehe ich die Treppe hinunter. Als wir bei der Frau angekommen sind, stehen zwei Beamte da. Ferdinand geht mit ihnen in einen Nebenraum, gedämpft dringen ihre Stimmen zu uns.

Der Arzt setzt sich auf den Stuhl auf der anderen Seite der Frau gegenüber von Betsy. «Sie haben heute Geburtstag?», fragt er.

Ein schwaches Nicken.

«Frau Schulberg, es tut mir sehr leid, was passiert ist», sagt er.

«Möchten Sie, dass wir jemanden kommen lassen, der sich um Sie kümmert?», fragt er.

Keine Reaktion.

Einen Moment wartet er, ehe er die Frau noch einmal anspricht: «Frau Schulberg, ich denke, Sie müssen jetzt betreut werden. Wir werden Kollegen kommen lassen, die Sie betreuen können.»

Die Frau schüttelt fast unmerklich den Kopf, ohne aufzusehen.

«Sie sollten jetzt nicht allein sein», fährt er fort, «vielleicht kann ein Nachbar – oder Ihre Nachbarin, die Sie kennen, noch einmal zu Ihnen kommen?»

Die Frau sagt etwas. Es ist zu leise, wir schauen uns an – es war nicht zu verstehen.

«Wen?», hakt Dr. Hornberg nach.

«Meine Schwester», sagt die Frau leise, «ich glaube, sie kommt. Ich habe sie angerufen.» Ein merkwürdig gleichmäßiger Tonfall, ohne die Stimme zu heben oder zu senken.

«Wissen Sie sicher, dass sie kommt?», frage ich die Frau. Zaghaft schüttelt sie den Kopf.

«Das sollten wir natürlich schon wissen», sagt Dr. Hornberg leise. Die Frau deutet mit der nur leicht erhobenen Hand nach vorne. Ihre Finger zittern. Auf einem kleinen Tischchen dort liegt ein Telefon.

«Die Nummer ist …», beginnt sie. Sie schüttelt wieder den Kopf.

«Kein Problem», sage ich, «das bekommen wir schon hin.»

Ich gehe nach nebenan in den Raum, in dem die Polizisten stehen.

«Ist es ein Problem, wenn ich das Telefon der Frau benutze? Ich würde es mir gerne mal ansehen, sie hat ihre Schwester angerufen, eventuell ist die Nummer im Wiederwahlspeicher des Telefons. Wir sollten am besten abklären, ob die jetzt unterwegs hierher ist», sage ich.

«Ich komme mit», sagt der deutlich jüngere der beiden Beamten und geht mit mir zum Telefon. Das Display zeigt das Datum und die Uhrzeit. 4:01 – der Doppelpunkt, der die Stunde und die Minuten voneinander trennt, blinkt grau auf dem grünlichen Hintergrund. Der Polizist drückt ein paar Tasten. Nacheinander werden zehn Telefonnummern sichtbar. Eine Telefonnummer ohne Vorwahl, vermutlich die der Schwester. Davor die Nummer der Leitstelle. Noch einmal die Nummer der Leitstelle, aber mit einer Ziffer zu viel, danach die Nummer der Leitstelle mit einem Zahlendreher. Einmal nur die Ziffer 1. Dann ein paar weitere Nummern, die sich der Beamte notiert. Nach der zehnten Nummer beginnt es von vorne.

Mit einem «Okay. Da ist sowieso nichts Sinnvolles drin» hält er mir den Apparat hin.

Ich drücke das grüne Telefonsymbol, die Nummer wird gewählt, das Freizeichen kommt. Fast unmittelbar nach dem Wählen wird abgenommen, Atemgeräusche, eine Männerstimme, sie klingt hektisch.

«Hannelore?», fragt der Mann.

«Nein», sage ich, «ich bin vom Rettungsdienst, ich wollte mich erkundigen ...», ich halte inne, ich weiß ja nicht, wen ich überhaupt am Apparat habe und möchte nichts Falsches sagen.

«Ja», sagt der Mann, «sind Sie jetzt dort? Meine Frau ist unterwegs zu Ihnen, sie ist losgefahren, so schnell es ging. Sie müsste bald bei Ihnen sein. Ich muss mich zuerst darum kümmern, wie unsere Kinder in die Schule gelangen, und komme nach, sobald es geht», erklärt er.

«Gut, danke», sage ich, «das wollte ich nur wissen.»

«Frau Schulberg, Ihre Schwester müsste demnächst da sein», teile ich der Ehefrau mit. Ich bin mir nicht sicher, ob sie etwas mitbekommen hat. «Wir bleiben vorerst einmal bei Ihnen, bis Ihre Schwester hier ist.»

«Frau Schulberg», höre ich jemanden hinter mir, «mein Beileid.»

Es klingt unbeholfen förmlich. *Eine schwierige Situation, auch für uns.* Ich drehe mich nicht um. Einer der Beamten, die nun klären müssen, wie alles ablief, um absolut sicherzustellen, dass es nicht vielleicht doch ein Gewaltverbrechen war, auch wenn alles ganz offensichtlich erscheint.

«Frau Schulberg, war der Haken schon länger in der Decke?»

Sie schüttelt den Kopf und redet leise. Als ich mich umdrehe, sehe ich, dass der Polizist sich nach unten gebeugt hat, um die Frau besser zu verstehen.

«Nein. Der Haken ist neu. Das Loch, das hat er am Freitag von einem Handwerker in die Decke machen lassen, und ihn dabei beschimpft, weil er den Dreck auf dem Boden», sie weint, «den Dreck auf dem Boden nicht ordentlich weggeputzt hatte. Ich hab ihn gefragt, wofür das ... das ... Loch ist. Und er hat gesagt», sie atmet ein paar Mal tief ein und aus, spricht mit monotoner Stimme weiter, ohne aufzusehen, «es sei eine Überraschung für ... mich.»

Mein Blick fällt auf Betsy, sie kaut auf ihrer Lippe herum und schaut vor sich auf den Tisch. Schweigen. Man traut sich nicht, noch etwas zu fragen, weil man die Antwort nicht mehr hören möchte.

Der Beamte seufzt, ehe er fortfährt: «Frau Schulberg, wir müssen leider die Kripo einschalten und die Spurensicherung.»

«Ja», sagt sie leise.

Es ist wieder still geworden. Dr. Hornberg, der sich räuspert. Man hört das Ticken einer Uhr. Vom Vogelgezwitscher, das vorhin im Garten begonnen hatte, dringt nichts bis hier herein.

Der Beamte scheint zu überlegen, holt Luft, bevor er anfängt: «Frau ...»

Dr. Hornberg bricht ab, er macht eine Handbewegung, nickt, reibt sich mit dem Finger am Kinn.

«Später», meint der Doktor, «wir bleiben zu zweit bei der Frau», bestimmt er, ich kenne ihn lange genug, um einen genervten Unterton auszumachen. «Es wäre vielleicht gut, wenn alle anderen erst einmal im Nebenraum oder vor dem Haus warten, damit wir mit der Dame ein paar Minuten Ruhe haben. Das andere kann später geklärt werden.»

Betsy hat ihre Hand auf den Arm der Frau gelegt.

Der Beamte, der mit mir die Wiederwahlliste durchgeschaut hatte, geht in den Nebenraum. Man hört hier, dass er sich leise mit seinem Kollegen unterhält, die Worte verstehe ich nicht.

Ich gehe nach draußen vor die Haustür. Kurz darauf ist der Polizist bei mir.

«Hast du Feuer?» Ich schüttele den Kopf. «Ferdinand vielleicht», sage ich und zeige in Richtung der Straße, wo gerade ein Wagen hält. Eine Frau steigt aus, der Polizist schiebt die Zigaretten zurück in die Packung und lässt sie in der Innenseite seiner Jacke verschwinden. Eine Frau in einer rosafarbenen Hose nähert sich, es könnte ein Schlafanzug sein, Schlappen, ein Anorak darüber gezogen, mit unfrisiertem Haar läuft sie uns hastig entgegen.

«Sind Sie die Schwester von Frau Schulberg?», fragt Ferdinand.

«Ja.»

Der Beamte neben mir sagt: «Ihr Schwager ist leider tot. Er hat sich erhängt. Er hat eine sehr zynisch formulierte Abschiedsnachricht hinterlassen», jetzt holt er tief Luft, bevor er weiterredet. «Es wäre gut, wenn Sie sich jetzt um Ihre Schwester kümmern würden.»

«Wie geht es ihr jetzt?», fragt die Frau, «vorhin am Telefon war sie völlig außer sich. Ich hatte … richtig Angst, als ich hierherfuhr.»

«Es geht ihr nicht gut», sage ich, «auch wenn sie ruhiger geworden ist. Der Notarzt und eine Kollegin sind drinnen bei ihr.»

«Er war so ein Armleuchter!», schnaubt sie, «er war immer *so* ein Armleuchter. Tut mir leid, über Tote soll man nichts Schlechtes sagen, aber es ist einfach so. Seit Jahren trinkt er. Tyrannisiert sie. Sie hatte schon vor Jahren vor, sich zu trennen, hat es nie geschafft, es mittlerweile aufgegeben. Er hat sie geschlagen, und das war nicht mal das Schlimmste. Er hat sie systematisch gequält.» Sie schüttelt den Kopf. «Es ist gut, dass er tot ist», sagt sie. Ihre Stimme ist eindringlich geworden: «Dass jetzt endlich Ruhe ist!»

Ich weiß nicht, was ich darauf antworten soll.

«Nach außen hin», lacht sie zynisch, «da musste alles toll sein und glänzen!» Dann geht sie.

Als sie an der Tür angekommen ist, denke ich laut: «Große Häuser, leere Seelen.»

«Hm? Was hast du gemeint?», fragt Ferdinand. «Ist das so ein Spruch?»

«Nein», sage ich, «das ist mir nur so durch den Kopf gegangen.»

Wir sind auf der Rückfahrt.

Während der Mittelstreifen auf der Friedberger Straße neben uns durchläuft, habe ich den Anblick dieser aufgehängten Leiche und den Brief vor Augen, die kaum hörbare Stimme der Frau im Ohr. Ich habe nicht einmal das Gesicht dieser Frau gesehen, die nach vorne gebeugt am Tisch saß. Ich denke über das nach, was Dr. Hornberg sagte und was die Schwägerin der Frau erzählt hatte.

Er war so ein Armleuchter ... Herzlichen Glückwunsch zum Vierzigsten! ... Ein Mord ist eine aggressive Tat, sie richtet sich gegen eine andere Person! ... Es ist gut, dass er tot ist. ... Das ist mein Geburtstagsgeschenk für dich. ... Vor allem gehören zu den Voraussetzungen für das Wort «Mord» die niederen Beweggründe!

Große Häuser, leere Seelen.

Am Morgen danach um 10.30 Uhr. Ich habe zu Hause noch einmal geschlafen, Renate hat mich geweckt.

«Hast du gehört?», fragt mich Renate, als ich in die Küche gehe. «Da ist dieser Schulberg heute Nacht gestorben. Silvia hat es gesagt, kam in den Nachrichten auf dem Lokalsender. Der war wohl schon länger krank, hieß es. Ich dachte an dich, ob ihr da vielleicht wart.»

«Schon länger krank?», frage ich. «Ach was!»

«Ja. Ich dachte schon, ihr wärt vielleicht ... War viel los, heute Nacht?», fragt mich Renate.

«Ja. Einiges. Aber da waren wir wohl nicht. Wir waren nur bei einem sehr üblen Suizid.»

«Aha ... ihr wart bei einem Selbstmord?», fragt sie.

«Nein», erkläre ich ihr. Ich habe den Zeigefinger demonstrativ erhoben und bemühe mich um eine theatralisch belehrende Stimme. «Das sagt man nicht mehr. Das Wort ist politisch inkorrekt und diskriminiert die ...»

Täter?

Ich suche nach einem Wort, das korrekt klingt. «... die, die sich das Leben genommen haben.»

Sie sieht mich fragend an. «Aha ...»

«Ein Suizid. Kein Selbstmord», wiederhole ich, «allenfalls vielleicht ... ein Seelenmord.»

Kapitel
Jacqueline und die Schulden

September 2005 – Ende eines Sommertages

Kurz nach 18.00 Uhr, nicht einmal eine halbe Stunde nach Dienstbeginn. Ein Tag im September, der unglaublich heiß ist. Den ganzen August über war es nicht so schön und warm wie heute.

Wir sind schon auf dem Rückweg vom ersten Einsatz. Ein Verkehrsunfall in der Friedberger Straße an der Kreuzung beim Spickelbad: Nur Blechschaden, der einzige mögliche Patient, der vielleicht ein Schleudertrauma hat, lehnte es recht klar ab, mit in die Klinik zu fahren, und reagierte am Ende fast aggressiv, als wir ihn noch einmal darauf hinwiesen, dass es besser sei, sich durchchecken zu lassen. Wir fahren mit gut fünfzig Stundenkilometern zurück, als uns eine schwarze Limousine sehr schnell rechts überholt und beim Einscheren den Pkw vor uns schneidet.

«Der war gefühlt doppelt so schnell wie wir», schüttele ich den Kopf.

«Wenn es so heiß ist, spinnen sie alle», meint Dr. Merz, der mit seinen kurzen Haaren und seiner Designerbrille neben mir sitzt. «Vermutlich stand er wegen des Unfalls länger im Stau und meint jetzt, er müsse den nächsten Unfall bauen.»

Das Radio läuft leise im Hintergrund. Ich verstehe nicht genau, was der Moderator redet: «In seiner Ansprache sagte Bundespräsident Horst Köhler ...», der Rest wird vom Lärm der Straße verschluckt. Dr. Merz hört zu und hat wohl mehr verstanden. «Jetzt ist das schon wieder vier Jahre her», sagt er.

«Ja», entgegne ich, «kaum zu glauben.» Ich erinnere mich noch immer daran, wie ein Freund von mir mich damals am Telefon informierte: «Du, ich glaube, da ist gerade ein Flugzeug in das World-Trade-Center geflogen. Ich bin mir aber nicht sicher, ob das Nachrichten sind oder ein Film ...»

«Ein kleines Flugzeug? Oder etwas Größeres?», hatte ich wissen wollen.

Dann hatte er fast eine Minute lang nichts mehr gesagt und hinzugefügt: «Mein Gott, es sind zwei!»

«Zwei was?», wollte ich damals wissen. Aber er hatte aufgelegt.

Jeder Mensch, den ich kenne, weiß, wann und wo er damals von diesem Anschlag erfahren hat.

Dr. Merz dreht das Radio lauter. «Menschen in aller Welt gedenken heute der Opfer des Anschlags vom 11. September 2001, zu denen auch viele Feuerwehrleute gehörten, die bis zum Schluss in dem brennenden und vom Einsturz bedrohten ...»

Ein Funkspruch der Leitstelle, den wir wegen des Radios nicht genau verstehen. Dr. Merz dreht wieder leiser. Aber es galt nicht uns.

An der vorletzten Kreuzung vor der Wache wird unsere Ampel grün; als ich gerade losfahren möchte, höre ich das Pfeifen von Bremsen. Vor uns schießt ein weißer Wagen noch ein paar Meter auf die Kreuzung. Ein Mann sitzt hinter dem Steuer, wird schlagartig rot, hält sich erschrocken die Hand vor den Mund, dann fährt er rückwärts, um die Kreuzung frei zu machen. Es hupt, fast rammt er beim Rückwärtsfahren noch das Auto hinter ihm. Schockiert sitzt der Mann, der etwa sechzig sein dürfte, in seinem Wagen. Offensichtlich schämt er sich, die Frau neben ihm lächelt verlegen und streichelt ihm dann liebevoll tröstend über die Wange.

«Na ja, wenigstens hat er seinen Fehler noch korrigiert», meint Dr. Merz.

————————

Die Hitze steht an diesem warmen Spätsommertag noch immer in der Garage, als ich die Ausrüstung durchchecke. Ein paar Mal habe ich dabei das Gefühl, der Piepser würde vibrieren, aber jedes Mal täusche ich mich, und er bleibt still.

Offenbar bin ich irgendwie nervös heute.

Das EKG habe ich aus dem Auto genommen. Alle Kabel sind ausgepackt und zum Checken an die entsprechenden Kontakte an der Geräteseite angeklebt, als ich wieder das Gefühl habe, etwas an meiner Gürtelschnalle würde vibrieren. Tatsächlich pfeift es kurz darauf. Schnell rolle ich die EKG-Kabel zusammen, hinter mir höre ich die Schritte der Kollegen, das Tasten der Toröffner, dann die Rolltore, die sich nach oben hin öffnen. Ein «Klack, klack», das nach Plastik klingt: das Geräusch, wenn man den Stecker der externen Stromzufuhr entfernt, das Zuklappen der Steckdose am Auto.

«Auf geht's, Schorsch!»

Ich hab nicht mal genau mitbekommen, wer von den Kollegen, die auf der Wache sind, Nachtdienst hat, aber das war Martins Stimme. Autotüren, die geöffnet werden. Als ich mich kurz umdrehe, erkenne ich Martin in der halb offenen Tür und höre was von einem «VU», aber wo dieser Verkehrsunfall genau ist, bekomme ich nicht mit.

«Ist dein Nachtschicht-Doktor noch nicht da?», fragt er. Ich schaue auf die Uhr. Tatsächlich ist es 18.57 Uhr, die Ablöse für den Arzt könnte schon fast da sein. Das EKG-Kabel will nicht wirklich in die dafür vorgesehene Tasche, es klemmt. Ich lasse es oben rausschauen, Hauptsache, ich bekomme das Zeug alles schnell wieder in den Wagen, damit wir loskommen.

Als ich einsteige, sehe ich noch das Heck des Rettungswagens, der auf die Hauptstraße einbiegt, das Horn läuft, kurz bremsen die Kollegen ab, irgendeine dunkle Limousine schießt noch an ihnen vorbei. Ich nehme über Funk den Einsatz auf, im Seitenspiegel sehe ich, wie sich die Tür öffnet und Dr. Merz sich mit schlecht gelauntem Blick durch die Tür schiebt. Brille, grauer Stoppelbart, schmales Gesicht, breite Schultern. Einen Moment später sitzt er neben mir.

«Noch niemand da?», brummt er.

Ich bin nicht niemand, denke ich im Stillen, aber klar: Er meint seine Ablöse. «Nein», sage ich, «niemand.»

«Hoffentlich was Richtiges und nicht wieder ein blinder Alarm», meint er knapp, als wir schon ein gutes Stück der Strecke gefahren sind, «ich hab echt keine Lust, mir nach diesem Tag noch wegen irgendeinem Blödsinn den Feierabend zu ruinieren.»

Hoffentlich nichts Richtiges, denke ich für mich. Ich hab keine Lust auf einen stressigen Einsatz.

«Ja, sicher», sage ich nur.

«Offenbar VU schwer, so wie es aussieht eine verletzte Person», prasselt der Funk gerade noch verstehbar in unsere Kabine. «Sie geben Bescheid, ob Sie weitere Fahrzeuge brauchen.»

Dr. Merz nimmt den Hörer: «Verstanden.»

Der Rettungswagen meldet sich fast zeitgleich: «31/37 verstanden, kurz vor Einsatz, Lage folgt.»

Hoffentlich nichts Richtiges, denke ich noch einmal.

«Möglicherweise Ableben», hören wir die Leitstelle noch. «Feuerwehr Rinnenthal ist auch zu Ihnen unterwegs.» Die tief stehende Sonne. Jetzt blendet sie mich noch einmal. In ein paar Minuten wird sie dann verschwunden sein.

Dr. Merz sagt nichts mehr. «31/37 Einsatz an.»

Ein Seufzen neben mir, aber ich habe die Augen vorn auf die Straße gerichtet. Dann klingelt das Handy.

«Ja ... nein, wird dauern. Kein Problem ... keine Ahnung.»

Weit vor uns eine langgezogene Linkskurve, die über einen Hügel führt und die man sonst meist überblicken kann. Aber jetzt steht der Mais so hoch, dass man erst weiter hinten wieder etwas von der Straße erkennt. Nur das Dach und die Blaulichter des Rettungswagens sieht man oberhalb des Maisfeldes.

«War Frau Dr. Singer. Sie stand im Stau. Eben wegen des Unfalls auf der Friedberger Straße, sie wäre jetzt gleich auf der Wache», erklärt Dr. Merz, «aber jetzt ist es auch egal.»

Schon vor der Kurve stehen einige Pkws mit Warnblinker. Dann ist auch der Rettungswagen zu sehen. Ich sehe diesen Baum, etwa fünfzehn Meter von der Straße entfernt, und das Wrack eines Autos daneben. Felix und Martin sind gerade dort angekommen. Sie ziehen einen leblosen Körper aus dem Wagen und legen ihn auf den Boden. Zuerst denke ich, der Rettungswagen steht ungünstig, und ich stelle unser Notarztauto schon viel weiter vor den Kollegen ab, aber dann erkenne ich, dass überall neben der Straße ein tiefer Graben ist, außer dort vorne, wo der Rettungswagen steht. Ich gebe noch einmal Gas und stelle mich davor hin. Ein Blick in Richtung des Wracks: Alles Nötige ist schon dort – Absauggerät, EKG, Notfallkoffer, Sauerstofftasche. Dumpfe Basstöne dringen zu mir. Dann sehe ich: Martin drückt, Felix beatmet. Die Rea hat schon begonnen. Dr. Merz im Laufschritt vor mir.

Felix schreit mir zu: «Nur *ein* Patient!»

Ich nehme mir den Funkhörer: «Leitstelle von 31/64, wir brauchen derzeit keine weiteren Fahrzeuge.» Dann schnappe ich mir noch die Beatmungsplatte und laufe hinterher. Als ich ankomme, wird die Musik lauter: Heavy Metal. Dröhnende Bässe aus dem Autowrack.

Felix sieht meinen Blick in Richtung der Tür, in der die Reste der Scheibe hängen. Er zischt mir zu: «Ich hab den Zündschlüssel nicht rausdrehen können.» Dann deutet er mit dem Kinn in Richtung der Patientin. «Ich bring keine Luft rein. Wir müssen intubieren.»

Ich lege die Beatmungsplatte neben der Patientin ab, lege die hellblaue Unterlage ins Gras, öffne das Intubations-Set, teste den Tubus mit einer Blockerspritze, stecke Laryngoskop und Spatel zusammen. Der dröhnende Beat nervt tierisch. Und das Blut überall: im blassblauen Gesicht der Frau, die vermutlich noch jung ist und übergewichtig erscheint. Überall Blut: an den Beinen. An Felix' Handschuhen. Aus ihrem Mund. Dr. Merz versucht zu intubieren.

Ein Mal, zwei Mal.

«Sollen wir noch mal mit der Maske versuchen?», fragt Felix.

Er schüttelt den Kopf. «Nein, es geht ja nichts rein.» Schweißperlen auf der Stirn des Arztes, der sicher schon einige tausend Mal intubiert hat. «Mist, das gibt es doch nicht.»

Dann scheint er es geschafft zu haben. Zur Kontrolle beatmen, dabei abhören. Der Tubus ist sofort von innen her voller Blut. «Absaugen!», schreit er. Der Schweiß läuft ihm das Gesicht herunter. Die Sonne ist untergegangen, das Licht wird langsam bläulicher. Der Tag ist immer noch sehr warm. Dann versucht er noch einmal, den Tubus in die richtige Lage zu bringen. Noch einmal zur Kontrolle beatmen und abhören. Der Arzt nickt. «Ich denke, der Tubus liegt jetzt richtig. Los, immer wieder absaugen.»

Ich glaube, die Musik ist Rammstein. Ich hab das schon mal gehört.

Ein Mann mit einem Helm im Hintergrund, dann ein zweiter. Ich hab nicht gesehen, wie die Feuerwehr angefahren ist. Ein Feuerwehrmann beugt sich zu uns runter. Ein weiterer ist irgendwo am oder im Wrack zugange.

Dann mit einem Mal ist die Musik aus. *Wie laut Stille sein kann.* Der Arzt untersucht die junge Frau. Tastet den Bauch ab. Verzieht das Gesicht. Schaut in die Pupillen. Fühlt am Hals, dann noch einmal. Der Tubus ist immer wieder voll mit Blut. Einmal sehe ich kurz hinunter zu den Beinen. Es sieht alles schlimm aus.

Dann hebt er die Hand. «Aufhören», sagt er, «aufhören.»

Er schüttelt den Kopf. Erst schneller, dann langsamer. «Als ihr sie rausgeholt habt aus dem Auto», beginnt er, «war sie angeschnallt?»

Felix schüttelt den Kopf.

«Die Bauchschlagader ist vermutlich abgerissen», sagt der Doc und tastet noch einmal am Bauch, in der Mitte und seitlich. «Und so, wie es sich anfühlt», er steht wieder auf, «ich denke, die Halswirbelsäule ist gebrochen.»

Eine Rea, nicht viel länger als ein paar Minuten. Felix und ich schauen uns an. Dr. Merz hat wohl recht.

Einen Moment stehe ich da. Hab die Hände gefaltet. *Es tut mir leid*, denke ich. *Es tut mir sehr leid!* Ich schaffe es nicht, noch einmal in das Gesicht der jungen Frau zu schauen.

Ich schaue auf den Boden, sehe aus dem Augenwinkel nur den Saum einer Jeans und die abgewetzten grünen Turnschuhe, die sie irgendwann an diesem Tag angezogen hat.

Dann sehe ich mich in der Gegend um. Es steht weit und breit nur dieser eine Baum. Überall Pommes frites neben der Leiche und im Wageninneren. Ich schaue ins Auto.

Eine zerbrochene CD. Zigaretten. Eine Handtasche, deren Inhalt auf dem Beifahrersitz und im Fußraum verteilt herumliegt. Ketchup-Flecken und leere Ketchup-Tütchen. Auf dem Rücksitz liegt in einer Klarsichtfolie ein Strauß aus roten und weißen Blumen. Und ein großer, rosafarbener Teddybär, der auch von dem Ketchup abbekommen hat. Es ist ein skurriler, makabrer Anblick – fast sieht es aus, als habe er Blutflecken an seinen Armen und am Bauch.

Aus der Ferne tönen Martinshörner. Felix schaut mich an.

«Ich habe niemanden mehr bestellt», erkläre ich ungefragt. Dann erkennen wir einen Streifenwagen, kurz danach einen zweiten.

Ein Handy klingelt.

Meines ist es nicht. Martin zieht seines aus der Tasche, aber das Display ist dunkel. Dann merken wir, es kommt irgendwo aus dem Gras neben der Leiche.

Es klingelt wieder und wieder.

Dr. Merz hebt es auf. «Hallo?», fragt er.

Ich halte die Luft an.

«Hallo? Mit wem spreche ich denn?» Dann zuckt er mit den Schultern.

«Aufgelegt», meint er, «eine Frauenstimme, die sehr giftig gefragt hat, ob sie nun mit dem Kaffeetrinken warten sollen oder nicht.» Er fährt sich über die Stirn. «Ich glaube, eine Familienfeier.»

Das Telefon in seiner Hand klingelt wieder.

«Hallo ... Mit wem spreche ich denn? Hören Sie, hier ist der Notarzt Dr. Merz. Mit wem spreche ich bitte?» Dann sieht er in meine Richtung. «Wieder aufgelegt.»

«Zurückrufen?», fragt Martin.

Dr. Merz schüttelt den Kopf. «Nein», sagt er, «besser nicht. Ich hatte den Eindruck, als ob die Anruferin ohnehin nervliche Probleme hat. Sie schrie eher hysterisch, als dass sie sich normal erkundigt hat. Da muss jemand hinfahren, der sich dann auch kümmern kann.»

Am Straßenrand sehe ich eine Frau sitzen, ungefähr in meinem Alter, das Gesicht in die Hände gestützt. Ich gehe zu ihr hin.

«Sind Sie irgendwie beteiligt, oder haben Sie auch etwas abbekommen?», frage ich sie.

Sie weint. «Nein», höre ich.

«Kannten Sie die Fahrerin des Wagens?», hake ich leise nach.

«Nein», wimmert sie.

Ich lege ihr die Hand auf die Schulter.

«Waren Sie denn am Unfall beteiligt?», möchte ich wissen.

«Nein ... aber ... ich ... ich sehe doch, was passiert ist. Diese junge Frau ist ja jetzt wohl tot.»

«Ja», sage ich.

«Da vorne hat sie uns alle noch überholt. Dann ... es kam in der Kurve einer entgegen, nicht mal schnell.»

Die Frau macht eine Pause. Ich dränge sie nicht weiterzureden.

«Sie hat versucht, wieder einzuscheren, und ist ins Schleudern gekommen, und dann durch die Lücke zwischen den anderen Autos hindurchgeschleudert ...»

Ich schaue noch einmal zu dem Baum in Richtung des Wracks.

Es ist wirklich der einzige Baum in der ganzen Gegend. Es gibt kein anderes Hindernis. Ein paar Meter weiter, und es wäre vermutlich nicht so viel passiert. Ein kaputtes Fahrzeug vielleicht. Aber sicher nicht das, was wir hier vorgefunden haben.

Dieses Handy höre ich noch einmal klingeln. Aber es geht niemand dran. Mehrere Male klingelt es durch.

Die Frau vor mir weint. «Wie konnte denn so etwas passieren?», fragt sie. Ich zucke mit den Schultern. Aber das sieht sie ja nicht.

«Wieso konnte denn das nur passieren?»

«Ich weiß es nicht», sage ich.

Ich sehe, wie Martin die Beatmungsplatte zurück in den Kofferraum meines Wagens stellt.

«Hören Sie», sage ich, «möchten Sie, dass sich jemand um Sie kümmert?»

«Ich weiß nicht», sagt sie dann.

«Ich lasse jemanden zu Ihnen kommen», erkläre ich. Sie nickt. Felix steht plötzlich neben uns. Ich möchte ihm kurz erklären, aber er scheint es mitbekommen zu haben.

«Das KIT ist unterwegs», sagt er.

Ich schaue mich um. Beamte, die den Unfall aufnehmen, Personen aus den anderen Fahrzeugen vernehmen und sich mit Dr. Merz unterhalten. Einer, der bei dem roten Wrack des Kleinwagens mit den zerbrochenen Scheiben steht, dessen Marke man nicht mehr erkennen kann. Ich höre einen Namen, «Huber, Jacqueline», dann das Geburtsdatum. Ich rechne nach. 21 Jahre alt war die junge Frau. Nur vier Jahre älter als meine älteste Tochter.

Mein Blick wandert in die Ferne. Am Horizont, etwa gegenüber von dort, wo die Sonne untergegangen ist, taucht die unwirklich rote und große Mondscheibe auf.

«Ich bleibe noch bei Ihnen», sage ich zu der Frau und gehe neben ihr in die Hocke.

«Müssen Sie nicht», sagt sie.

«Ja. Kein Problem.»

Auf der Straße stehen nun viele Fahrzeuge. Feuerwehr, Polizei, unsere beiden Wagen und einige Pkws. Mit einigem Abstand stehen auch Menschen dort, die gebannt schauen, was passiert ist. Vielleicht Leute, die zufällig hier vorbeikamen. Oder Menschen aus dem Nachbarort, die mitgekriegt haben, was hier passiert ist. Aber zumindest kommt keiner von denen näher.

Es duftet spätsommerlich nach Korn und Heu. Weit hinten am Horizont sehe ich einen Mähdrescher, und hinter dem Horizont noch die obere Hälfte eines weiteren. Sie haben ihr Licht eingeschaltet. Während es schon langsam bläulich dunkel wird, zieht immer noch die Spur ihrer Staubwolken hinter ihnen her.

Dann erkenne ich etwa hundertfünfzig Meter von uns entfernt, nahe der Straße, einen Mann in einem gestreiften Hemd und einer kurzen Hose, der auf uns zuläuft, ein Polizist will ihn zurückhalten, aber der Mann reißt sich los.

Eine kurze Ahnung, es könnte ein Angehöriger der verstorbenen jungen Frau sein. Aber er rennt in meine Richtung, knickt ein, stolpert, rennt weiter auf uns zu. Erst kurz bevor er uns erreicht hat, blickt die Frau vor mir auf und nimmt ihn wahr.

«Mein Gott!!! Chris…, Christine!», schluchzt der Mann, der sich hinunterbeugt und die Frau umarmt. «Mein Gott, nein, nein!, ich dachte …» Auch das Weinen der Frau ist jetzt laut geworden.

Dr. Merz ist dazugekommen.

Einen Moment lang sagt er nichts, dann bemerkt er leise: «Felix würde sich jetzt um die Dame kümmern, bis das KIT da ist. Dann könnten wir vielleicht demnächst zur Wache fahren und wechseln, bevor wir am Ende noch mal einen Einsatz bekommen.»

Ich nicke.

«Eilt aber nicht», meint er noch.

«Ja, klar.» Aber ich bin auch schon auf dem Weg zu unserem Wagen.

Als wir losfahren, schaue ich noch einmal in Richtung des Wracks. Dr. Merz folgt meinem Blick.

«Nur dieser eine Baum», sagt auch er jetzt. «Zuerst dachte ich, es sei Absicht gewesen. Aber so wie es aussieht … einfach nur ein Zufall.»

Ja. So sieht es wohl aus.

Später in dieser Nacht

Ich komme nicht dazu, das Fahrzeug weiter zu checken. Wir sind keine fünf Minuten auf der Wache, als der Melder wieder läuft. Dieses Mal rücke ich mit Frau Dr. Singer aus. In der Garage hört man den Funk kaum, ich fahre so weit auf den Hof, dass die Antenne im Freien ist. Aus dem Augenwinkel sehe ich, wie Dr. Merz seine Tasche in den Kofferraum seines Autos stellt und uns zuwinkt.

Die Leitstelle gibt uns eine Adresse in Ried durch. Es geht in die gleiche Richtung wie bei dem Einsatz zuvor, wir müssen wohl noch einmal an dem Unfall vorbei. Nur die Diagnose fehlt noch.

«Und was haben wir dort?», fragt mich Frau Dr. Singer, als ich losfahre.

«Hm.»

Aber dann kommt auch schon die Diagnose von der Leitstelle.

«Das ist», es klingt etwas gedämpft und zögerlich, «ein psychischer Erregungszustand nach Todesnachricht. Polizei und KIT schon vor Ort, der Meringer RTW ist ebenfalls gleich dort.»

«Aha», sagt Frau Dr. Singer.

«Unser Unfall von gerade», vermute ich laut, «das sind offenbar mehrere Patienten.»

Es ist schon dunkel. Und immer noch sehr schwül. Während der Fahrt erzähle ich Frau Dr. Singer von dem Einsatz mit der toten jungen Frau. Mir läuft der Schweiß in meiner Dienstkleidung am Körper runter, es ist eklig.

«Diese Hitze!», bemerke ich, als ich mit dem Erzählen fertig bin. Da sind wir schon wieder nahe an der Unfallstelle.

«Es soll Gewitter geben heute Nacht», sagt sie.

«Es wäre gut. Man dreht fast durch, wenn es so drückend warm ist.»

Dann tauchen Warnblinker vor uns auf. Es stehen nicht mehr so viele Fahrzeuge am Straßenrand, aber immer noch einige Zuschauer. Ein silberfarbener Leichenwagen steht inzwischen auch dort. Als ich einen kurzen Moment zur Seite schaue, sehe ich dort, wo die junge Frau neben ihrem Auto lag, dass ein weißes Tuch über ihrem Körper liegt, um die Leiche vor den neugierigen Blicken zu schützen. Oder auch die Passanten vor dem Anblick der toten jungen Frau.

Als wir am Einsatzort sind, ist es schwierig, einen Parkplatz in der engen Straße zu finden. Ich lasse die Notärztin aussteigen und fahre ein Stück weiter. Zwei Streifenwagen stehen dort. Ein Pkw, auf dem ein Blaulicht aufgesteckt ist, vielleicht jemand vom KIT, vielleicht ein ziviles Fahrzeug von der Polizei. Dazu einige Pkws, teils etwas weit und schräg auf der Straße stehend, es sieht aus, als seien sie hastig abgestellt worden.

Als ich aussteige, höre ich ein paar Mal die schrille Stimme einer Frau. Was sie schreit, kann ich nicht verstehen. Ich gehe etwas schneller, vielleicht braucht Frau Dr. Singer meine Unterstützung, aber dann erkenne ich Hanno, der in Mering Dienst hat und mir mit beiden Händen abwinkt.

«Mach langsam», meint er.

Neben ihm steht ein Polizeibeamter. Ich sehe zur offen stehenden Haustür, dahinter sind ein kleiner Vorraum und eine Tür mit einer Glasscheibe und einem roten Vorhang.

«Da sind genug Leute drin», erklärt Hanno. «Es bringt nur Unruhe, und – da drin kannst du dich sowieso kaum umdrehen, so eng ist es in dem Haus.»

«So eng?»

Das Haus sieht von außen ganz normal aus.

«Ja. Alles vollgestellt mit Möbeln und Zeugs, und dann sind da fünf oder sechs Leute von der Familie, und dann noch mal sechs von uns, also», er hebt die Hände, «wir sollen erst mal draußen warten, hat Frau Doktor gemeint.»

Ich nicke.

«Warst du auch bei dem Unfall mit dabei?», fragt Hanno.

«Ja.»

«Nichts zu machen?», möchte er wissen. Eher eine Pro-forma-Frage, denn sonst hätten wir es ja getan. «Habt ihr noch reanimiert?», hakt er nach.

«Kurz», sage ich, «aber … sie hat einen Baum erwischt. Nach einem Überholvorgang, war wohl ordentlich schnell.»

«Verstehe.»

Manchmal hört man etwas aus dem Haus. Schreie, meistens eine Frauenstimme, möglicherweise sind es auch zwei verschiedene Stimmen. Manchmal auch einen Mann, der etwas ruft. An einem Fenster sieht man bläuliches Flackern, das Fernsehgerät scheint trotz allem immer noch zu laufen. Ich beschließe, die paar Meter zurück zur Straße zu gehen, mich auf die Mauer dort zu setzen.

Zwischen den Häusern hindurch sieht man es in der Ferne schon blitzen, aber man hört noch keinen Donner.

Ein Passant mit einem Hund an der Leine, der einige Meter weiter steht, schaut neugierig in meine Richtung, eher er näher kommt.

«Streiten die wieder?», möchte er wissen.

«Tut mir leid», sage ich, «aber ich darf dazu nichts sagen.»

«Die streiten doch fast jeden Tag und jede Nacht», meint er.

«Bitte gehen Sie weiter», sage ich.

Als ob er mich verstanden hat, zieht auch der Hund an der Leine, jault ein wenig.

Der Polizeibeamte, der mit Hanno vor der Tür steht, schaut nun auch zu mir herüber: zuerst denke ich, er wird gleich kommen, um dem Mann ebenfalls zu sagen, dass er weitergehen soll, aber dann öffnet sich plötzlich die Tür mit der Glasscheibe, man hört laut die schrille Stimme einer Frau: «Jacqueline! Ich hatte doch außer dir sonst nichts im Leben, lieber Gott!»

Dann schreit sie noch schriller und höher: «Lasst mich jetzt los, ich will jetzt sterben … ich bring mich um … ich mach jetzt fertig …», und einige andere Stimmen.

«Bleiben Sie hier!», und die Stimme von Frau Dr. Singer, die ebenfalls versucht zu beruhigen. Ich springe auf, möchte zu Hilfe eilen, aber da sehe ich einen Beamten, der die Frau zurückhält. Sie geht zurück, und die Zwischentür schließt sich wieder.

«Das weiß doch jeder, dass die immer nur streiten», sagt der Mann mit dem Hund wieder, «deswegen sind Sie wohl alle hier.»

Der Mann nervt mich.

«Ich darf dazu nichts sagen», wiederhole ich.

«Die trinken und streiten doch immer. Und ansonsten bekommen sie nichts auf die Reihe», erklärt er. Dann wird seine Stimme leiser, vertraulich beugt er sich zu mir herunter. «Die sind auch gar nicht von hier.»

Ich merke, dass ich anfange, innerlich zu kochen.

«Das ist ein völlig wertloses Pack.»

Ich sehe ihn an. «Hören Sie …»

«Wertlose Menschen!», gibt er dann seine Meinung kund.

Mir platzt fast der Kragen.

«Ach ja?», sage ich, «und Sie? Sie sind derjenige, der hier dazu abgestellt worden ist, um zu beurteilen, welcher Mensch in diesem Ort wertvoll ist und welcher nicht? Sie sind dann wohl sicher selbst der wertvollste aller Menschen auf dem Planeten?»

Für einen Moment ist er baff und sagt kein Wort mehr. Der Hund jault. Und dazwischen hört man wieder Geräusche aus dem Haus.

«Ach», sagt er und verschwindet.

Hau bloß ab!, denke ich. *Mach, dass du wegkommst!*

———

Fast zwei Stunden später sind wir im Klinikum wieder klar. Eine Frau haben wir mit Polizeibegleitung in die Psychiatrie gebracht, wo sie nach einem früheren Suizidversuch schon einmal war. Ein Teil der Familie hat Beruhigungsmittel bekommen.

«Wenn sie sich das Leben nehmen möchte, kann man es ja sowieso nicht ändern», seufzt Frau Dr. Singer, «nur eben eine Reaktion im Affekt verhindern», meint sie, als wir auf der Heimfahrt sind. Immer noch blitzt es in der Ferne. Und immer noch ist es so unglaublich schwül und das Gewitter nicht hier angekommen.

«Das waren alles schwierige Verhältnisse dort», meint sie dann noch. «Schon vor dem Unfall.»

Dann schweigen wir.

Am Morgen danach

Es ist genau 9.00 Uhr, als ich endlich aufwache. Ich hatte mir den Wecker meines Handys auf 8.00 Uhr gestellt. Ich muss verschlafen haben. Dann schaue ich nach dem Handy: Es ist aus. *Der Akku war leer.*

Jetzt kommt es auch nicht mehr drauf an. Ich gehe runter in den Wachraum. Niemand da, vermutlich sind alle ausgerückt. Ich schenke mir einen Kaffee ein.

«Warst du gestern draußen bei dem Verkehrsunfall?», fragt mich Rainer.

Ich erschrecke, habe gar nicht bemerkt, dass er auf der Eckbank sitzt.

«Ja», antworte ich, «war ich.»

«Und bei der Familie?»

«Ja», sage ich, «kennst du sie?»

«Ja», antwortet er, «meine Eltern wohnen nicht weit von dort.»

«Habt ihr einen Hund?», möchte ich wissen.

«Nein», sagt er, «zwei Katzen. Warum?»

«Ach, nichts. Dann ist es ja gut», sage ich.

«Ich hab gehört», sagt er, «dass es ziemlich abging da draußen. Die sind wohl komplett ausgetickt.»

«Es war schon schwierig», erkläre ich, «aber ich war nicht mit in der Wohnung», fahre ich fort, um weiteren Fragen vorzubeugen.

«Ja», sagt er, «das glaube ich.»

Wir sitzen da. Er schenkt sich auch eine Tasse Kaffee ein. «Das Mädchen kannte ich flüchtig», sagt er. «Armes Ding! Sie war fleißig. Und eigentlich nett. Wollte mal beim Jugendrotkreuz mitmachen.»

«Und dann?», frage ich.

«Weiß nicht. Kam dann bald nicht mehr. Zu Hause bei denen soll es schon immer sehr schwierig gewesen sein. Vielleicht haben sie es ihr verboten. Sie war damals vierzehn Jahre alt.»

«Hm», sage ich.

«Sie war ein anständiges Mädchen. Aber sie konnte es nie jemanden recht machen in der Familie. Sie haben immer alle nur auf ihr
herumgehackt. Sie beschimpft. Ihr ihre Freunde madig gemacht.
Ich hab sie mal getroffen. Sie hat eine Ausbildung als Friseurin ab-
geschlossen und dann einen Job bekommen, war die Einzige in der
Familie, die überhaupt eine Ausbildung gemacht hat und einen Job
hatte, aber recht machen konnte sie es nie jemandem …»

«Aber warum …», ich habe noch die schrille Stimme der Frau in
meinem Ohr. *«Jacqueline! Ich hatte doch außer dir sonst nichts im Leben, lieber Gott!»*

«Was warum?», fragt mich Rainer.

«Warum dann diese Verzweiflung?», wundere ich mich.

«Schulden», sagt Rainer.

«Ja, Schulden», wiederholt er noch einmal. «Wenn du jemanden
immer schlecht behandelt hast, und dann geht er so … und du
kannst nichts mehr gutmachen! Dann kommt der Moment, an dem
du dich selbst belügen musst. Und du dich nicht mehr selbst belügen
kannst! Sie ist ja weg. Und wer sollte dir dann noch verzeihen? Wer
kann dir dann noch vergeben?»

«Ja», sage ich, «ich verstehe.»

Wer kann dir dann noch vergeben?

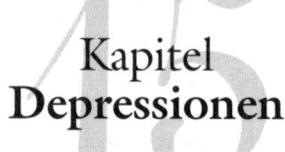

Kapitel
Depressionen

Januar 2008

Es ist hundekalt. Rechts und links der Fahrbahn liegen Reste des
Schnees. Kümmerliche, graue, verharschte Haufen, die noch von
diesen heftigen Schneefällen vor ein paar Wochen übrig sind, bei
denen man vor lauter Schneeflocken die Straßen nicht erkennen
konnte.

*Der dunkelste Tag im Jahr liegt schon wieder einen Monat hinter
uns zurück,* versuche ich mich selbst aufzubauen, als wir an diesem
Abend die Lechhauser Straße nach Augsburg hineinfahren.

Die Lampen über den Schaltern für die Sondersignalanlage glü-
hen mir orangefarben entgegen. Ein Notfall in der Nähe der Jako-
berkirche, ein Verkehrsunfall.

«Dieser dunkle Winter», stelle ich während der Fahrt fest, «der macht mich oft schwermütig … Man hat das Gefühl, als würde dieses Dunkel niemals enden und die ganze Welt läge im Schatten …»

Frau Dr. Singer antwortet nicht.

«Wir haben übrigens heute Nacht keine Medikamente mehr für die Lyse», bemerke ich nebenbei, während ich den Krankenwagen, so gut es geht, beschleunige. Das Auto, mit dem wir unterwegs sind, zieht nicht gerade besonders gut. Das «richtige» Notarzteinsatzfahrzeug hatte schon vor längerer Zeit ein Problem mit der Antriebswelle, bei 360.000 Kilometern hat man sich entschieden, es nicht mehr reparieren zu lassen. Wir sind mit einem Krankentransportwagen unterwegs, der schon kurz vor der Ausmusterung steht und in dem nun hinten statt der Trage die ganze Ausrüstung eingeräumt ist.

Wir biegen ab in Richtung Berliner Allee, fahren über den Lech.

«Die Lyse? Warum? Wurde doch erst Mittwoch aufgefüllt», fragt Frau Dr. Singer.

«Ja. Und heute tagsüber schon wieder verbraucht.»

«Aha.»

Wir haben den Lech überquert. Ich bremse ab, vor der Ampel am Ende der Brücke staut es sich auf beiden Spuren, das Martinshorn läuft durch. Nur langsam finden die Fahrzeuge vor uns Platz, um uns den Weg freizumachen. Dampfende Auspuffgase, in denen sich das rote Licht der Brems- und Rücklichter bricht. Als es sich gerade ein wenig lichtet, wird es auch schon grün und vor uns wird alles frei.

«Haben die was Näheres zu dem Verkehrsunfall gesagt?», fragt mich Frau Dr. Singer.

«Nein», sage ich. «Nur, wo es ist.» Ich bin schon wieder am Beschleunigen.

«Weißt du eigentlich, wann das neue NEF kommen soll?», fragt sie.

«Es ist angeblich schon fertig, aber die Beschriftung fehlt noch. Es soll nächste Woche ausgeliefert werden. Das hier wird wohl eine der letzten Schichten sein, die wir mit dem Krankentransportwagen fahren.»

«Gott sei Dank», sagt sie. Wir sind nun zwischen der linken und der Gegenspur auf der Berliner Allee. Ein kurzer Blick auf den Tacho: etwas über 90 km/h.

«So schlecht finde ich diese Krankentransportwagen nicht», sage ich. «Nicht so wendig wie der Pkw, den wir vorher hatten, aber für diese Größe erstaunlich gut. Und er hat immerhin schon mehr als 300.000 Kilometer auf dem Buckel.»

«Na ja», sagt sie, während ich eine Kreuzung mit laufendem Horn bei Rot passiere. Ein kurzer Blick nach links, der Verkehr steht, ich fahre wieder an.

«31/64, haben Sie mich nicht gehört?», schreit der Leitstellendisponent, als ich das Horn wieder ausschalte.

Ich nehme den Hörer.

«Nein», antworte ich.

«VU mit Fahrradfahrer», funkt er mir zu. Kein Fußgänger, aber eventuell genauso schlimm. «Der Patient ist schon im Rettungswagen», ergänzt er noch.

«Wir sind noch etwa zwei bis drei Minuten vom Einsatzort entfernt», antworte ich ihm.

«Verstanden.»

«Jetzt im Winter Fahrradfahren, bei der Kälte? Und glatt ist es sicherlich auch noch. Verstehe ich nicht ... Und mitten in der Stadt.»

Ich schüttele den Kopf. Ich fahre auch wieder mehr Fahrrad. Aber man kann es ja auch übertreiben mit dem umweltfreundlichen Verhalten.

Als ob ich ein Abo darauf habe: Jede Ampel ist rot. Alles steht voller Autos. Wir schlängeln uns durch.

Als ich am Vogeltor fast durch bin, wird es grün. Ich beschleunige wieder.

«Vorsicht!!», ruft Frau Dr. Singer. Von links ein Auto, das ich nicht gesehen habe, ich versuche, auszuweichen, bremse, für einen kurzen Moment schließe ich die Augen, aber es knallt nicht. Glück gehabt.

«Puh», stöhnt Frau Dr. Singer neben mir. «Das war knapp hier drüben. Es waren höchstens fünf Zentimeter nach rechts zu dem Lieferwagen», sagt sie.

«Dann hab ich ja genau die Mitte erwischt», versuche ich, ganz lässig zu antworten. «Weil: Links waren es auch höchstens fünf Zentimeter.» Mir ist auf einmal ziemlich warm geworden.

Ein vorwurfsvoller Blick von rechts, genau schaue ich lieber nicht hin. Dann ergänzt sie: «Der muss eigentlich schon längst rot gehabt haben ...»

«Hm», antworte ich.

Alter Schwede, denke ich, *das war knapp. Hab ich ein Glück gehabt ... Lieber nichts anmerken lassen.*

Vor uns, auf der rechten Seite der Straße, sind die Blaulichter einer Streife und des Rettungswagens. Beide stehen halb auf dem Gehsteig, für mich ist dort kein Platz mehr.

Ich halte an und lasse die Ärztin aussteigen, fahre ein paar Meter weiter und stelle mein Auto in einer Einfahrt ab.

«Puh.» Der Schreck von gerade eben sitzt immer noch richtig tief. Ich bin etwas zittrig, steige langsam aus, bemühe mich um einen gelassenen Gesichtsausdruck.

Die Ärztin ist schon hinten im Rettungswagen zugestiegen. Ich sehe sie durch die seitliche Scheibe nach unten auf die Trage schauen. Neben mir streitet sich ein Passant mit einer korpulenten älteren Frau, die in einem beigefarbenen Mantel dasteht.

«Natürlich hatte der Fahrradfahrer Licht an», behauptet er.

«Hatte er nicht», widerspricht die Dame energisch. «Sonst hätte mein Mann ihn ja sicher nicht übersehen.»

«Ich habe es doch mit meinen eigenen Augen gesehen. Der Fahrradfahrer hatte ein helles LED-Licht auf dem Kopf», ereifert sich der Mann.

«Ihre Personalien?», fragt ein Polizist den Mann.

«Ich möchte wissen, was die hier wollen», sagt ein weiterer älterer Mann, der noch dazugekommen ist. «Die haben hier sowieso nichts verloren», schimpft er.

Der Polizist schaut kurz, aus welcher Richtung das kam.

Der Mann lässt sich nicht beirren. «Die kommen hierher, weil sie es zu Hause zu nichts gebracht haben, dieses Pack. Die leben von unserem Geld und …»

«Jetzt mal langsam!», der Polizist ist einen Schritt auf ihn zugegangen.

«Waren Sie dabei, als das passiert ist?»

«Nein. Erst kurz danach. Also unmittelbar danach, bevor Sie und der Rettungswagen hier eingetroffen sind, aber diese Typen haben hier bei uns …»

Der Beamte unterbricht ihn harsch. «Sie werden jetzt weitergehen. Haben Sie verstanden?»

«Ich wohne hier in der Gegend und kann hier stehen bleiben, so lange, wie ich möchte!»

Der Polizist hat Mühe, sich zu beherrschen. «Ich kann Sie auch mit zu uns auf die Wache nehmen lassen, wenn Sie meiner Aufforderung nicht folgen. Haben Sie Ihren Ausweis dabei?»

Ich bin in den RTW gestiegen, setze mich auf den Beifahrersitz. Der ältere Mann verschwindet eilig und weiterschimpfend im Dunkeln. Ich drehe mich um: Hinten erkenne ich erst einen dunklen Kopf mit fein gekräuselten Haaren, dann den Körper eines farbigen Mannes. Er ist so groß, dass der Kopf oben fast über die Trage hinausragt. Unter ihm erkenne ich die blaue Vakuum-Matratze. Die Jeans, die er anhat, ist offenbar schon von den Kollegen auseinandergeschnitten worden. Über dem Mann baumelt eine Infusion, sie ist schon halb leer. Frau Dr. Singer legt gerade einen weiteren Zugang. Alex steht neben ihm am Fußende. Weiter vorne erkenne ich Lampe.

Blut sieht man nirgendwo, von hier vorne aus bin ich mir nicht sicher, ob man überhaupt etwas erkennen kann, aber ich habe den Eindruck, als ob das rechte Bein nicht normal daliegt.

Beim Untersuchen stöhnt der Mann, einmal ruft er laut «Auuu…»

Das Gesicht der Notärztin nähert sich der Trennscheibe, sie beugt sich zu mir her.

«Ein Protokoll.» Ich gebe es ihr durch das geöffnete Fenster.

«Und dann ein Fentanyl», ordnet sie an und erklärt mir: «Ziemlich sicher der Oberschenkel rechts. Vielleicht auch das Becken. Der Druck ist auch im Keller», ergänzt sie.

Ich laufe zurück zu meinem Auto, hole das Opiat. Es ist das stärkste Mittel, das wir an Bord haben. *«Wenn du es richtig dosierst, kannst du einem Elefanten das Bein ausreißen, ohne dass er Schmerzen hat»*, hatte mal ein Ausbilder gesagt. Auch wenn es übertrieben war, ist dieser Spruch hängen geblieben.

Als ich das Opiat geholt habe, öffne ich die Seitentür einen Spalt weit, Alex winkt mich rein.

«Zieh das Zeug gleich auf», bittet er mich. «Dann brauchst du auch nicht draußen in der Kälte zu stehen oder dir vorne den Hals zu verrenken.»

Der zweite Beamte schaut durch die Tür, als ich eingestiegen bin. «Wo sollen wir sein Fahrrad hinbringen lassen?»

«Wir klären es ab», sagt Lampe. «Aber macht bitte die Tür wieder zu, es ist kalt draußen.»

Lampe erkundigt sich bei dem Patienten, wo er wohnt. Dann auch, ob er Angehörige habe.

«Nein», sagt der Mann.

«Keine Familie?», hakt Lampe nach.

«Nein. Niemand.»

«Nur hier nicht?», fragt er.

Der farbige Mann schüttelt den Kopf.

«Er hat gesagt, dass er aus Somalia ist», erklärt mir Lampe. «Er ist seit drei Monaten hier.»

«Vielleicht die Menschen in dem Haus, wo ich wohne», sagt der Mann. Dafür, dass er erst drei Monate hier ist, redet er gut Deutsch.

«Ihre Familie ist noch in Somalia?», erkundigt sich Frau Dr. Singer.

«Nein», sagt der Mann. «Sie alle tot sind.»

Instinktiv ist Frau Dr. Singer ein kleines Stück zurückgewichen. «Alle?», fragt sie.

«Ich habe acht Brüder und Schwestern. Eine Schwester, ich weiß nicht, ob sie noch lebt», sagt er. «Meine Eltern und Großeltern und andere Brüdern und Schwestern alle ermordet», erklärt er. «Aber eine Schwester – davon ich weiß nicht. Vielleicht lebt noch?», sagt er dann noch einmal. «Hoffentlich», setzt er leise hinzu. «Ich bin glucklisch, dass ich bin hier.»

«Ich fahre viel mit den Fahrrad», sagt er. «Ich halte nicht aus, wenn ich nur sitze. Ich muss fahren. Ich muss alles hinter mir lassen», erklärt er. «Und keine Arbeit», sagt er. «Und keine Familie», er schüttelt den Kopf.

Frau Dr. Singer nickt.

Dann stöhnt er, hebt den Kopf etwas an, um auf sein rechtes Bein zu sehen, verzieht das Gesicht.

«Wir geben Ihnen gleich ein Schmerzmittel», erklärt sie. «Aber wir müssen wissen, ob Sie regelmäßig etwas einnehmen?»

«Einnehmen?», fragt er nach.

«Medikamente», erwidert sie. «Nehmen Sie regelmäßig Medizin ein?»

«Ja», sagt er.

«Und was?»

Er stöhnt. «Ich nicht weiß.»

«Sie müssen doch wissen, wie das Medikament heißt?», fragt Lampe, der mich ins Auto gewunken hat, ein wenig ungeduldig.

«Mitra ...», er überlegt. «Mitrasiplin?», sagt der Mann.

«Mirtazapin?», hakt die Ärztin nach.

«Vielleicht so, ja», sagt der Mann. «Ja. Vielleicht. Es ist eine Box mit viel weiß und etwas blau.»

Sie nickt.

«Es ist ein Antidepressivum», sagt sie leise.

Der Mann, der vor uns auf der Trage liegt, stöhnt. «Ich bin glucklisch, dass ich wohne bei Ihnen in Deutschland», sagt er. «Aber manchmal habe ich viel Angst. Und manchmal auch ich bin sehr traurig», erklärt er. «Dafür ich nehme Tabletten.»

«Ja», sagt die Ärztin.

«Wenn wir eine Skala von eins bis zehn haben, wie stark sind dann Ihre Schmerzen?»

«Ich verstehe nicht», sagt er. Sein Gesicht ist angespannt.

«Schauen Sie,», sagt sie. Sie zeigt ihm zehn Finger. «Das ist viel Schmerz.» Dann klappt sie die Finger der Reihe nach weg. «Das ist weniger.» Sie klappt alle Finger weg. «So ist kein Schmerz. Wie viel Finger hat Ihr Schmerz?»

«Vielleicht neun», sagt der Mann. «Oder manchmal zehn?»

«Wir geben erst mal nur einen Milliliter», sagt sie.

Ich setze die Spritze an, drücke den Inhalt ein Stück weit hinein.

«Dann fahren wir los. Mit Voranmeldung ...», sagt sie zu Lampe.

«Mein Fahrrad?», fragt der Patient. «Ich brauche mein Fahrrad.» Er klingt ängstlich.

«Ich werde mich drum kümmern», verspreche ich dem Mann.

Aber zuerst steige ich aus und stelle mich hinter dem Rettungswagen so auf die Straße, dass der Verkehr anhalten muss. Lampe fährt, er schaltet das Blaulicht beim Zurücksetzen ein, hält kurz. Einen Moment später nimmt er Fahrt auf und verschwindet vor mir in Richtung Zentralklinikum.

Ich gehe zurück auf den Gehsteig.

«Ins Klinikum?», fragt der Polizeibeamte.

«Ja.» Dann gebe ich ihm einen Zettel in die Hand. «Das ist seine Adresse. Das Fahrrad sollte dorthin gebracht werden. Aber es ist vermutlich kaputt?»

«Nein, nicht wirklich.» Der Polizeibeamte zeigt in Richtung der Hauswand, an der das Rad lehnt. «Ein Zeuge hat gesehen, wie das Auto zurückfuhr, er muss noch versucht haben, abzusteigen ...» Er hebt die Hände fragend. «Und dann hat er wohl versucht, das Fahrrad noch wegzudrücken …» Er schüttelt den Kopf. «Dem bedeutet das Fahrrad wohl eine Menge.»

Ein Stück weiter fällt mein Blick auf das Polizeiauto. Der Mann, der vermutlich hinter dem Steuer des Wagens saß, das zurückgesetzt hatte, sitzt auf dem Beifahrersitz und gestikuliert wild. Schuld oder nicht …? Eigentlich sieht es klar aus. Das Auto ist aus einer Hofeinfahrt rückwärts auf den Geh- und Fahrradweg gerollt.

«Wie geht es dem Mann?», möchte der Beamte wissen.

«Er sollte wohl ziemlich sicher ‹durchkommen›, aber es hat ihn wohl ganz schön erwischt.»

———————

Wir sind auf der Rückfahrt.

«Ich fand es schlimm», sage ich.

Frau Dr. Singer sitzt zusammengekauert in ihrem Sitz. «Es ist wirklich kalt heute», erklärt sie.

«‹Und ich manchmal bin sehr traurig›», zitiere ich den Patienten. «Als er das gesagt hat: Das fand ich zum Heulen. Und dann, als er erzählt hat, dass er dieses Antidepressivum nimmt.»

Sie schweigt.

«Kommt sein Bein wieder hin?», möchte ich wissen.

«Es ist ein glatter Bruch.»

Es soll so viel heißen wie: vermutlich ja.

«Und das Becken?»

«Er hat wohl noch Glück gehabt.»

«Was ist mit deiner Schwermut?», fragt sie, als wir kurz vor der Wache sind.

«Nichts», sage ich. «Mir geht es gut. Wir leben hier doch immer auf der Sonnenseite des Lebens. Wir haben es warm in unseren Häusern. Es geht uns gut. Wir haben Frieden und unsere Familien», stelle ich fest. «Ich hatte es nur vergessen.»

«Ja», sagt sie.

Wir stehen wieder in der Garage. Sie steigt aus. «Bis später dann.»

Ich bin glucklisch.

Nicht manchmal: Immer.

Und oft, ohne es zu wissen.

Kapitel
Nur das eine Leben

September 2008

Ein wirklich schöner Spätsommertag liegt hinter uns. Ich hatte mich entschieden, meine Büroarbeit irgendwie auf den Montag umzuorganisieren. Mit dem Fahrrad in der Landschaft, war ich mitten zwischen diesem würzigen Geruch der Blumen und Kräuter unterwegs gewesen. Ein aus der Kindheit vertrauter Duft nach Wiesen mit Schafgarben und Blumen.

Kurz vor dem Dienst waren wir noch einmal zum Baggersee gefahren. Für mich einmal kurz durchschwimmen. Zwischen dem Geschrei der Badenden einmal aus der Ferne der blecherne Klang von Martinshörnern.

«Euer Rettungswagen?», wollte Teresa wissen. Schulterzucken: Man konnte es nicht ausmachen, zu abgehackt und leise trug die flimmernde Luft den Schall hierher an den See. Die anderen blieben noch, ich verabschiedete mich und fuhr mit dem Rad weiter zur nahegelegenen Wache. Der Geruch der Grills aus den Schrebergärten überlagerte den Wiesenduft, der wenig später an der letzten Ampel vor der Wache vom Gestank der Autoabgase abgelöst wurde. *In der Hitze scheinen alle Gerüche intensiver wahrnehmbar zu sein als an einem kühleren Tag,* hatte Laura lächelnd gemeint. Beim Einbiegen auf den Hof ein Blick auf die Halle: «leer», alle Fahrzeuge, die sonntags besetzt sind, sind draußen.

Fabian hatte den ganzen Tag Dienst. Es ist fast 19.00 Uhr, als er zurückkehrt.

Jetzt steht er neben mir und erklärt: «Ich hab so weit alles aufgefüllt. Aber schau noch mal bei den Ersatzmedikamenten oben nach, es kann sein, dass da was fehlt, eventuell eine Furosemid vom Vormittag noch …»

«Du hast da was», ich zeige auf den Ärmel.

An Fabians Jacke ist ein roter Streifen: ein Blutfleck. «Oh, das hab ich gar nicht gemerkt.»

Fabian ist oft still, hat irgendwie immer etwas an sich, das ein wenig melancholisch wirkt, aber heute ist er noch ruhiger als sonst. Ein angenehmer Kollege. Aber was er hinter seiner kleinen dicken Brille denkt, ahnt man oft nur ganz entfernt.

«Das war auch wieder so ein trauriger Dienst heute», bemerkt er eher nebenbei, bevor ich dazu komme, ihn nach dem Tag zu fragen.

«Was war denn?», hake ich nach.

«Nachmittags eine erfolglose Reanimation. Der Mann, ein Italiener, etwa 45, war auf der Autobahn mit seiner Familie unterwegs, er hat noch gemerkt, dass es ihm schlecht ging und ist rechts rangefahren. Danach ein Ehepaar, das sich gestritten und geprügelt hat, hinten im Drosselweg. Na ja, da warst du sicher auch schon ein paar Mal, ist nicht viel bei rausgekommen, wie meistens haben sie dann am Ende auf uns geschimpft. Dann waren wir noch in Gersthofen, der Gersthofener Notarzt war da gerade unterwegs zum Klinikum. Eine Frau, etwa fünfzig. Sie lag tot auf dem Sofa, es war eine Wohnungsöffnung.»

«Wer hat euch alarmiert?»

«Weiß ich nicht», sagt er. «Ich glaube, jemand aus dem Haus. Ich denke, ein Suizid.»

«Und warum hat sie sich das Leben genommen?»

Er zuckt mit den Schultern. «Es ist ja nicht mal sicher, dass es einer war.»

«Und wie kommst du dann drauf?»

«Sie lebte alleine. Der Mann ist mit den Kindern irgendwo im Süden verschwunden, nachdem seine Firma pleite war. Die Schulden blieben ihr dann. In der Wohnung lebte sie noch nicht lange. Sie ist dort eingezogen, nachdem das Haus gepfändet wurde. Als wir ankamen, war es zu spät, sie war tot.»

«Hat sie einen Abschiedsbrief hingelegt?»

«Etwas Ähnliches. Auf dem Tisch lag wohl ihr ganzer Schmuck in einer durchsichtigen Plastiktüte. Daneben ein Zettel. Es stand drauf, dass man ihn verkaufen solle, das würde dann wohl für die noch ausstehenden Mieten und eine weitere reichen, um die Wohnung leer zu räumen.»

«Sonst – nichts?»

Er schüttelt den Kopf.

«Und das …?», frage ich ihn und zeige noch einmal auf seine Jacke.

«Deswegen sind wir zu spät gekommen», sagt er. «Ein älterer Mann, der mit dem Fahrrad unterwegs war. 86 Jahre alt. Ein Autofahrer ist rechts abgebogen und hat ihn übersehen. Eigentlich war er auf dem Radweg unterwegs, hatte grün und ist über eine Kreuzung gefahren, als ihn der Autofahrer erwischt hat …»

«Schlimm?», frage ich.

«Na ja. Mit dem Leben kommt er wohl schon davon, wenn nicht alles schiefgeht.» Er legt mir den Piepser auf den Autositz und den Schlüssel daneben. «Das NEF-Handy ist in der Seite …», er zeigt auf die Fächer in der Tür.

«Aber sag mal selbst: in dem Alter. Bisher hat der ältere Herr wohl alleine gelebt und sich selbst versorgt. Man kann sich ausrechnen, dass damit vermutlich jetzt Schluss ist.»

Ich setze mich ins Auto, um das Fahrtenbuch zu schreiben, Fabian sehe ich noch von hinten, wie er in Richtung des Flurs geht. «Mach's gut ...», höre ich noch, dann das Geräusch der blauen Feuerschutztür, die ins Schloss fällt.

177 Kilometer ist er den ganzen Tag über gefahren. Ich trage meinen Namen ein und dann schon mal den des Arztes von der Nachtschicht: «Dr. Lehle», obwohl der noch gar nicht da ist. Dann pfeift mein Melder, und ich schreibe schnell noch den Namen des Arztes von der Tagschicht dazu, mit dem ich jetzt zuerst unterwegs sein werde: «Dr. Weiß.»

Es geht nach Augsburg.

«Königssee-Stuben», sage ich, als Dr. Weiß neben mir Platz nimmt. «Gestürzt», ergänze ich, als ich um die Kurve direkt vor der Wache biege.

«Jetzt schon?», fragt er nur. «Die fangen doch eigentlich immer erst später an ...»

«Heute Nacht geht es sicher noch rund.»

Als ich einmal die Spur wechsle und in den Rückspiegel sehe, erkenne ich hinter der Friedberger Silhouette eine dunkellilafarbene Wolkenwand.

Etwas weiter vor uns fährt gerade ein Augsburger Rettungswagen vorsichtig um eine Verkehrsinsel, um auf die andere Seite der Straße zu kommen. Es ist immer noch so hell, dass sich die Blaulichter kaum von der sonnendurchfluteten Umgebung abheben.

Als wir hinter dem Rettungswagen zur Seite fahren, sind die Kollegen schon ausgestiegen, und bevor wir die Türen geöffnet haben, sehen wir, wie eine Frau mit einem blutüberströmten Kopf von zwei Männern aus der Kneipe geführt wird. Sie haben die Frau untergehakt, die etwas schlapp über ihren Schultern hängt. Einen Kollegen erkenne ich gleich, es ist Lampe, der ihnen entgegengeht, der andere ist von mir aus gesehen hinter dem Rettungswagen.

Lampe kenne ich schon lange. Ich bin mir nicht mal sicher, ob Lampe ein Spitzname ist oder der Familienname. Ein Namensschild habe ich noch nie gesehen. Ich arrangiere mich, komme mit ihm klar, aber ich schätze ihn nicht besonders. Er ist mir oft zu zynisch, vermittelt den Eindruck, als ob ihn die Patienten nicht interessieren. Während ich aussteige, denke ich an Felix, der mal auf den Punkt gebracht hatte, was ich dachte. Nach einem Einsatz stand er in der Notaufnahme der Klinik und schaute zu, wie Lampe sichtlich ungerührt eine ältere, schreiende Frau an ihm vorbei in die Notaufnahme schob. Wie er dabei, ohne die Stimme zu heben oder zu senken, vor sich hin brummte: «... so, jetzt sind wir dann da ...»

«Möchte mal wissen, warum der sich diesen Beruf ausgesucht

hat ...», hatte Felix den gleichgültigen Gesichtsausdruck von Lampe kommentiert.

Dr. Weiß ist ausgestiegen, ich schnappe mir gleich die Schreibmappe und gehe hinterher, gerade vor meiner Nase schließt sich die Tür des Rettungswagens. Es ist immer noch ziemlich heiß, in der Dienstkleidung schwitzt man ordentlich. Ein junger Mann steht neben mir, er trägt eine Jogginghose und ein Unterhemd und hält seine Zigarette irgendwie nach schräg an der Seite, wenn er nicht gerade daran zieht.

«Sie ist runtergefallen ... vom Stuhl.» Er sieht eher jünger aus, hat aber schon eine Glatze. Auf seinem Arm ist ein großes Tattoo.

«Einfach so, von alleine?», frage ich.

«Ja, klar. Sie hat schon ziemlich getankt», erzählt er mir in einem vertraulichen Ton. «Die konnte sich nicht mehr an der Theke festhalten ...»

«Stimmt doch gar nicht ...», ein anderer, in einer rot glänzenden Boxershorts und einem ebenso roten Achselshirt mit weißen Säumen, der etwas weiter hinten steht. «Er hat sie geschubst.»

«Halt doch du das Maul und red nicht immer so viel Müll», erklärt der andere mit dem Tattoo. «Du warst doch gar nicht dabei. Heinz war nicht schuld, der hat sie nur leicht an der Schulter angefasst. Du redest einfach immer nur Blech, schon morgens, wenn du aufstehst.»

Dann dreht er sich zu mir um. «Die sind aus Würzburg, die kommen ab und zu her», sagt er. «Und das ist alleine denen ihre Sache, das können die untereinander ausmachen. Ist ja seine Frau, oder? Jedenfalls ist sie selbst schuld», setzt er noch nach.

«Machen Sie das schon lange?», fragt ein anderer, jüngerer, der dazugekommen ist. Er macht ebenfalls einen angetrunkenen Eindruck. «Ich könnte das nicht. Überall Verletzte aufsammeln ...»

Ich ignoriere seinen Kommentar und öffne die Tür einen kleinen Spalt. Von hier aus sehe ich nur ein paar blutige Haare am Kopf der Frau. Und Lampe. Und dann noch einen, der schon zum Urgestein der Augsburger Sanitäter gehört und schon seit mindestens 25 Jahren unterwegs ist: Daniel Steiner. *Seltsam*, denke ich, *der sieht auch fast noch genau so aus wie vor 25 Jahren ... Er scheint irgendwie gar nicht zu altern ...*

Die Bekannten der Patientin beginnen, hinter mir lautstark zu diskutieren. Hier rumzustehen, ist unangenehm. Ich drücke kurz den Funkschlüssel meines NEFs, sehe, dass die Warnblinker leuchten und das Auto zu ist. Dann öffne ich die Seitentür des Rettungswagens und steige ein.

«Darf ich ...?», frage ich die Kollegen.

«Wenn du die Tür zulässt ...», brummt Lampe.

Der Notarzt untersucht die Wunde. «Und wie ist das passiert?», fragt er die Frau.

«Was?», fragt die Frau lallend.

«Wie ist das passiert?», fragt er noch mal lauter.

«Weiß ich nicht …», lallt sie und zieht die Schultern hoch.

«Wie viel haben Sie denn getrunken?»

«Was?», fragt die Frau wieder.

«Wie viel Sie getrunken haben?», ruft Lampe jetzt laut durch den Raum, jede Silbe betonend.

«Warum schreien Sie denn so? … Zwei Bier», lallt sie wieder.

«Nicht mehr?», fragt der Notarzt nach.

«Weiß nicht …», lallt sie wieder.

«Können es vielleicht auch drei gewesen sein?»

«Ja, kann sein, dass es drei waren …»

«Oder auch vier?»

«Weiß nicht …», sagt sie wieder. Keine sehr intelligente Unterhaltung.

«Der Arm hat auch was abbekommen?», fragt Lampe.

«Tut das weh?», der Arzt bewegt den Arm vorsichtig.

«Nein.»

«Na ja …», seufzt der Arzt dann. «Vermutlich tut ihr im Moment sowieso nichts weh, den Schmerz hat sie wohl schon vor dem Ereignis erfolgreich betäubt …»

«Und wie das passiert ist, wissen Sie nicht?»

«Umgefallen», sagt sie. «Ich bin umgefallen.»

«Vom Barhocker?», fragt der Arzt nach.

«Ja.»

«Von alleine?»

«Weiß nicht …»

«So besonders viel scheint sie nicht zu wissen …», bemerkt Lampe, der am Fußende der Patientin steht.

Die Tür öffnet sich, jemand schaut rein, es ist der mit den roten Klamotten. «Was ist mit der?», fragt er. «Ist es schlimm?»

«Lassen Sie bitte die Tür zu!», schimpft Lampe. Der andere schaut ihn groß an. «Die – Tür – zu!», Lampe sieht man seine Verärgerung an.

«Wir geben Ihnen noch Bescheid, wo wir hinfahren, bevor es losgeht», sagt der Arzt. Die Tür geht wieder zu, aber sie schließt nicht ganz. Draußen höre ich jemanden schimpfen.

Ich steige wieder aus. «Hören Sie: auch wenn Sie die Frau kennen, aber wir dürfen Ihnen jetzt keine Auskünfte geben», sage ich höflich.

«Na hören Sie mal», sagt der andere patzig. «Wir haben Sie ja schließlich gerufen. Und wir haben Ihnen die Frau ja auch rausgebracht.»

«Wer ist denn der Ehemann?», frage ich.

«Der ist da drinnen!», sagt einer, der gerade erst aus der Kneipe kommt, auffallend dick und mehr als einen Kopf größer ist als ich.

Ein Blick in die Kneipe, aus der heraus einige Augenpaare in meine Richtung starren. Ein wirklich freundlicher Gesichtsausdruck ist nicht dabei. Ich verspüre keine Lust, dort hineinzugehen.

«Also», wiederhole ich. «Bevor wir fahren, gebe ich dem Ehemann noch Bescheid, wo es hingeht.»

«Das kannst du auch mir sagen. Ich bin hier so was wie der Cheffe», baut er sich vor mir auf.

«Ist das der Besitzer der Kneipe?», frage ich und gehe ein paar Schritte zur Seite.

«Nee, aber der ist immer hier», lacht einer, der auch neu dazugekommen ist, ein etwa fünfzig Jahre alter, unrasierter Mann in einer ockerfarbenen Shorts und einem Unterhemd, der nicht sehr gepflegt aussieht und noch ungepflegter nach Rauch und Schweiß riecht.

«Also pass mal auf, Bubi», er ist schon wieder etwas näher auf mich zugekommen. «Du kriegst jetzt gleich eine aufs Maul, damit du weißt, wie das hier läuft, klar?», macht er mich an.

«Mach mal langsam …», zwei der anderen halten ihn fest, als er mir näher kommt. «Manne, mach langsam, reg dich nicht auf, der Sanitäter tut ja nur seine Pflicht.»

«Ja», mault er nach, «und wenn er die nicht gleich richtig tut, bekommt er von mir ein paar drüber. Wir haben ein Recht drauf, zu wissen, wie es Sassi geht.»

«Moment», sage ich. «Ich erkundige mich gleich mal, und dann sage ich Ihnen Bescheid. Ich stehe ja auch nur hier draußen und habe die Frau bisher auch nicht gesehen», füge ich betont höflich hinzu. Dann öffne ich die Seitentür zum Rettungswagen nur so weit unbedingt nötig und steige noch einmal kurz zu.

«Sieht nach Ärger aus», erkläre ich. «Die sind ziemlich schlecht drauf, der hat mir schon Schläge angedroht. Sollen wir die Polizei holen?»

«Quatsch», meint Steiner. «Wir haben die Frau ja schon im Auto. Wir fahren einfach ein Stück weiter und biegen in eine Querstraße ab, da können wir dann in Ruhe weiterarbeiten.»

Dann steigen wir zu zweit aus, er geht zügig um das Auto herum und setzt sich vorne rein.

Der Große brüllt etwas von: «Ich geb dem jetzt gleich eine aufs Maul …» Er klingt auch ein wenig lallend.

«Kleinen Moment. Ich schaue nur kurz was nach …», erkläre ich, dann steige ich ins NEF ein; als ich die Tür zuhabe, fährt Steiner los, ich ihm hinterher. Die zweite Querstraße vor uns biegen wir nach rechts ab und halten zweihundert Meter weiter wieder an.

Ich steige wieder aus. Während Daniel wieder hinten bei den Kollegen einsteigt, bleibe ich in der halb offenen Tür stehen und beobachte, ob uns jemand nachgekommen ist.

«Hast du gesehen,», frage ich ihn, «dass das hier 'ne Sackgasse ist? Wenn die hinter uns herlaufen …»

«Nee, das hab ich jetzt verpeilt. Aber ich glaub nicht, dass die nachkommen. Die sind viel zu besoffen.»

«Na ja, alle vielleicht nicht …?», überlege ich.

Völlig überraschend fängt die Patientin an, sich zu übergeben. Daniel hat schon eine Tüte zur Hand, aber es geht zu schnell, ein Teil geht daneben.

«Wir legen noch einen Zugang, das schadet nicht, schon alleine, um den Alkohol zu verdünnen. Und dann geben wir ihr was gegen die Übelkeit ...», meint Dr. Weiß.

Immer wieder übergibt sich die Frau.

«Habt ihr schon die Pupillen angeschaut?», frage ich.

«Seitengleich und dem Alkohol entsprechend leicht verlangsamt ...», sagt Dr. Weiß, während er aber noch einmal in die Augen schaut. Die Frau übergibt sich schon wieder. Ein unangenehmer Geruch steht im Rettungswagen. *In der Hitze scheinen alle Gerüche intensiver wahrnehmbar zu sein als an einem kühleren Tag*, fällt mir jetzt wieder ein.

«Puh», Lampe sieht bleich aus. «Ich hab erst gegessen ...»

Daniel legt den Zugang. Nebenher erzählt er: «Das ist alles noch gar nichts. Gestern in der Maxstraße hatten wir so einen Notfall, meine Güte. Da war einer, der war völlig durchgeknallt ... der hat irgendwo in der Menge vor einer Kneipe rumgepöbelt und geschubst, als dann die Polizei kam, das war so um kurz nach 12.00 Uhr, da ist er dann abgehauen und hat sich unter ein Taxi, das gerade angekommen war, gerollt. Und sich da versteckt.» Er schließt die Infusion an, Lampe reicht ihm das Medikament, als er weitererzählt. «Jedenfalls haben nur noch die Beine rausgeschaut, der Typ hat dann wohl aus irgendeinem Grund Panik bekommen und geschrien wie am Spieß. Der Taxifahrer jedenfalls dachte, er habe den Mann überfahren, und hat den Notarzt alarmiert. Als wir dann kamen, hat die Polizei gerade mit diesem seltsamen Typ gestritten, und wir haben dann den Taxifahrer mitgenommen, der war völlig am Ende, der hatte echt einen richtigen Schock. Die Polizei hat dann festgestellt, dass der Typ, der sich unters Taxi gerollt hatte, 2,9 Promille intus hatte ...»

Dr. Weiß lacht. Daniels Erzählung ist tatsächlich skurril.

«Wie geht es Ihnen jetzt ...?», fragt Dr. Weiß die Patientin.

«Weiß nicht ...»

Ich muss fast lachen.

«Wir nehmen Sie dann mit in die Klinik», erklärt er. «Die Platzwunde muss man nähen, und dann sollte man vielleicht noch mal den Kopf genauer anschauen ...»

«Weiß nicht ...», lallt sie wieder.

«Wir nehmen Sie mit in die Klinik», sagt er noch mal laut.

«Ja», sagt die Frau.

«Als ich noch in Haunstetten fuhr», lacht Dr. Weiß, während Lampe und Steiner die Wunde versorgen, «hatte ich mal einen Patienten, der in einer Kneipe einen Krampfanfall so gut mimte, dass alle ihm glaubten und uns alarmierten. Es war alles so glaubhaft, dass die Kollegen ihn schon im Rettungswagen hatten. Der Anfall war vorbei, wir wollten ihn dann mit in die Klinik nehmen. Er meinte, da sei er schon mehrfach gewesen, er wolle nicht mit, die hätten nie was gefunden. Dann habe ich ihn unterschreiben lassen, dass er auf eigene Gefahr nach Hause geht. Vier Tage später hatte ich den gleichen Typen wieder. In einer anderen Kneipe. Ich hab ihm dann gesagt, dass er den Blödsinn lassen soll. Und dass mir klar ist, dass er keinen Krampfanfall habe und dass er jetzt aufstehen und heimgehen solle. Da meinte er nur, er habe aber kein Geld dabei. Der ist offenbar von einer Kneipe zur anderen, hat dort getrunken und dann immer am Ende einen Krampfanfall gemimt. Ich hab ihm gesagt, dass ich das Bier bezahle, wenn er sich in der Gegend nicht mehr erwischen lässt …», Dr. Weiß lacht.

«Na ja: Jedenfalls, kaum zu glauben, fünf Tage danach hatte ich meinen ersten Dienst in Friedberg und bekomme einen Einsatz in einer Kneipe mit einem Krampfanfall. Ich hab dem Mann dann erklärt, dass er schon weiter weg gehen muss, wenn er mir nicht wieder über den Weg laufen möchte …»

Immer wieder schaue ich nach hinten aus dem Wagen, aber offenbar ist wirklich niemand von den Besuchern der Kneipe in unsere Richtung gelaufen.

Dann seufzt Dr. Weiß. «Da haben sie doch alle nur das eine Leben – und was machen die Menschen dann draus?», murmelt er etwas nachdenklicher, ehe er meint: «Dann – fahren wir jetzt mal.»

Etwas rüttelt ein wenig am Rettungswagen, aber es sind nur die ersten Böen der nahenden Gewitterfront.

Wenig später, als ich mich zum NEF begebe, um den anderen in das Klinikum hinterherzufahren, spüre ich die ersten Tropfen im Gesicht und auf der Hand. Schwefelgrau sieht mit einem Mal der Himmel rundherum aus, und auch aus den Häuserfassaden scheint die Farbe gewichen zu sein. Ein Blick auf den hellgrauen Asphalt: Auch hier werden die dunklen Punkte mehr.

Schnell gehe ich weiter, schon als ich im Auto sitze, prasselt der Regen in großen Tropfen herunter, dass man fast nichts mehr sieht. Der Wind lässt den einzigen Baum, der in dieser Straße steht, hin und her wiegen, schlagartig wird es dunkler, und die Straßenbeleuchtung, die gefährlich hin und her schwankt, schaltet sich ein. Im Regen, der auf der Scheibe schneller nachkommt, als der Scheibenwischer ihn wegschieben kann, wird das rote und gelbe Licht von Rücklichtern und Warnblinker gebrochen. Irgendwo ein Mensch, der in nassgeregneter, sommerlicher Kleidung unter einen Hauseingang flüchtet, um Schutz zu suchen. Dann der erste Blitz – unerwartet hell und ebenso unerwartet schnell und laut der Donner, der durch die Straße hallt und meine Füße beben lässt.

«31/06 unterwegs mit Patient und Doc ins Zentralklinikum», sagt Lampe, den ich zwischen dem Knacken am Funk höre, das gleichzeitig mit den Blitzen in meinen Lautsprecher dringt. Der Warnblinker geht aus.

«31/06, unterwegs ... ins ZK?», es klingt zögerlich, als ob der Leitstellendisponent etwas überlegt.

«Jawoll ...»

«Verstanden.»

Gerade als ich mich auch melden will, um mitzuteilen, dass ich hinterherfahre, höre ich den Leitstellendisponenten. «Funkstille, mehrere Notarztalarmierungen ...», und dann fünf oder sechs Sequenzen von Tonfolgen für die Auslösung von Funkmeldern.

Dann folgen die Alarmierungen. Eine Psychose in Kissing ohne Notarzt für unseren Rettungswagen in Friedberg, dann eine Psychose in Gersthofen und eine Suizidandrohung irgendwo in der Innenstadt.

Als ich gerade einen zweiten Versuch starten möchte, mich zu melden, noch ein Verkehrsunfall auf der B17 in Haunstetten und einen Notfall ohne Notarztalarmierung am Königsplatz: «Schlägerei, mehrere beteiligte Personen, Eigenschutz beachten ...»

Die Alarmierungen gehen weiter. Eine Atemnot, ein Verdacht auf einen Herzinfarkt und ein Verkehrsunfall.

Vor und zu Anfang eines Gewitters kann man statistisch immer eine starke Zunahme von psychischen Entgleisungen feststellen, erinnere ich mich an das, was mir Frau Dr. Singer einmal gesagt hatte. Der Tag heute scheint es zu belegen.

«31/64, hören Sie?» Die Leitstelle.

«Wir haben Sie schon zwei Mal gerufen ...»

Das war mir entgangen.

«Standort ...?», fragt die Leitstelle nach.

«Ulmer Straße, Ecke Kriegshaberstraße ...»

Ich warte, aber es kommt keine Antwort mehr. Stattdessen wieder eine Piepserschleife. «31/64, Sie können weiterfahren.»

Als ich das grünliche Licht der Neonlampen in der Notaufnahme schon am Ende der Zufahrt vor mir sehe, höre ich noch einmal die Leitstelle. «31/05 Verdacht Ableben, Innsbrucker Straße 16e, vierter Stock.»

Vielleicht hatte mich die Leitstelle vorab hinschicken wollen? Ich vermute es.

———

Der Rettungswagen steht schon seit ein paar Minuten dort, die Kollegen sind drinnen verschwunden.

Lampe ist an einem der Schalter, hat die Patientenakte in der Hand, steht gerade auf. «Jetzt hat sie gesagt, sie wolle aufstehen und zurückgebracht werden. Und beim Versuch, aufzustehen, ist sie dann mehrfach umgefallen und hat deinen Doc beschimpft.»

Als ich dazukomme, liegt sie wieder auf der Trage und schläft.

«Die kannst du ja nicht mal auf eine Liege legen und alleine hier lassen», sagt Daniel kopfschüttelnd, als ich komme. Ich schaue durch den Gang vor den Kabinen. Überall sind Betten aufgestellt mit wartenden Patienten.

Dann wird uns die Frau doch, trotz der vielen wartenden anderen Patienten, abgenommen, die Trage ist wieder frei. Lampe und Daniel Steiner schieben sie an mir vorbei nach draußen, das zerknüllte Einmaltuch liegt drauf, die Decke ist am Fußende zusammengelegt.

Als ich ihnen nachlaufe, hält mich eine Frau am Arm fest.

«Wann kommen wir endlich dran?», fragt sie ungeduldig. «Mein Mann liegt hier schon seit einer Stunde!» Sie zeigt auf ein Bett, in dem ein Mann liegt, der eine Sauerstoffsonde in der Nase hat.

«Es tut mir leid …», sage ich. «Ich kann Ihnen da nicht helfen …»

«Unerhört ist das, ich werde mich beschweren», unterbricht sie mich.

«… wir sind gar nicht hier vom Haus», erkläre ich.

«Das interessiert mich nicht», sie lässt mich los, schaut auf mein Namensschild und zieht ein Stück Papier heraus, schreibt dann demonstrativ etwas auf einen Zettel.

«Ich würde Ihnen gerne helfen», erkläre ich. «Aber ich bin nicht von hier.»

«Unverschämt, einen so lange hier zu lassen, wir werden demnächst einen Krankenwagen anrufen und uns wieder nach Hause bringen lassen …»

Ich schaue noch mal den Mann an. Wenn er schon eine Sauerstoffsonde in der Nase hat, wurde er zumindest schon einmal angeschaut und vorab versorgt. *Die hier in der Notaufnahme können auch nicht mehr als arbeiten, auch die Aufgaben hier sind nur begrenzt planbar.*

«Es geht hier nach Dringlichkeit. Hat sich der Zustand Ihres Mannes denn verändert oder verschlechtert?», frage ich nach.

Das war wohl auch ein Fehler.

«Das ist nicht mein Mann», keift sie mich an, «das ist mein Vater!»

Ein Herr, der an einem Bett sitzt, das ein Stück weiter steht, schaltet sich jetzt auch ein.

«Wir sind ja nicht blöd», sagt er. «Glauben Sie nicht, dass wir nicht merken, dass die Patienten, die von Ihnen eingeliefert werden, alle schneller drankommen …»

Ich zucke mit den Schultern.

«Ich kann das nicht entscheiden», sage ich. «Wenn sich der Zustand eines Patienten verschlechtert, dann sagen Sie es mir, und ich melde es dort.»

Niemand redet mehr mit mir, der Herr schaut beleidigt an mir vorbei. «Ansonsten können Sie sich auch jederzeit selbst dort melden …», ich zeige auf eine Glasscheibe, hinter der gerade niemand steht.

Dann schaue ich, dass ich weiterkomme.

«Das habe ich schon drei Mal getan …», höre ich die Frau noch.

«Unverschämtheit! Aber Ihren Namen habe ich …»

Würde mich mal interessieren, wo die Beschwerde über mich landen wird. Ich denke an das Krankenhaus in Mering, das vor einigen Jahren geschlossen wurde. An Florian, den Freund meiner Tochter, der vor ein paar Wochen in einer Klinik der Umgebung saß. Und mehr als sieben Stunden mit einem gebrochenen Unterschenkel in der Aufnahme wartete, ehe mal ein Arzt Zeit hatte, ihn sich anzusehen. Und auch an die unzähligen Diskussionen über Gelder für die Kliniken und die Versorgung von Patienten. *Irgendwo hat alles Sparen Auswirkungen, und es ist ein Jammer, dass es niemanden interessiert, bis er dann selbst hier landet und glaubt, sich über die beschweren zu müssen, die in der Regel nur ihre Arbeit bestmöglich tun.*

———————

Dr. Weiß ist noch in der Kabine der Notaufnahme.

Als ich in die Fahrzeughalle komme, stehen Lampe und Steiner da. «Am Ende bekommt sie mit ihrem Mann noch mal Ärger, weil wir sie mitgenommen haben», bemerke ich, als ich mich dazustelle.

«Und wenn», schaut mich Lampe genervt an. «Mein Problem ist das nicht, verstehst du? Ich hab ihr den Mann nicht rausgesucht, und ich hab ihr das Bier nicht hingestellt.»

Ich sage nichts mehr dazu.

«Pass auf, Kollege», schaut er mich an. «Idealismus ist was für Märtyrer. Ich – ich muss hier einfach mein Geld verdienen! Wenn ein Besoffener kommt, dann wird er eben so weit versorgt wie nötig und in eine Klinik gebracht. Vom Idealismus kannst du nicht runterbeißen. Und er hilft keinem weiter. Gefühle haben im Rettungsdienst gar nichts zu suchen», erklärt er mir. «Das kann sich vielleicht so ein ‹Hobbysanitäter› wie du leisten», er meint mich, aber er sieht mich nicht an. «Ich mach aus meinem Job keine Religion.»

«Was ist an Religion schlimm?», bohre ich nach. Wenn er diskutieren will: gerne.

«Religion ist Opium fürs Volk», erklärt er.

«Ja», entgegne ich, «das hat Marx gesagt. Und danach haben die Kommunisten den Kommunismus zur Ersatzreligion erhoben …»

Lampe dreht sich um und geht nach drinnen. «Ich hol mir einen Kaffee.»

Daniel und ich stehen rum und reden nicht viel. Ich warte einen Moment, es soll nicht so aussehen, als laufe ich ihm nach.

«Ich hol mir einen Kakao», sage ich dann. Er nickt.

Als ich um die Ecke biege, sehe ich Lampes Rücken, er steht vor dem Automat. Ich bleibe mit etwas Abstand stehen. Erst einen Moment später sehe ich, dass auf der anderen Seite vor ihm eine kleinere Frau steht, die offenbar in Richtung des Kakaoautomaten schaut.

«Ich wollte mir einen Kaffee kaufen», sagt sie. Ich sehe das Gesicht nicht, aber die Stimme klingt alt und brüchig. Als Lampe sich anders hinstellt, erkenne ich eine ältere kleinere Frau, ihre Haare sind nach oben gesteckt.

«Ich versteh das nicht», sagt sie. «Ich habe das Geld da reingesteckt, aber es kommt nichts raus.»

Lampe drückt die Tasten noch einmal, dann den Geldrückgabeknopf. Es klimpert. *Drängelt er sich jetzt vor?*

«Haben Sie das hier reingeworfen?», fragt er die Frau, während er das Geld in der Hand hält.

«Ja», sagt sie.

«Hören Sie», erklärt er. «Das sind nur dreißig Cent. Der Kaffee kostet fünfzig Cent.»

«Ach so», lacht die ältere Dame verlegen. «Ich dachte … wissen Sie, seitdem die das Geld umgestellt habe, komme ich mit den Münzen nicht mehr klar.»

Lampe klingt ungeduldig. «Haben Sie noch zwanzig Cent?»

Sie schaut in ihren Geldbeutel. Lampe beugt sich ein Stück vor. «Das sind noch ein paar einzelne Cent», sagt er.

«Ich hab wohl nicht genug dabei.»

Lampe wirft das Geld in ihren Geldbeutel. «Sieht so aus», sagt er. Dann holt er seinen raus und wirft fünfzig Cent ein.

«Kaffee», sagt er zu der Frau. «Also Kaffee … mit Milch?»

«Ja … aber …»

«Zucker?»

«Ja, ich nehme ihn immer mit Milch und Zucker.»

Er drückt eine Taste. Der Becher fällt mit einem kleinen «Plopp» herunter, dann hört man den Automaten surren.

«Hier», sagt er.

«Oh, danke!!!», sagt die ältere Dame. «Aber dann nehmen Sie doch wenigstens die dreißig Cent.»

«Ach was», Lampes Tonfall ist viel sanfter geworden. «Lassen Sie doch», sagt er. «Das ist schon okay.»

«Das ist aber nett.»

Lampe verschwindet auf der anderen Seite der Automaten.

«Wollten Sie denn keinen?», ruft die ältere Frau.

«Nein, schon in Ordnung,», höre ich ihn weiter hinten verschwinden.

Für einen Moment vergesse ich, was ich wollte, und schaue ihm mit offenem Mund nach.

Dann hole ich mir einen Kakao und gehe zurück in die Fahrzeughalle. Eigentlich seltsam, dass er sich selbst keinen Kaffee mehr geholt hat.

«Wolltest du dir nicht einen Kaffee holen?», frage ich ihn und lasse mir nicht anmerken, dass ich erst einen Moment vorher hinter ihm gestanden hatte.

«Ja», bemerkt er knapp, während er Daniel seine Schachtel mit den Zigaretten hinhält. Daniel nimmt sich eine, und dann auch Lampe. «Und ... war der Kaffee im Automaten leer?», frage ich scheinheilig.

«Nein», bemerkt er knapp. «Ich hatte kein Geld mehr. Außerdem wollte ich eh lieber eine rauchen.»

Lampe. Du bist doch gar nicht, was du allen immer vormachst. Warum stehst du nicht einfach zu dir? Wer steht dir nur im Weg?

———

Ich habe mich schon zweimal «Frei» gemeldet, aber die Leitstelle hat nicht geantwortet.

«Jetzt schauen wir, dass wir auf die Wache kommen», sagt Dr. Weiß. «Wenn sonst nichts ist, dann fahren wir jetzt zum Schichtwechsel.»

Es hat aufgehört zu regnen, als wir auf dem Rückweg durch die Ulmer Straße fahren. Dann bekommen wir auch die Freigabe, zur Wache zurückzufahren: «31/64 zum Schichtwechsel.» Das Dunkel der Wolken mischt sich mit dem Dunkel der aufkommenden Nacht. Ein dunkelgraublauer Abschied dieses Tages.

Mir fällt ein, dass ich nicht einmal weiß, wie Lampe mit Vornamen heißt, obwohl ich ihm schon seit Jahren immer wieder begegnet bin.

«Du bist ja auch schon länger dabei ...», beginne ich, «... weißt du eigentlich, wie Lampe heißt?»

«Nein ...», sagt er. «Oder doch: Luitpold oder so ähnlich ... nein: Ludwig. Früher haben sie ihn ‹LL› genannt, wegen der Initialen.»

«Und ist Lampe sein richtiger Familienname?», frage ich gleich noch.

«Ich denke schon. Warum willst du das wissen?», möchte Dr. Weiß von mir erfahren. «Lampe ...», sagt er, «ist irgendwie ein richtiger ‹Egalo›.»

Ich erzähle ihm, was ich vor dem Kakaoautomaten gesehen habe. Er sagt nichts, nach einer Weile meint er: «Ich glaube, dass er seine kranke Mutter ziemlich lange gepflegt hat. Ich weiß nicht, ob sie noch lebt. Hat mal jemand behauptet ...»

Schweigend fahren wir durch die Augsburger Innenstadt. Die Menschen sind von den Straßen verschwunden, die Bierbänke leer, hier und da liegt etwas auf der Straße herum, eine Schirmmütze, ein Karton oder auch das Blatt einer Zeitung.

Ich bin in Gedanken schon wieder beim Auffüllen des Furosemids.

«Möglicherweise hat ihn die Dame ja an seine Mutter erinnert», greift Dr. Weiß das Thema noch einmal auf. «Man weiß nie, was einen Mensch bewegt. Keiner von uns sieht in einen anderen hinein.»

Vermutlich ist wirkliches Verständnis wichtig, um einem anderen Menschen gerecht zu werden. Aber wenn man nicht in ihn hineinschauen kann? Kann es dann Gerechtigkeit geben? Ist Gerechtigkeit in dieser Welt überhaupt möglich …?

Als wir an den «Königssee-Stuben» vorbeikommen, stehen einige Leute auf der Straße. Sie sind in eine Diskussion vertieft, gestikulieren wichtig herum, bemerken nicht einmal, dass wir auf der anderen Seite der Straße an ihnen vorbeifahren.

«Na ja», meint Dr. Weiß nur. Was er mir damit sagen will?

Ich frage nicht nach.

Ob er selbst noch an diesen Satz denkt, der mir noch lange Zeit nicht mehr aus dem Kopf gehen wird …?

Da haben sie doch alle nur das eine Leben – und was machen die Menschen dann draus?

Kapitel 17
Alles mal wieder ziemlich verrückt

November 2012

Kurz vor 19.00 Uhr, es ist ein bedeckter Tag gewesen. Jetzt ist es längst dunkel.

Martin ist in Eile, hat mir den Piepser und die Schlüssel in die Umkleide gebracht.

«Ich muss los!», begrüßt er mich in gehetztem Tonfall.

«Hättest du was gesagt, ich hätte auch eine halbe Stunde früher kommen können.»

«Nee, kein Problem, aber jetzt muss ich schnell weiter.»

«Das Auto?», frage ich, um mich zu erkundigen, ob ich gleich etwas auffüllen oder beachten muss.

«Der Tank ist leer, die Absauge ist voll», beginnt er, «die Opiate haben wir zum Teil verbraucht, aber ich hab ein wenig den Überblick verloren, wem wir das verpasst haben», fährt er fort, «das EKG ist hinten drin, aber die Kabel stecken noch irgendwo im Seitenfach der Tür.»

Ich schaue ihn ungläubig an.

Er grinst: «Schau halt nicht so. War nur Spaß! Die Karre passt. Nur eine Ampulle Dimenhydrat fehlt. Das gehört jetzt nicht mehr in den Koffer, sondern in die blaue Box, seit wir es in den meisten Fällen durch das Ondansetron ersetzt haben. Da musst du es bitte auffüllen. Du fährst heute Nacht mit Dr. Eckmann. Der ist schon da, die Doctors haben heute schon früher Ablöse gemacht.»

Ich grinse. Den Spruch mit dem leeren Tank und dem vollen Absauggerät muss ich mir merken, damit kann ich vielleicht meine Ablöse am nächsten Morgen ein wenig aufziehen.

Als ich auf den Gang zurückgehe, sehe ich noch die Tür hinter ihm zufallen.

Um die Küche mache ich einen großen Bogen, ich höre Uwe schon bis in den Gang raus durch die offene Tür aus der Küche laut schimpfen. *Wenn der mal schlechte Laune hat …*

Ich versuche, unbemerkt die Tür zu schließen und dann gleich nach vorne zum NEF zu gehen, um das Auto zu übernehmen, aber noch bevor ich die Tür zur Fahrzeughalle erreicht habe, geht die Tür zur Wache hinter mir wieder auf.

«Solche Vollidioten. Ich möchte mal wissen, wer das war. Ein IQ von einem Stück Brot», zischt er, während er an mir vorbeigeht, «zu blöd, um eine Spülmaschine zu bedienen. Vielleicht braucht es dazu dann auch noch eine spezielle Einweisung, damit auch alle begreifen, dass man das saubere Geschirr ausräumen muss, bevor man halbvolle Kaffeetassen wieder einräumt und dabei den Kaffee über das frisch gespülte …», dann klappt die Tür vor mir wieder zu.

Na klasse, das wird ja ein netter Dienst.

Dann öffnet sich die Tür vor mir wieder.

«Warst du an der Spülmaschine?», fragt mich Uwe.

«Nein, ich bin gerade erst gekommen.»

«So viel Blödheit auf einem Haufen!» Die Tür klappt wieder zu.

Ich schaue zuerst den Koffer durch, dann die blaue Box im Auto mit den Ersatz- und weniger gebrauchten Medikamenten, schließlich den Rest, um alles, was ich brauche, auf einmal aufzufüllen. Am Ende steht auf meiner Liste nur das Dimenhydrat. Den Schlüssel zum Medikamentenschrank hat Uwe. Er ist inzwischen im Rettungswagen neben dem NEF verschwunden und prüft dort gerade die Geräte.

«Ich brauche dann nachher mal ein Dimenhydrat», teile ich ihm durch die offene Seitentür mit. Er schaut mich groß an, dann steigt er aus und bleibt vor mir stehen.

«Dimenhydrat sollt ihr nach Möglichkeit gar nicht mehr verwenden, sondern, soweit es geht, immer nur Ondansetron! Da gab es einen Aushang dazu. Wie oft soll ich das noch sagen.»

«Ich hab es nicht verwendet, ich möchte es nur auffüllen», erkläre ich.

«Dimenhydrat ist viel zu teuer. Dass man das jedes Mal wieder sagen muss.»

«Ich hab es nicht verbraucht», wiederhole ich, «der Doktor von der Tagschicht hat es verbraucht.»

«Dann muss man es eben den Ärzten erklären, dass wir es normalerweise nicht mehr einsetzen.»

Er geht mir langsam auf die Nerven.

«Ich kann es dem Arzt nicht mehr erklären, weil er es schon verbraucht hat. Und ich weiß auch nicht, warum er sich dazu entschieden hat. Es war während der Tagschicht!!!»

«Dann pass wenigstens das nächste Mal auf», er geht an mir vorbei zum Medikamentenlager, «das kann doch wohl nicht so schwer zu verstehen sein.»

Aaaaaarg!!!

Es kann doch wohl nicht so schwer zu verstehen sein, dass ich mit dem Verbrauch des Medikamentes gar nichts zu tun habe.

Einen Moment später kommt er wieder und legt mir die Ampulle hin. «Wir nehmen jetzt nach Möglichkeit das Ondansetron.»

Uwe, du nervst!

Ich bin schon fast froh, aus Uwes Reichweite zu kommen, als einen Moment später der Piepser losgeht und ich mich am Funk melde, um den ersten Einsatz für heute entgegenzunehmen.

Eine Wohnungsöffnung in der Stadtmitte in Augsburg. Schon wieder dunkelste Nacht und hundekalt. Dabei scheint es mir noch gar nicht so lange her zu sein, dass wir um diese Uhrzeit noch in der Abendsonne draußen saßen, um gemütlich zu essen und den Tag bei einem Glas Wein noch einmal Revue passieren zu lassen.

Als wir ankommen, steht vor dem Haus schon alles voller Fahrzeuge: ein Polizeiauto, eines von der Feuerwehr und ein Rettungswagen aus der Stadt, der 31/05. Wir stehen vor einem Altbau, das Treppenhaus geht drei Stockwerke hoch, dann geht es erst einmal über ein Stück Flur, bis wir noch einmal ein Stück Treppe nach oben gehen. Nichts hier ist richtig gerade, der Boden vibriert bei jedem Schritt, sogar die Wände sind alle schief.

«Der meldet sich sonst fast jeden Tag bei mir», erklärt eine korpulente, ältere Dame gerade einem der beiden Polizeibeamten, die vor der Tür stehen, «aber jetzt habe ich ihn seit drei Tagen nicht gesehen.»

«Einen Schlüssel haben Sie nicht?»

«Nein, der Hausmeister hat einen, aber der ist heute nicht zu erreichen.»

An der Tür, die von mir aus hinter der Dame liegt, machen sich zwei Feuerwehrmänner zu schaffen; ein nicht einmal sehr lautes Geräusch, und die Tür springt auf. *Hoffentlich wird denen niemals bewusst, wie viel mehr sie mit diesem Know-how verdienen könnten, wenn sie es außerhalb ihrer Dienstzeit einsetzen würden.* Andrea, eine kleine, dunkelhaarige Kollegin mit Nickelbrille und Sommersprossen, und Ingo aus der Stadt gehen in die Wohnung, in der es dunkel ist, und schalten das Licht ein. Energiesparlampen. Anfangs sieht man nicht viel. Dann werden die Lampen langsam heller. Abgewetzter, graugelblicher Teppichboden mit Laufspuren. Die Wände sind ungleichmäßig verfärbt, vermutlich auch vom Zigarettenrauch. Schon im Flur der Wohnung steht alles voll. Regale und Kommoden, einige Schuhe, die ungeordnet herumliegen, zwei Plastiktüten, ein Regenschirm, eine Pinnwand mit vielen kleinen Zetteln, ein Spiegel, der schon beginnt, blind zu werden.

«Hier!», ruft Andrea aus dem Wohnzimmer. Auf dem Boden sehe ich den Körper eines sehr mageren Mannes zusammengekauert liegen, sein Alter könnte bei 30 liegen, aber auch bei 40, und sein Gesicht sieht sehr verlebt aus.

Sie bückt sich schon hinunter und schlägt ihm leicht auf die Schulter. «Hallo!»

Der Mann regt sich leicht, schlägt die Augen auf, starrt sie groß an. Ingo steht neben ihr, stellt gerade den Notfallkoffer und das EKG ab.

«Hallo», sagt Andrea noch einmal, «Herr Kaiser … wir sind zu Ihnen gekommen, weil Sie die Tür nicht geöffnet haben, als Ihre Nachbarin geklingelt hat, und weil man Sie hier im Haus vermisst hat. Wie geht es Ihnen denn, Herr Kaiser?»

Der Mann schaut sie immer noch groß an, sagt dann einfach nur: «Nein.»

Andrea schaut sich fragend um. Dr. Eckmann sitzt nun auch in der Hocke neben dem Mann, der sich langsam halb aufsetzt. «Herr Kaiser …»

«Nein», sagt der Mann, immer leicht verzögert.

Ein Blick in den Raum, auch hier steht alles voll. Auf dem Boden liegen zwischen der Asche und ein paar Kippenresten ein zerbrochener Aschenbecher und einige DVDs und Kassetten, alles Horrorfilme oder Pornos, daneben eine Plastiktüte und einige Flaschen Bier, die meisten leer. Die Energiesparlampe an der Decke hängt, wie die im Flur, einfach in der Fassung, einen Lampenschirm gibt es nicht.

«Warum liegen Sie denn hier auf dem Boden?», fragt Dr. Eckmann den Patienten.

Jetzt starrt er den Arzt groß an. «Nein», sagt er dann.

Dr. Eckmann leuchtet dem Mann in die Pupillen.

«Dürfen wir mal Ihren Blutdruck messen?», fragt Ingo den Mann.

«Wie kommen Sie überhaupt hier rein?»

«Ihre Wohnung wurde geöffnet, weil man schon länger nichts mehr von Ihnen gesehen hat.»

Ingo misst den Druck, fühlt den Puls. «100», sagt er.

Ich trage den Namen des Mannes in ein Protokoll ein. «Der Druck oder die Pulsfrequenz?»

«Beides», grinst er mich an.

«Sitzen Sie hier schon länger?»

Der Mann glotzt uns jetzt abwechselnd mit erstaunter Mine an.

«Jedenfalls ist die Reaktion verlangsamt und nicht normal», sagt Dr. Eckmann eigentlich in unsere Richtung.

Etwas verzögert kommt wieder das obligatorische «Nein» von dem Patienten.

«Die Sättigung ist bei 94», sagt Andrea, als sie die Sonde am Finger angelegt hat und auf den Monitor schaut.

«Dürfen wir mal Ihren Blutzucker messen?», fragt Ingo.

«Nein.»

«Das wäre aber wichtig!»

Der Mann schaut sich noch mal um, dann legt er sich wieder auf den Boden.

«Also, es pikst jetzt mal kurz», sagt Andrea dann noch mal.

Der Mann antwortet nicht.

«Nehmen wir sein Schweigen mal als stille Zustimmung», bemerkt Dr. Eckmann.

«Au», der Mann zieht seine Hand weg. Dann schafft Andrea es doch, einen Tropfen Blut aus dem Finger zu quetschen.

«Auch 100», flachst sie dann, «jedenfalls fast: 103.»

Die Werte sind nicht gut, aber auch nicht wirklich schlimm, und eine Erklärung für seinen Zustand und die schlechte Ansprechbarkeit haben wir nicht.

Dr. Eckmann beugt sich in Richtung des Patienten und versucht, etwas zu riechen.

«Es riecht nicht wirklich nach Alkohol», sagt er dann.

«Ob der was eingeworfen hat?» Ingo schaut im Raum herum. Manchmal findet man ja etwas. Ein Fixerbesteck oder auch leere Packungen von Medikamenten.

«Wir haben uns hier in der Wohnung mal umgesehen», sagt der Beamte, «aber es war nichts zu finden.»

«Herr Kaiser, nehmen Sie irgendwelche Medikamente?»

«Nein», sagt der Mann mit schläfriger Stimme.

«Na, klasse. Jetzt wissen wir so viel wie vorher», bemerkt der Notarzt leise.

«Haben Sie schon mal irgendwelche Drogen eingenommen?», fragt er lauter.

«Nein.»

«Können Sie uns sagen, warum Sie hier am Boden liegen?»

«Nein.»

Der Arzt ist aufgestanden.

«Ich fürchte, wir müssen ihn zur genaueren Untersuchung mitnehmen. In dem Zustand können wir ihn wohl kaum seinem Schick-

sal hier überlassen», wendet er sich an uns und die beiden Polizeibeamten.

Andrea ist aufgestanden. «Ich richte unten schon mal alles her für
den Transport», sagt sie.

Ingo beugt sich über den Patienten.

«Herr Kaiser, wir bringen Sie jetzt in eine Klinik.»

«Nein.»

«Sie müssen untersucht werden.»

«Untersucht?», fragt er langsam und blinzelt in das Licht.

«Kommen Sie bitte mit. Können Sie sich aufsetzen?», fragt Ingo.
Er hilft dem Patienten ein wenig, der sich auf dem Boden hinsetzt.

«Das Treppenhaus runter kommen wir mit der Trage wohl
kaum», bemerkt Ingo. «Können wir versuchen, mit ihm langsam die
Treppe runterzugehen?»

«Herr Kaiser, können Sie mal versuchen aufzustehen?» Ingo ist
neben ihm in der Hocke und reicht ihm die Hand.

«Nein», sagt der Mann, streckt dann aber Ingo seine Hand entgegen, Ingo zieht und hilft ihm auf, und der Mann steht leicht
schwankend da.

«Dann gehen wir mal langsam runter», sagt Ingo.

«Nein», sagt der Mann, beginnt dann aber selbst, langsam auf den
Flur zuzugehen. Ich klemme meine Schreibmappe unter den Arm,
gehe hinterher und stütze den Mann. Gemeinsam gehen wir die
Treppe hinunter, ein Stockwerk weiter unten kommt uns Andrea
entgegen.

«Wir machen das schon», meine ich, während sie unter den Türrahmen einer Wohnungstür ausweicht und uns vorbeilässt. «Du
kannst schon runtergehen, ich hol dann den Koffer und das EKG
und was noch oben steht.»

«Quatsch, das hol ich dann schon», damit verschwindet sie weiter
nach oben.

Im Licht einer Straßenlaterne legen wir unseren Patienten auf die
Trage und schieben ihn in den RTW. Ein Mann in einem grauen
Mantel steht mit seinem Fahrrad neben der Laterne und schaut uns
zu. Er hat einen ungepflegten, langen Bart und einen Rucksack auf,
in den Händen Tragetaschen voll mit Leergut. Dann schiebt er das
Fahrrad weiter. Auch über den Gepäckträger sind ein paar Taschen
mit Leergut gebunden.

Dr. Eckmann ist auch zugestiegen. «Wir legen vorsichtshalber
noch einen Zugang», sagt er.

Wir klären den Patienten auf: «Sie bekommen jetzt eine Infusion
angehängt.»

Er antwortet nicht. Als Andrea die Tür an der Seite öffnet, den
Koffer in die Halterung schiebt und das EKG in den Wagen stellt,
sind wir bereits fertig zur Abfahrt.

Ich steige aus, der Wagen von der Feuerwehr ist schon wieder verschwunden. Das Polizeiauto steht etwa zehn Meter von uns entfernt, ein Beamter sitzt auf dem Beifahrersitz, die Leselampe ist eingeschaltet, der andere ist wohl noch oben, vielleicht klärt er noch etwas mit der Mitbewohnerin. Ein Mann mit einer Pudelmütze und einem Dreitagebart macht sich an einem Fahrrad, das an der Straßenlaterne angebunden ist, zu schaffen. Das Fahrrad fällt halb um, hängt jetzt nur mit dem Hinterrad an einem langen Schloss seitlich von der Laterne weg, ohne ganz zu kippen.

Ich gehe zu ihm hin. «Was machen Sie da?»

«Ich, ich, ich will es aufsperren, es ist mein, mein Fahrrad», sagt er und zeigt mir mit einem ängstlichen Blick seinen Schlüsselbund.

«Ihr Fahrrad?»

«Ja.»

«Warum sind Sie so nervös?»

«Ich habe, habe, ich habe Angst. Ich habe solche Angst vor denen», er zeigt auf das Polizeiauto.

«Haben Sie was angestellt?», kommt es spontan aus mir raus.

«Nein. Ich habe nicht, nichts angestellt.» Der Mann zittert. «Habe ich immer schon. Ich habe immer schon solche Angst vor, vor …»

«Angst vor der Polizei?»

«Ja.» Er versucht, das Fahrrad wieder hinzustellen, aber es rutscht ihm aus der Hand.

Jetzt ist auch noch der andere Beamte heruntergekommen und auf uns zugegangen.

«Ins Klinikum?», fragt er mich.

«Ja.»

Dann sieht er das Fahrrad und den Mann. «Was soll das da?» Er deutet mit der Hand auf das umgeworfene Fahrrad.

«Meins», sagt der Mann, der ängstlich einen Schritt zurückgetreten ist.

«Es ist wohl sein Fahrrad», erkläre ich, «er wollte es aufsperren, hat es aber versehentlich umgeworfen, weil er so nervös ist.»

«Nervös?»

«Ja. Er hat Angst vor euch, also überhaupt vor Polizisten», füge ich hinzu.

Der Polizist schaut den Mann an, der jetzt still geworden ist und fast so aussieht, als würde er gleich anfangen zu heulen.

«Und das ist Ihr Fahrrad?», fragt der Polizist.

«Ja.» Der Mann zieht den Kopf etwas ein.

«Das gibt's manchmal», sagt der Beamte zu mir, dann wendet er sich dem Mann zu: «Geben Sie mir mal den Schlüssel, ich sperre es Ihnen auf.»

Der Mann reicht dem Polizisten den Schlüsselbund.

«Welcher ist es denn?»

«Der mit dem roten, der mit, der mit dem roten Punkt hinten.

Und vorne da, da, da …», stottert er, «da ist es der mit dem schwarzen Kunststoff am hinteren Ende.»

Der Polizist zieht das Fahrrad hoch und lehnt es wieder an, gerade als der Rettungswagen sich in Bewegung setzt, bückt sich dann etwas, schließt das Schloss auf und entfernt es. Es ist ein langes Schloss und gleich zweimal durch das Hinterrad gewickelt. Er legt es auf den Gepäckträger. Dann schließt er auch noch das vordere Schloss auf und reicht es dem Mann zusammen mit dem Schlüsselbund.

«Die Polizei, dein Freund und Helfer», sagt er dann lächelnd.

«Danke. Danke», der Mann schiebt das Fahrrad weiter.

«Sie können ruhig auch fahren», lacht ihm der Beamte nach, «die Richtung, in die Sie schieben, ist die richtige hier in der Einbahnstraße.»

Der Mann mit dem Fahrrad dreht sich noch einmal um. «Da-, dazu bin, bi-bin ich jetzt viel zu nervös. Aber vielen Da-Dank», sagt er dann.

———————

«Der ist auf dem Rückweg noch mal um zwanzig mit dem Druck nach unten gegangen», erklärt Dr. Eckmann später, «irgendein Problem im Kopf. Aber was er im Endeffekt genau hatte, weiß ich auch nicht wirklich. Die haben da drinnen mehr Möglichkeiten, das rauszufinden.»

Kurz darauf haben wir einen Folgeeinsatz: eine Hypertone Krise im Herrenbachviertel. Als wir in der Gegend sind, sehen wir die Kollegen vom ebenfalls dort hingeschickten 31/03, die offenbar auch die Hausnummer 33e suchen. Wir sind bei 33 und steigen zeitgleich mit den Kollegen aus. Es sind zwei, die ich kaum kenne, beide etwas größer, der eine mit gelocktem, blondem Haar, der Kaugummi kaut, der andere mit einer Mütze und einem Bart.

Ein Passant kommt uns trotz der winterlichen Temperaturen mit Boxershorts und im Unterhemd auf einem Fahrrad entgegen.

«Suchen Sie was?» Der Mann, der vielleicht 20 oder 25 Jahre alt sein könnte, steigt kurz ab.

«Die Hausnummer 33e», bemerkt einer der Kollegen.

«Das ist dahinten.» Er zeigt auf einen Weg, der durch ein Tor ins Dunkel führt.

«Danke», sage ich.

«Ist Ihnen gar nicht kalt?», fragt Dr. Eckmann.

«Nein. Sonst würde ich mir ja mehr anziehen», sagt der Mann noch, dann sitzt er schon wieder auf seinem Fahrrad und fährt davon.

«Da kommen wir mit unseren großen Fahrzeugen nicht durch», sage ich.

Der Weg ist schmal und führt zudem durch ein niedriges Tor in einen Innenhof. Als wir keuchend mit der ganzen Ausrüstung in der Hand nach hinten laufen, schiebt sich ein roter Smart noch an uns vorbei und schießt dann weiter. Er bleibt auch vor der 33e stehen. Gerade als wir dort ankommen, ist der Fahrer ausgestiegen, holt eine Styropor-Box aus dem Auto. Wir suchen den Namen und klingeln, der Mann mit der Styropor-Box klingelt in der Etage drüber. Als der Türöffner summt, schiebt er sich an uns vorbei: «Sorry, Jungs, ich hab's eilig, das Zeug wird kalt», und steigt vor uns in den Aufzug. Wir schaffen es gerade noch, uns auch mit in den Aufzug zu schieben. Wir steigen im dritten Stock aus, der mit dem Essen fährt noch eins weiter.

Die Wohnungstür ist angelehnt, der Kollege mit der Mütze hebt kurz die Hand und steht halb im Weg, beugt sich etwas vor, um das Klingelschild neben der Tür zu lesen. Der Name stimmt.

«Ich bin da schon mal so was von aufgelaufen, als ich einfach in eine Wohnung lief, bei der die Tür halb offen stand», erklärt er.

In der Wohnung sitzt eine Dame, die etwa 55 bis 60 Jahre alt sein dürfte, in einem Sessel. Im Raum steht ein sehr großer Vogelkäfig, einen Wellensittich sehe ich aber außerhalb des Käfigs auf einer Stange sitzen, und kurz darauf entdecke ich auch einen zweiten. Auf dem Tisch steht ein Blutdruckmessgerät.

«Also», erkundigt sich Dr. Eckmann, «was ist denn nun passiert?»

«Herr Doktor», beginnt sie keuchend zu erzählen, «es ist so: Ich hatte den Wellensittich von meiner Schwägerin im Mai hier zur Pflege. Sie hat eine Kreuzfahrt im Mittelmeer gemacht, und ich hab ihn so lange genommen. Der arme Vogel war sehr schlecht dran, es ist der gelbe da», sie zeigt auf den Wellensittich, der auf der Stange sitzt. «Und ich hatte schon Sorge, dass er mir in der Woche stirbt», fährt sie fort.

«Nein», unterbricht Dr. Eckmann, «wir möchten jetzt nur wissen, was Ihnen fehlt.»

«Ja», erzählt sie ungerührt weiter, während der blonde Kollege ihr eine Blutdruckmanschette um den Arm legt, «dazu muss ich Ihnen das jetzt aber mal erklären. Jedenfalls habe ich dann gemerkt, dass der alleine eingehen wird, und habe einen zweiten dazugekauft. Und dann habe ich versucht, ihn mit dem Löffel zu füttern. Ich habe auch eine andere Sorte Vogelfutter ausprobiert. Es war am Anfang richtig hart, ich dachte, dass er die zwei Wochen trotzdem nicht überleben würde, der arme Kerl.»

«Ja, ich verstehe schon, aber können wir bitte zu Ihrem Problem zurückkehren!», wirft Dr. Eckmann ein.

«Ich habe es dann so gemacht, dass ich das Futter in den Mund genommen und vorgekaut habe und ihn aus meinem Mund heraus gefüttert habe.»

Der blonde Kollege verdreht die Augen, während er die Blutdruckmanschette aufpumpt.

«Können Sie sich bitte kurz fassen?»

«Das tue ich ja schon, junger Mann!», sagt die Frau. «Jetzt hören Sie mir bitte zu, und unterbrechen Sie mich nicht immer wieder. Als meine Schwägerin zurückkam, ging es ihm schon besser. Ich habe mit ihr geredet, und sie war einverstanden, dass ich die beiden – Nucki, das ist der Gelbe, und Basti, das ist der Blaue – behalte. Er hat sich dann immer weiter erholt, und ich habe ihn immer weiter aus meinem Mund heraus gefüttert. Jedenfalls – ich bin gleich fertig – habe ich letzte Woche noch einmal ein anderes Futter ausprobiert. Es ist etwas teurer, aber man hat mir gesagt, dass es recht gut sein soll, und das schmeckt sehr gut.» Sie zeigt auf eine Packung, die neben ein paar Illustrierten auf einer Kommode steht. «Und heute Abend hatte ich so Lust, es mal zu probieren, und habe mir ein Schälchen davon vollgemacht und es zu Abend gegessen. Und danach habe ich schlecht Luft bekommen und meinen Blutdruck mal gemessen, er war sehr hoch.»

«210», kommentiert der blonde Kollege.

«Ja», sagt die Dame, «so etwas hatte ich auch rausbekommen, bei mir waren es 207.»

«Wir legen Ihnen jetzt mal eine Infusionskanüle, und dann werden wir versuchen, es medikamentös zu behandeln.»

Der blonde Kollege ist schon dabei, die Blutdruckmanschette wieder aufzupumpen.

«Kann es denn an dem Futter liegen?», erkundigt sich die Dame. «Und ist es dann für die Wellensittiche gut, wenn ich davon so schlecht Luft bekomme?»

«Jetzt gibt es mal einen kleinen Piks.» Der Kollege mit der Mütze hat die Kanüle schon in der Hand und klopft gerade auf den Handrücken, der Blonde sprüht das Desinfektionsmittel auf und wischt es mit einem Tupfer wieder ab.

Dr. Eckmann hat die Packung mit dem Vogelfutter in der Hand. «Da sind irgendwelche vietnamesischen Nüsse mit drin. Vermutlich haben Sie darauf reagiert.»

«Ich konnte auch gar nicht mehr richtig laufen, als ich das gegessen hatte», erklärt sie, «mir war schwindelig, und meine Beine fühlten sich ganz seltsam an.»

«Vielleicht hätte sie es stattdessen mal mit Fliegen versuchen sollen», flüstert der Blonde mir zu.

«Was sagen Sie?», erkundigt sich die Dame. «Sie müssen lauter reden, ich höre Sie schlecht, ich habe so ein Ohrensausen.»

«Ach, nichts», sagt der Kollege.

«Urapidil», ordnet der Arzt an.

Ich suche im Koffer der Kollegen die Ampulle und ziehe sie auf.

«Wir geben Ihnen jetzt zuerst einmal etwas gegen den hohen

Blutdruck», klärt der Arzt die Patientin auf, «und dann noch etwas gegen die allergische Reaktion.»

———

Eine halbe Stunde später haben wir es geschafft, den Druck auf 170 zu senken, weiter geht er trotz der Medikamente nicht mehr nach unten.

Der Kollege mit der Wollmütze unterhält sich inzwischen mit dem gelben Wellensittich, der Blaue fliegt ihm immer davon.

«Nucki ist viel zutraulicher», erklärt die Dame, «das ist der, den ich zuerst hatte, Basti habe ich dann dazugekauft.»

«Der Druck ist nicht da, wo wir ihn gerne hätten. Wir würden Sie dann doch gerne mitnehmen», erklärt Dr. Eckmann.

Die Dame protestiert heftig. «Auf keinen Fall. Wer kümmert sich dann um meine Vögel?»

«Haben Sie denn da niemanden? Wenn Ihnen mit dem hohen Blutdruck am Ende etwas zustößt, was ist denn dann mit Ihren Wellensittichen?», argumentiert der Arzt.

«Nein», sagt sie, «auf keinen Fall! Außerdem habe ich ja sonst oft auch einen Druck zwischen 158 und 164», erklärt sie.

Der Arzt seufzt. «Also, ich finde das grenzwertig, und lieber würde ich Sie nun schon mitnehmen.»

«Auf keinen Fall, Herr Doktor. Mir geht es schon wieder richtig gut.»

Wir versuchen noch, wie es mit dem Aufstehen geht. Die Dame geht einmal durch den Flur und zurück. «Mir geht es gut», sagt sie.

Der Druck ist nach dem Aufstehen und Laufen nicht nennenswert gestiegen. Am Ende lassen wir sie unterschreiben, dass sie darüber aufgeklärt wurde, dass es nicht ungefährlich ist, zu Hause zu bleiben, und dass sie auf eigene Verantwortung nicht mit in die Klinik kommt. Dann packen wir unsere Ausrüstung zusammen und gehen zurück zu unseren Autos, um uns wieder «Frei» zu melden.

«31/06», hören wir die Leitstelle am Funk rufen, «Sie stehen noch am Klinikum?»

«Positiv.»

«Fahren Sie mal nach Gersthofen, Firma Radersbad oder Randersbad, im Gewerbegebiet, Dieselstraße, Hausnummer folgt», gibt die Leitstelle durch.

«Und was liegt da vor?», höre ich die Stimme einer Kollegin am Funk.

«Ähhm, also der Meldung nach wurde ein Mitarbeiter von einem oder mehreren anderen in den Oberschenkel gebissen.»

«Bitte wiederholen.»

«Ein Mitarbeiter der Firma wurde offenbar von einem oder zwei anderen gebissen. In den Oberschenkel.»

«Verstanden.»

Dr. Eckmann lacht. «Das gibt es ja nicht.»

«Die werden wohl recht schlecht bezahlt, dass sie so einen Hunger haben», kommentiert irgendein Kollege, der mit dem Einsatz nichts weiter zu tun hat, diese Meldung am Funk.

«Manchmal bekommst du einen Vogel, was alles so passiert», das war die Stimme des blonden Sanitäters vom 31/03 von gerade eben.

«Bitte Funkdisziplin einhalten!», weist die Leitstelle die Kollegen scharf zurecht.

Als wir schließlich zurück auf der Wache kurz vor dem Aussteigen sind, meldet sich der nach Gersthofen geschickte Rettungswagen schon vom Einsatzort aus: «Leitstelle von 31/06, schicken Sie uns bitte einen zweiten Rettungswagen und den Notarzt, es sind zwei Patienten gebissen worden und einer davon ist erheblich verletzt.»

«Unglaublich», schüttelt Dr. Eckmann den Kopf, ehe er die Beifahrertür zufallen lässt und im Gang verschwindet.

———

Es muss in unserem Gebiet lange ruhig gewesen sein. Ich schalte das Licht an, ein Blick auf den Wecker am Bett: 2.35 Uhr, dann laufe ich die Treppe runter zum Auto, Dr. Eckmanns Schritte höre ich hinter mir im Gang. Ich versuche, mich zu erinnern, welches die letzten Einsätze waren, aber es fällt mir nur langsam wieder ein.

«Neuburger Straße 177», höre ich die Stimme des Leitstellendisponenten, der im Gegensatz zu mir sehr fit zu sein scheint, «Krampfanfall. Name und Stockwerk unbekannt, Sie werden auf der Straße erwartet.»

Dr. Eckmann steigt zu, wir fahren los.

«Wo geht's hin?»

«Augsburg, ein Krampfanfall, Neuburger Straße», erkläre ich knapp.

Dann fahren wir in die Lechhauser Straße rein, leichte Nebelschwaden liegen rechts der Straße über den Feldern, einmal kommt uns ein Fahrzeug entgegen, verlangsamt das Tempo und drückt sich an den rechten Fahrbahnrand. Es ist nichts mehr los, man kann um diese Uhrzeit zügig fahren, ein Blick auf den Tacho: 150 km/h. Vorne sehe ich schon das Ortsschild von Augsburg, unser Blaulicht reflektierend, näher kommen, ich gehe mit dem Tempo runter, hier könnte Querverkehr kommen. Auch wenn man meistens vorher schon das Scheinwerferlicht aus den Seitenstraßen sehen kann, wird es sonst zu knapp, falls mal jemand einfach von rechts auf die Straße einbiegt.

«31/03 von Leitstelle.» Das ist der Kollege mit der Mütze, seine Stimme klingt unsicher.

«Unserer?» Dr. Eckmann möchte wissen, ob das die Kollegen sind, die mit uns zum gleichen Einsatz fahren.

«Nein. Zu uns ist der 31/05 unterwegs. Die haben was anderes.»

«31/03, kommen», antwortet die Leitstelle.

«Wir haben da ein Problem.»

«Ja, bitte?»

«Uns ist der Patient abhanden gekommen.»

«Bitte wiederholen.»

«Wir sind gerade an einer Kreuzung, wir mussten an einer Ampel halten. Uns ist gerade der Patient ... abhanden ... Er ist einfach ausgestiegen und davon.»

«Verstanden», antwortet die Leitstelle. Dann fasst sie noch mal nach: «Und was sollen wir jetzt tun?»

«Das weiß ich nicht. Wir wollten Sie auch gerade fragen, wie wir nun weiter verfahren sollen.»

«Ich dachte, der musste dringend in eine Klinik?», fragt die Leitstelle noch mal nach.

«Ja, positiv.» Obwohl die Situation des Kollegen nicht lustig ist, muss ich schmunzeln. Er klingt am Funk sehr kläglich, ich versuche, mir sein Gesicht vorzustellen.

«Und wo ist der Mann hin? Haben Sie etwas gesehen?»

Wir biegen gerade auf die Neuburger Straße ein.

«Es muss noch ein gutes Stück weiter vorne sein», sagt Dr. Eckmann. «Hier sind erst die 50er-Hausnummern.»

«Wir schicken Ihnen mal eine Streife vorbei», höre ich jetzt die Leitstelle wieder.

«Vielen Dank! Der Kollege ist auch schon auf der Suche, ich bleibe hier mal beim Auto, vielleicht kommt der Mann ja wieder.»

«Ja, es muss noch ein Stück weiter vorne sein, etwa da, wo rechts die Tankstelle ist», sage ich.

Dann sehen wir schon am Straßenrand eine Person in einer schwarzen Lederjacke, die auf die Fahrbahn tritt und uns winkt.

«Unser Rettungswagen scheint noch gar nicht da zu sein?», stellt Dr. Eckmann fest.

Der Mann winkt uns zu und bedeutet uns, ihm hinterherzufahren, dann verschwindet er in der Querstraße und läuft auf eine Gruppe von Hochhäusern zu, die etwa hundertfünfzig Meter weiter steht.

«Die Leitstelle für den 31/03 noch einmal», höre ich noch am Funk, als wir dem Mann in der Lederjacke nachfahren, «wir haben unseren Patienten wieder gefunden, er war vorne an einer Tankstelle. Sie können die Streife wieder abbestellen, wir fahren gleich weiter Richtung Klinikum, er bezahlt nur kurz noch sein Bier, sagt er, und dann kommt er wieder mit.»

«Streife wieder abbestellen, verstanden», knurrt der Leitstellendisponent.

Atemlos steht der Mann mit der Lederjacke vor uns, als wir aussteigen. «Es ist hier», sagt er und deutet auf eines der Häuser, «im dritten Stock.»

Ich sehe hinter uns von der Neuburger Straße her noch Blaulicht und gebe der Leitstelle Bescheid, damit die Kollegen vom 31/05 uns finden können, denn jetzt steht ja niemand mehr an der Neuburger Straße, der ihnen zuwinkt.

Die Wohnung ist winzig. Andrea und Ingo kommen gerade zur Wohnungstür herein, als ich den Notfallkoffer und das EKG abstelle. Die Patientin ist im Schlafzimmer. Dr. Eckmann ist in dem kleinen Raum, in dem neben dem Bett und einem Tisch auch noch ein Fernsehgerät irgendeinen Platz finden musste. Ich stehe im Flur. Ich erkenne eine Frau mit schwarzen Haaren und einem etwas verschmierten, dunklen Lippenstift. Sie hat sehr kurzes Haar, schwarz mit einer breiten lilafarbenen Strähne. Die Bettdecke ist aufgeschlagen, sie wirkt recht füllig, trägt ein weißes Hemdchen und hat eine sehr große Oberweite. Dr. Eckmann befragt sie nach ihrem Befinden. Sie ist leicht benommen, reagiert etwas langsam auf seine Fragen und scheint gerade erst wieder zu sich zu kommen.

«Ich weiß nicht genau, was war», sagt sie.

«Meine Freundin hat mit dem ganzen Körper geschüttelt, und ihr Gesicht war ganz blau – auf einmal», sagt der Mann, der unter seiner Lederjacke zur Jeans nur ein Unterhemd trägt. «Es war ganz schlimm.»

Erst jetzt bemerke ich, dass er mit einem leichten Akzent spricht.

«Ganz schlimm», sagt er noch mal und breitet dazu gestikulierend die Hände aus. Dann tastet er seine Lederjacke ab, zieht eine Packung Zigaretten aus der Tasche, klopft eine Zigarette heraus.

«Nicht hier in meiner Wohnung, bitte», sagt seine Freundin.

«Okay.»

«Du kannst auf den Balkon gehen, neben der Küche», schiebt sie nach.

«Nein, ist nicht so wichtig», sagt der junge Mann und steckt die Zigarette zurück.

Er wirkt immer noch sehr aufgeregt.

Die Patientin erklärt, dass sie früher schon mal Krampfanfälle hatte, dass das aber schon Jahre her sei, und dass sie deshalb ein Medikament einnehme, das sie aber in den letzten Tagen ein paar Mal vergessen habe.

Ich gehe zum Schreiben in die Küche und winke den Mann zu mir. «Können Sie mir sagen, wann sie geboren ist?»

Neben mir stehend, schaut er mich fragend an, dann geht er zur Schlafzimmertür.

«Dein Geburtstag?», fragt er die Frau.

«2. November 1993», höre ich ihre Stimme aus dem Schlafzimmer.

«2. November 1993», sagt er, als er zurück ist.

«Ja, hab ich gehört», sage ich, «also hatte sie vor etwa zwei Wochen Geburtstag?»

«Ja, das stimmt», meint er.

«Wie heißt sie denn?», frage ich.

«Susanne Müller», sagt er.

«Susan», höre ich wieder ihre Stimme, «und Möller mit ö, nicht Müller»

«Möller», wiederholt der junge Mann.

Ich schreibe. Im Hintergrund unterhält sich Dr. Eckmann wieder mit der Patientin.

«Mein Gott», sagt der junge Mann, «mein Gott, ganz plötzlich hat das angefangen, ich bin so erschrocken. Ja, meine Güte, so was ist mir noch nie passiert.»

Der Mann steht mit etwas Abstand hinter Dr. Eckmann wieder in der Schlafzimmertür.

«Ihre Freundin hatte so was schon mal», dreht sich Dr. Eckmann zu ihm um.

«Ich wusste das nicht», erklärt er mit erhobenen Händen und hochgezogenen Schultern.

Ich stehe auf und schaue ins Schlafzimmer.

Ingo kniet auf dem Rand des Bettes gegenüber der Patientin, er hat gerade den Blutzucker bestimmt und misst noch einmal den Blutdruck nach.

«Kann ich Ihre Versichertenkarte bitte kurz haben?», bitte ich die junge Dame.

«Ist im Geldbeutel in meiner Handtasche.»

Der Mann in der Lederjacke hat sie im Flur gefunden. «Ich schaue nach.»

«Nein, das mache ich schon lieber selber», winkt sie ihm, ihr die Handtasche zu geben.

Andrea grinst: «Na, Sie sind wohl schon länger zusammen?», fragt sie grinsend.

Zeitgleich antworten beide.

«Seit zwei Monaten», erklärt die Patientin.

«Nächste Woche seit einem Jahr», sagt der Mann.

«Ja, verstehe», bemerkt Andrea knapp.

Der Arzt unterhält sich noch mit der jungen Frau, schlägt ihr vor, zur Abklärung mit in die Klinik zu kommen, aber sie lehnt es ab.

«Ich pass auf, dass ich die Tabletten wieder regelmäßiger nehme», beteuert sie, während ich hinter mir leise die Wohnungstür ins Schloss fallen höre. Ich schaue ein paar Mal herum: Der Mann mit der Lederjacke ist plötzlich verschwunden.

«Wer passt dann auf Sie auf, falls Sie wieder einen Krampfanfall haben?»

«Ich rufe meine Schwester an, sobald Sie weg sind, die kommt dann.»

Dr. Eckmann handelt noch mit der Patientin aus, dass wir noch abwarten, ob sie ihre Schwester erreicht und abklären kann, dass diese auch kommen wird. Dann packen wir unsere Sachen.

«Nach unten nehmen wir jetzt aber den Aufzug», meint Ingo.

Als sich die Aufzugtüren hinter uns geschlossen haben, meint Dr. Eckmann: «Den sieht sie nie wieder.»

Andrea grinst. «Der hat einen Schreck fürs Leben bekommen. Den wird man hier im ganzen Viertel nie wieder sehen.»

«So», meint Dr. Eckmann, als wir wieder im Auto sitzen. «Jetzt schauen wir mal, dass wir schnell wieder zurück auf die Wache kommen, damit wir noch eine Mütze Schlaf abbekommen.»

Ein Blick auf die Uhr: Es ist kurz vor 3.30 Uhr. Ich melde mich am Funk.

«Leitstelle von 31/64, Untersuchung/Beratung, wir sind wieder klar.»

«Sehr gut, dann», einen Moment lang dauert es, «wir bekommen da gerade was rein, ziehen sie durch Richtung Herrenbachviertel, eine Atemnot, Näheres folgt.»

«Sie waren aber schnell da», meint die Dame. «Gott sei Dank! Zuerst hab ich keine Luft bekommen. Und nachdem ich mit Ihrem Kollegen von der Leitzentrale gesprochen hatte, ist mir schwindelig geworden – und kribbelig in den Fingern.»

«Und Sie konnten die Finger kaum noch bewegen?», fragt Dr. Eckmann.

Andrea hat schon einen kleinen Beutel aus der Tasche geholt.

«Atmen Sie da bitte mal rein. Ganz ruhig. Tief ein- und tief ausatmen, nicht so schnell», erklärt sie der Patientin, der sie eine Hand auf den Rücken gelegt hat, während die in ihrem Wohnzimmer auf einem Sessel sitzt. «Langsam und tief atmen.»

«Das ist leichter gesagt», keucht die Dame aufgeregt, «als getan, wenn man kaum Luft bekommt.»

«Wenn Sie ruhiger atmen, klappt es viel besser mit dem Atmen», erklärt Andrea, «so schnell, wie Sie atmen, kann Ihre Lunge gar nicht arbeiten. So kommt nicht mehr Sauerstoff in die Lunge, und sie atmen die verbrauchte Luft schneller ab, als es gut ist», versucht sie, der Dame möglichst ohne große fachliche Erläuterungen nahezubringen, dass sie nicht mehr so oberflächlich und schnell atmen soll.

Langsam beruhigt die Dame sich.

«Wird es besser?»

«Ja», sagt die Patientin, «besser.»

«Weiter, ganz ruhig. Das Kribbeln in den Fingern, ist das weg?»

«Ja», sie nickt.

«Ich glaube, jetzt ist es wieder gut», sagt die Patientin dann.

Wir messen den Blutdruck und den Puls, beides ist okay.

«Alles wieder in Ordnung?», fragt Dr. Eckmann noch einmal nach.

«Ja. Was war in dem Beutel, mit dem Sie mich behandelt haben?», möchte die Frau wissen.

«Nichts, nur die Luft, die Sie zu schnell abgeatmet haben. Sie haben beim schnellen Atmen auch nicht mehr Sauerstoff aufgenommen und das Kohlendioxid zu schnell abgeatmet. Dadurch wird dann das Blut sauer. Das gibt dem Körper dann das Gefühl, dass Sie immer noch zu wenig Luft bekommen, und macht das Kribbeln in den Fingern. Das haben wir mit der Tüte reguliert», erklärt Dr. Eckmann.

«Sonst nichts?»

Der Arzt schüttelt den Kopf.

«Frau Zimmermann, hatten Sie so was schon mal?», möchte er wissen, während er sein Protokoll ausfüllt.

«Nein, noch nie.»

«Haben Sie sich denn gestern aufgeregt? Gab es Streit mit jemandem?»

«Nein. Nur vorhin, das mit der Waschmaschine.»

«Mit der Waschmaschine? Was war da?», er hat das Protokoll ein Stück zur Seite geschoben und schaut jetzt die Patientin an.

«Ja, ich war vorhin beim Waschen. Und da ist die Trommel wieder stecken geblieben. Ich hab mich selbst ungeschickt angestellt, manchmal bekomme ich es dann wieder hin. Ich hab mich aufgestützt, verstehen Sie, aber ich hab die Trommel nicht wieder frei bekommen.»

«Haben Sie einen Toplader?», erkundigt sich Ingo anteilnehmend.

«Ja, einen Toplader. Wir hatten ja unten die Waschküche, aber da ist vor acht Jahren alles umgebaut worden, und die größeren Wohnungen haben größere Keller bekommen, und da musste ich die Waschmaschine im Bad unterbringen», erklärt sie.

«Und das Fach war offen?», möchte Ingo wissen.

«Ja.»

«Also: Sie waschen jetzt um diese Uhrzeit noch?», möchte Dr. Eckmann wissen.

Die Frau nickt. Ingo ist im Flur verschwunden.

«Sonntag nachts nach 3.00 Uhr?»

«Nein, als ich anfing zu waschen, war es noch kurz nach 2.00 Uhr», stellt sie mit erhobenem Zeigefinger klar und atmet schon wieder schneller.

«Ganz ruhig atmen», beruhigt Andrea die Frau wieder.

Sie nickt. Dann erklärt sie: «Sonntags bringt mir mein Sohn doch immer die Wäsche. Dann essen wir noch was. Und Dienstagabend holt er sie dann wieder ab. Und ich muss doch alles bis dahin noch gebügelt bekommen.»

«Frau Zimmermann, ganz ruhig atmen», ermahnt Andrea schon wieder.

«Ja, schon gut.»

«Und Ihr Sohn lebt alleine?»

«Nein, er ist seit drei Jahren verheiratet, aber ich hab ihm gleich gesagt ...»

«Frau Zimmermann», Andrea klingt jetzt richtig streng, «Sie sollen ruhig atmen!»

Ingo kommt aus dem Flur zurück.

«Frau Zimmermann, haben Sie irgendwo einen Schraubenzieher?»

«Ja, in der Küche in dem Büffet, in der mittleren Schublade.»

«Darf ich da mal schauen?», erkundigt er sich.

«Ja, sicher», sagt sie, und als er schon verschwunden ist, ruft sie ihm nach: «Kennen Sie sich mit so was aus? Haben Sie auch ein Gerät?»

«In der mittleren Schublade?», tönt es aus der Küche.

«Ja, weiter hinten!»

Ingo kehrt zurück. «Der hier?»

Es ist ein kleiner Schraubenzieher mit einem roten Griff.

«Ja.»

«Haben Sie sonst keinen?»

Sie schüttelt den Kopf.

«Na ja», sagt Ingo, «ein Messer möchte ich nicht nehmen, nachher ist es verbogen.»

«Unten unter der Spüle ist noch Werkzeug. Das ist noch übrig von meinem Mann, da könnten Sie mal schauen.»

Ingo verschwindet wieder, einen Moment später hält er einen kleinen Meißel in der Hand und einen Lappen. «Damit müsste es gehen», erklärt er.

Ich gehe ihm nach ins Bad.

«Den Meißel brauche ich nur, um einen kleinen Hebel zu haben, den Lumpen wickle ich drum, dann bekommen die Trommel und die Klappe keinen Kratzer und keine Delle. Mal sehen», er beugt sich über die Maschine, in der seine Hand mit dem Meißel verschwunden ist. Mit einem angestrengt pressenden Gesichtsausdruck werkelt er etwas herum, dann hört man ein blechernes Geräusch.

«So, die ist wieder frei.»

Er drückt mir den Meißel in die Hand.

«Jetzt schauen wir mal. Ich schließe noch die Klappe und ... na also: dreht sich wieder.»

«Ihre Maschine läuft wieder!», strahlt Ingo unsere Patientin an, «das Werkzeug habe ich schon zurückgeräumt.»

«Ach, bin ich froh», sagt die Frau. Sie ist jetzt aufgestanden und geht ins Bad. «Vielen Dank!», sagt sie und hat fast Tränen in den Augen. «Bis ich da wieder jemanden gehabt hätte, der sie repariert. Und die Wäsche ...»

Sie geht in den Flur, zieht aus einer Handtasche die Geldbörse.

«Nein, Frau Zimmermann! Das kommt gar nicht in Frage.»

«Doch, bitte.»

«Auf Wiedersehen und alles Gute!», sagt er noch, dann sind er und Andrea auch schon verschwunden.

«Dann nehmen Sie das!», dreht sie sich Dr. Eckmann zu.

«Nein, Frau Zimmermann. Jetzt legen Sie sich hin, und schlafen ruhig, und morgen waschen Sie dann weiter.»

«Gott segne Sie!», ruft sie noch im Treppenhaus zu uns herunter. Dann hören wir, wie die Wohnungstür sich wieder schließt.

Ingo und Andrea stehen noch vor dem Haus.

«Woher kennst du dich mit so was aus?», frage ich ihn.

«Ich bin Elektromeister», antwortet er, «ich hab acht Jahre in dem Job gearbeitet.»

«Und jetzt nicht mehr? Das war doch sicher besser bezahlt.»

«Ja, aber ich hatte Ärger mit dem Chef. Wir sollten immer mehr Stunden berechnen, als wir tatsächlich gearbeitet hatten. Ich wollte sowieso wechseln. Und dann ... na ja. Außerdem ist es auf Dauer langweilig gewesen. Nur Waschmaschinen, Spülmaschinen, Fernseher zu reparieren oder sogar meistens nur aufzustellen», lacht er. «Ich wollte etwas tun, bei dem ich am Ende weiß, wofür ich gelebt habe», fügt er leiser hinzu.

Marcia löst mich ab. Sie hat sich leise in den Schlafraum geschlichen, um mich nicht zu stören, aber ich bin trotzdem aufgewacht und kurz nach ihr nach unten gegangen.

«Der Tank ist leer, die Absauge ist voll», erinnere ich mich an Martins Spruch von gestern. Damit könnte ich sie noch kurz begrüßen, falls sie mit dem Fahrzeugcheck noch nicht zu weit ist.

«War viel los heute Nacht?», fragt sie, als ich unten ankomme. Sie steht gerade hinter dem Auto und prüft das EKG.

«Geht schon», ich bin noch müde.

«Was Dramatisches?», fragt sie.

Dann fällt mir ein, dass ich was viel Besseres zu erzählen habe als den Spruch, mit dem mich Martin gestern aufgezogen hatte.

«Einer, der nur noch Nein sagen konnte», beginne ich, «danach hat die Polizei jemandem geholfen, sein Fahrrad aufzuschließen. Dann eine Dame, die Vogelfutter gegessen hat. Und ein Krampfanfall, den der Freund der Patientin gemeldet hat, der aber nicht genau wusste, wo er ist. Und so um 3.30 Uhr sind wir noch schnell ins Herrenbachviertel gedüst und haben eine Waschmaschine repariert.»

«Aha.» Sie druckt einen Kontrollsteifen aus und stellt das EKG zurück in die Halterung.

«Ja», ergänze ich, «ein Toplader. Die Klappe hatte sich verkeilt. Ingo hat es mit einem Meißel repariert.»

Sie sieht mich an.

«Aber wenigstens ist uns kein Patient abhanden gekommen. Und wir hatten auch keine Leute, die von anderen gebissen wurden», resümiere ich.

Marcia hält den Kopf leicht schräg.

«Schau mich nicht so an, Marcia. Ich bin kein Ufo.»

«Drinnen gibt's noch Kaffee», meint sie dann, «vielleicht trinkst du erst ein Tässchen und wachst auf, bevor du mit dem Auto nach Hause fährst.»

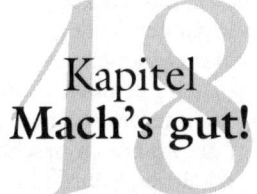

Kapitel
Mach's gut!

Juni 2011

«Die Von-Parseval-Straße ist eine Querstraße vom alten Postweg», erklärt Dr. Nadl mir, kurz nachdem wir unterwegs sind.

«Ach klar», fällt es mir wieder ein, «die geht rechts weg, kurz bevor links die Bebo-Wager-Berufsschule kommt.»

Er schaut frustriert auf die Uhr. «So was Saublödes. Zehn Minuten vor meinem Schichtwechsel. Und das nur wegen einer Wohnungsöffnung.» Dann schnappt er sich sein Handy, wählt eine Nummer: «Hallo?»

Wir sind an der Ecke Meringer Straße, kurz vor uns schaltet die Ampel auf Rot, ich muss das Horn anschalten, er verzieht das Gesicht, ruft in den Hörer. «Ja ... hallo? Ich verstehe dich gerade nicht, Moment, Lisa ... Ich wollte nur sagen, ich komme später ... Was? Nein! Ich komme später ...»

Dann ist es schon wieder frei vor mir, und ich mache das Horn wieder aus.

«Nein», sagt er etwas ruhiger, «kann ich nicht sagen, es ist noch eine Wohnungsöffnung … ja, ich melde mich … kann ich erst dann sagen … sobald es geht … ja … nein, wartet nicht mit dem Essen.»

Schon wieder eine rote Ampel – und das Martinshorn auf dem Dach.

«31/64», ruft die Leitstelle.

«Ich muss jetzt Schluss machen, ich melde mich wieder!»

«31/64 hört.»

«Anruf von der Wache, der Nachtschichtdoktor wäre jetzt da.»

«Na ja, das ist jetzt leider zu spät.»

Die Straße vor uns ist blockiert. Abendsonne, die jetzt, nachdem das Gewitter des Nachmittags weitergezogen ist, wieder zwischen den Häuserblocks durchfällt. Im Schatten eines großen Wohnhauses stehen die Feuerwehr, ein Rettungswagen und ein Streifenwagen. Und eine Menge von Zuschauern steht auch schon da, auf dem teilweise heruntergetretenen Grün einer Wiese vor einem Haus. Irgendwo liegt ein Fahrrad ohne Vorderrad herum und daneben auf dem Rücken ein Skateboard mit rostigen Rollen, ein Stück weiter eine graue Lederhandtasche oder das, was davon übrig ist.

«Bin gespannt, was dieses Mal rauskommt.» Dr. Nadl steigt aus.

«Hallo Chris», begrüße ich den Kollegen von der Stadt, «dich hab ich auch schon lange nicht mehr gesehen.»

«Klar», sagt er, «bin ja auch nur noch ehrenamtlich bei der Stadt. Brauchst nichts mit hochnehmen, wir haben alles schon dabei, steht schon vor der Wohnung, die sind noch beschäftigt, ziemlich gut gesicherte Wohnungstür», erklärt er, während wir ein paar Schritte hinter dem Arzt laufen.

«Und was ist passiert?», frage ich.

«Die Tochter hat uns angerufen. Sie habe ihre Mutter nicht mehr erreicht. Na ja, die hatten wohl auch Streit, vielleicht hat sie es auch erst seit ein paar Tagen versucht, jedenfalls macht sie sich Sorgen und keiner mehr auf», erklärt er, «ist aber wohl nichts Ernstes, ein älterer Herr, der auch im Haus wohnt, hat sie wohl heute Nachmittag noch gesehen.»

Okay, wenigstens was. Gute Chancen, dass wir bald wieder hier wegkommen und nicht viel passiert ist.

«Du bist nicht mehr hauptamtlich bei der Stadt?», frage ich dann. «Und was ist passiert?»

Wir sind schon im Treppenhaus.

«Ach, ich dachte, du hast gemeint, was *hier* passiert ist.»

«Ja, hab ich auch zuerst. Aber jetzt wollte ich wissen, warum du nicht mehr hauptamtlich fährst.»

«Weil ich älter werde. Und dann der Schichtdienst. Und woanders verdiene ich mehr Geld. Ich bin jetzt im Vertrieb einer Firma, die Defis herstellt.»

Wir sind im zweiten Stock angekommen, seine Stimme wird etwas leiser. «Das da ist, glaube ich, die Tochter mit ihrem Freund oder Lebensgefährten», erklärt er.

Wir gehen durch einen Gang, der vom Treppenhaus abzweigt. Ein paar Türen weiter steht schon die Polizei, dahinter sind zwei Kollegen von der Feuerwehr an der Wohnungstür, als ich näher komme, erkenne ich dahinter den Kollegen von Chris und einen Mann in einem Blaumann.

«Dieses blöde Schloss», sagt der, der vorne steht, «ich glaub es nicht.»

«Und es gibt wirklich keinen Schlüssel?», fragt einer der beiden Beamten.

Der in dem Blaumann schüttelt den Kopf. «Nur von ein paar Wohnungen, wo mir die Inhaber einen anvertraut haben, aber hier bei der Frau», er schüttelt wieder den Kopf. «Die ist nicht so ganz einfach, die traut keinem über den Weg.»

«Was heißt ‹nicht ganz einfach›?», hakt der Polizist nach. Das Licht geht aus, er hat die Hand schon am Schalter, hat wohl schon ein paar Mal gedrückt, er patscht einmal mit der Hand auf den Lichtschalter, von irgendwoher hallt das Relais durch den Gang und die Leuchtstoffröhren gehen der Reihe nach wieder an.

«Na ja», antwortet der Mann in dem Blaumann. Er macht eine Handbewegung, als ob er sich aus einer Flasche etwas in den Mund gießt. «Sie wissen schon», sagt er dann.

«So ein Mist, dieses Scheißschloss!»

Das ist der Kollege von der Feuerwehr. Die beiden habe ich bisher nur von hinten gesehen, sie hantieren beide am Schloss rum.

«Komm, wir brechen die Tür auf.»

«Weiß nicht.»

«Aber das Licht», bemerkt der Beamte wieder in Richtung des Mannes mit dem Blaumann, «das können Sie vielleicht unten irgendwo so einstellen, dass es nicht dauernd wieder ausgeht.»

«Ja, das bekomme ich schon hin», sagt er und geht an uns vorbei in Richtung des Treppenhauses.

«Drecksschloss, jetzt reicht es.»

Die beiden haben eine Art Rammstange, sie nehmen Anlauf, die Schläge dröhnen durch das ganze Haus. Drei, vier, fünf, sechs Mal, ohrenbetäubend, dieser Lärm.

«Die blöde Tür bewegt sich überhaupt nicht.»

«Ich versuch es noch mal damit.»

«Na, das kann wohl noch dauern.» Dr. Nadl tritt unruhig von einem Bein auf das andere.

Die beiden setzen ein Gerät an, ein surrendes Geräusch.

«Der Herr von unten hat sie ja heute Nachmittag noch gesehen, mit einer Tüte in der Hand», höre ich jemanden von irgendwoher sagen.

«Heute? Am Sonntag?»

«Na ja, vielleicht hat sie vorn bei der Tankstelle an der Haunstetter Straße noch was geholt.»

Das surrende Geräusch hat aufgehört.

«Pass auf», höre ich den Kollegen von der Feuerwehr sagen. «Wenn wir jetzt Glück haben, ist das Ding gleich auf. Eine Fünfzig-Prozent-Chance.»

Das surrende Geräusch beginnt wieder, mit irgendeinem dunkelgrünen Gerät lehnt der kleinere der beiden Feuerwehrmänner sich gegen die Tür.

«Wird auch Zeit», murrt der andere Beamte jetzt, der bisher noch nichts gesagt hat.

«Na, jetzt mal langsam», nun dreht sich der größere der Feuerwehrmänner um, und ich sehe zum ersten Mal sein etwas gerötetes Gesicht, «sonst seid ihr immer froh, wenn sich die Türen nicht so einfach öffnen lassen, und jetzt rummaulen.»

«Ich maule nicht, ich warte nur», bemerkt der Beamte.

«Ich auch», höre ich Dr. Nadl leise.

«Das mit dem Licht hat geklappt?», der Hausmeister ist wieder da.

«Ja, sieht ganz so aus.»

Der Beamte nimmt seine Hand vom Lichtschalter.

Ein Ruck.

Dann ist die Tür auf.

Die beiden Polizisten gehen vor, dann Dr. Nadl, ich gehe hinterher, aber als ich den ersten Schritt in die Wohnung setze, bleibe ich stehen. Es ist warm hier, die Hitze steht noch in der Wohnung.

Und dieser furchtbare Geruch …

Die Polizisten sind am Ende des Flurs verschwunden.

Dr. Nadl dreht sich zu mir um. Er hat das Gesicht verzogen und winkt ab. «Ich denke, du kannst vorne warten. Das ist sehr eindeutig.»

Der Geruch ist schrecklich. Stechend, salzig. Eindeutig. Verwesungsgeruch.

Diese Frau hat sicher niemand mehr heute im Haus gesehen.

Dann sehe ich, wie Dr. Nadl eine Seitentür öffnet, die angelehnt ist, dort hineinschaut, noch einmal das Gesicht verzieht, den Kopf wegdreht und die Augen schließt und danach sofort wieder die Tür. «Das sieht ja ganz furchtbar aus!»

Hinter mir eine schrille Stimme: «Was ist mit meiner Mutter?»

Die Stimme kommt schnell näher, ich drehe mich um. Die junge Frau aus dem Treppenhaus rennt in meine Richtung, ich versperre ihr den Weg.

Die Stimmlage wird noch höher, die Frau schreit völlig hysterisch. «Meine Mutter! Meine Mutter, was ist mit meiner Mutter?!», kreischt sie.

«Warum lassen Sie mich nicht durch, ich will sofort zu meiner Mutter.»

«Nein», sage ich, «da gehen Sie jetzt nicht hin.»
Ob sie sich diesen Anblick zumuten will, muss sie selbst entscheiden. Aber nicht in diesem Zustand.

«Warum, ich will sofort zu meiner Mutter!!! Warum darf ich da nicht hin?»
Mein Gott, nimmt sie denn diesen stechenden Geruch gar nicht wahr?

«Weil Ihre Mutter tot ist!»
Für einen Moment ist Stille.

Dann rennt sie von mir weg, an ihrem Freund vorbei. Ich laufe hinterher, wer weiß, was sie jetzt in diesem Zustand alles tut.

«Bitte warten Sie!»
Für mich völlig unerwartet dreht sie sich wieder um, stellt sich mir entgegen.

«Meine Mutter … du Schwein!», brüllt sie mich an, «Tut doch irgendwas! Neiiiin!» Dann knallt es: Sie hat mir ins Gesicht geschlagen, fängt an, auf mich einzuprügeln.

«He.» Ich versuche auszuweichen, halte mir die Hände vor's Gesicht, ihr Freund kommt von hinten, umklammert sie, hält sie fest.

«Irina! Irina! Beruhige dich.»
Sie reißt sich los, springt in Richtung des Treppenhauses, einen Moment lang muss ich mich fassen, ihr Freund verschwindet hinter ihr im Treppenhaus, ich schaue, dass ich schnellstmöglich hinterherkomme. Einer der Polizeibeamten ist dazugekommen und läuft mit, weiter unten im Treppenhaus sehen wir sie stehen, ein Knallen und dann noch einmal eines. Mit voller Wucht donnert sie ihren Kopf an die Wand, ihre schrillen Schreie tun in den Ohren weh, sie scheinen mir auf den Knochen zu reiben. Wir versuchen, sie zurückzuhalten, sie reißt sich die Brille vom Gesicht, wirft sie mit voller Wucht auf den Boden und stampft darauf herum.

Mein Gott!, wenigstens ist es jetzt nur die Brille, und sie hat aufgehört, ihren Kopf gegen die Wand zu knallen, zusammen mit diesen Schreien ein schlimmes Geräusch …

Dann lässt sie sich durch die Arme des Polizisten hindurch auf den Boden sinken, sitzt schräg auf einer Treppenstufe dort, wo es in dem Haus noch eine Etage weiter nach oben geht, und beginnt leise zu weinen.

«Mama … Mama», höre ich sie immer wieder, «warum hat denn keiner mehr etwas getan … Warum habt ihr alle ihr nicht mehr geholfen?»

Ich halte mir die Lippe. Es scheint nicht zu bluten, aber es ist ein Gefühl, als ob es brennt, und auch, als ob es an einer Stelle etwas taub ist. Und irgendwie hat auch mein Schienbein etwas abbekommen. Aber ich bin mir nicht sicher. *Vielleicht ist es auch nur die Aufregung, die mir zu schaffen macht, oder das schlimme Gefühl, versagt zu haben?*

Chris steht vor mir. «Alles okay mit dir?», möchte er wissen.

«Ja, schon gut», antworte ich knapp.

«Ich bestell die Krisenintervention», sagt er.

«Mama ... Warum hat dir keiner geholfen?»

Ihr Freund sitzt neben ihr, ich gehe auf ihrer anderen Seite in die Hocke.

«Weil es zu spät war. *Viel* zu spät», erkläre ich. «Verstehen Sie?»

Sie schüttelt den Kopf.

«Warum durfte ich nicht zu ihr?»

Ich hole tief Luft.

«Warum haben Sie mich nicht zu ihr gelassen?»

«Hören Sie», sage ich, «Ihre Mutter liegt wohl schon eine Weile in der Wohnung. Sie sieht nicht mehr gut aus.»

Es ist eine Gratwanderung. Ihr klarzumachen, warum wir sie nicht in die Wohnung lassen. Und dennoch nichts zu beschreiben.

«Nein!!!»

Die Stimme ist wieder schriller geworden, für einen Moment habe ich Angst, sie würde noch einmal ausflippen. Dann weint sie leise.

«Ich bin schuld», sagt sie dann, «ich habe mit Mama gestritten. Wir haben jeden Tag telefoniert oder uns gesehen. Und immer gestritten. Jedes Mal», weint sie, «aber das letzte Mal war es besonders schlimm. Sie hat mir gesagt, sie wolle mich nie wiedersehen, ich solle mich niemals wieder bei ihr blicken lassen. Sie bereue es, mich geboren zu haben, und ich solle es nicht wagen, mich noch einmal bei ihr zu melden. Ich habe nicht mehr angerufen, bis vorgestern, da habe ich mir dann Sorgen gemacht. Ich hätte nicht auf sie hören dürfen, ich hätte sie gleich wieder anrufen sollen.»

Der Beamte nickt mir zu, dann geht er wieder in Richtung der Wohnung. Etwas von diesem Geruch scheint auch bis hierher zu dringen.

«Warum haben Sie so gestritten?», frage ich die Frau.

«Sie hat getrunken, immer mehr. Es war schlimm. Ich wollte sie davon abbringen», schluchzt sie, «aber das habe ich nicht geschafft. Ich ... habe versagt. Ich hätte ihr helfen müssen, aber immer haben wir nur gestritten. Sie hat einen Entzug angefangen, vor einem halben Jahr, aber das hat sie abgebrochen. Ich habe es nicht geschafft, dass sie mit dem Trinken aufhört. Es ist meine Schuld. Es wäre meine Pflicht gewesen ...»

Sie bewegt die zerbrochene Brille zwischen ihren Händen hin und her, mein Blick fällt auf die Splitter, die etwas weiter auf dem Boden liegen.

«Hören Sie», sage ich, «Ihre Mutter ... Sie haben es ja versucht. Aber Ihre Mutter war ein erwachsener Mensch. Und in erster Linie war sie selbst für sich verantwortlich.»

«Aber ich bin ihre Tochter gewesen! Sie hat mich aufgezogen, es wäre *meine* Pflicht gewesen, ihr zu helfen.»

Dr. Nadl ist immer noch in der Wohnung oder zumindest weiter vorne. Mir wäre wohler, ich müsste das Gespräch nicht alleine führen. Ich schaue in Richtung der Wohnung, man hört gedämpft Stimmen im Gang, aber es kommt niemand.

«Ja. Dass Sie ihre Tochter waren, hat es bestimmt nicht leichter gemacht. Wenn jemand krank ist, und diese Alkoholabhängigkeit *ist* eine Krankheit, dann ist es oft für die, die diesem Menschen am nächsten stehen, am schwersten zu helfen. Der Kranke wird die Hilfe oft gar nicht annehmen können. Für Ihre Mutter waren Sie ja immer noch die Tochter. Die Kleine – nicht die, von der sie sich etwas sagen lässt. *Sie»*, ich schaue die junge Frau an, «hatten sicherlich gar nicht genug Abstand.»

Die Frau weint still vor sich hin.

Der Beamte ist noch einmal zurückgekommen. «Wir haben da ein paar Fragen. Ist es möglich ...», er sieht die Frau an, dann den Freund. «Oder können Sie vielleicht kurz mitkommen, das können Sie uns vielleicht auch beantworten?»

Der Freund steht auf und geht mit dem Beamten zurück zur Wohnung.

«Ihre Mutter war in einer Therapie», sage ich dann, «in professionellen Händen. Schauen Sie, wenn nicht einmal diese Menschen, die geschult sind, es schaffen, Ihre Mutter vom Trinken abzubringen, dann dürfen Sie sich keine Vorwürfe machen, dass Sie es nicht geschafft haben.»

Schritte ... Der Hausmeister im Blaumann, er schaut kurz in unsere Richtung, dann wieder woanders hin und verschwindet im Treppenhaus nach unten.

«Ich hätte anrufen müssen», sagt sie dann noch einmal, «ich hätte meine Mutter einfach trotzdem am nächsten Tag anrufen müssen.»

Ich verstehe, was sie meint.

«Das war der Wille Ihrer Mutter. Hören Sie: Ihre Mutter war doch nicht entmündigt. Sie war ein erwachsener Mensch und in erster Linie selbst für ihr Leben verantwortlich. Jeder Erwachsene hat die Freiheit, sein Leben selbst zu gestalten. Und das bedeutet, dass er auch die Verantwortung für das hat, was er tut und sagt.»

«Vielleicht», sagt sie.

«Sicher!», sage ich. «Es war *ihr* eigener Wille.»

«Das KIT ist unterwegs», sagt Chris, der gerade dazukommt.

«Wer ist das, der unterwegs ist?», möchte die junge Frau wissen.

«Das ist jemand, der sich um Sie kümmert», erkläre ich. «Leute, die geschult sind und Ihnen weiterhelfen können. Wir müssen ja auch demnächst wieder fahren.»

«Ich brauche niemanden. Es kann ja doch keiner mehr etwas ändern», sagt sie.

«Es wäre besser, wenn Sie sich helfen lassen. Sie müssen mit niemandem reden, wenn Sie nicht wollen, aber lassen Sie sich helfen.»

Chris ist wieder nach unten gegangen.

Der stechende Geruch ist nicht stark, aber trotzdem unerträglich. Ich würde gerne hier weggehen, von diesem Geruch wird mir ganz übel. Wir reden nichts mehr.

Ich höre Schritte, dann kommt der Freund der Frau zurück.

«Ich würde gerne nach unten gehen und rauchen», schlägt sie selbst vor.

Dann kommt auch Dr. Nadl. Die Frau bleibt unten stehen, findet ihr Feuerzeug nicht, ihr Freund gibt ihr Feuer und zündet sich dann auch selbst eine Zigarette an.

Dr. Nadl steht ein paar Meter entfernt, dann kommt er zu mir zurück. «Sollte ich noch einmal mit ihr reden?», fragt er mich leise. Ich zucke mit den Schultern.

«Das ist der Notarzt», erkläre ich der Frau.

Sie hat sich auf einen der großen Steine gesetzt, die am Rand der grünen Fläche stehen, ihr Freund steht hinter ihr und hat ihr die Hand auf die Schulter gelegt. Ich beuge mich ein Stück herunter.

«Möchten Sie noch einmal mit ihm reden?»

In der rechten Hand hält sie die Zigarette, mit dem linken Zeigefinger zieht sie Kreise auf dem Stein.

«Nein», sagt sie dann, «ich möchte im Moment nicht mehr reden.»

«Ist es okay, wenn ich noch kurz bei ihr bleibe, bis das KIT da ist?», frage ich Dr. Nadl. Immerhin hätte er schon seit mehr als einer halben Stunde Dienstschluss.

«Kein Ding», sagt er, «ich muss eh noch ein Formular ausfüllen. Ihr kommt klar?»

«Ja.»

Ein Stück weiter nimmt er im NEF Platz.

Überall verteilt stehen Leute, schauen manchmal in unsere Richtung, manchmal in der Gegend herum, manchmal zeigt einer nach oben, dort wo die Wohnung ist.

Ich setze mich auf den Stein gegenüber, auch ihr Freund nimmt Platz. Wir reden nichts, er zündet sich noch einmal eine Zigarette an, hält mir dann die Packung hin, ich schüttele den Kopf, deute auf die Frau.

«Sie hatte eigentlich aufgehört zu rauchen», erklärt er.

«Klar», sage ich.

Das Auto der Feuerwehr ist weg, ich hatte gar nicht mitbekommen, wie die Kollegen an mir vorbeigegangen waren. Jetzt läuft der Motor des Rettungswagens hoch, die beiden Kollegen fahren auch wieder, stattdessen kommt noch eine weitere Streife.

Dann schaue ich auch auf den Boden zwischen den Steinen, auf die abgetretenen Stellen im Gras, wo schon andere ihre Kippen einfach hingeworfen haben.

«Hallo!»

Ich bin überrascht. Ich habe den Kollegen vom KIT gar nicht kommen sehen.

«Ich hab mich schon kurz beim Arzt informiert.» Dann stellt er sich vor und erklärt, warum er da ist. «Mein herzliches Beileid!», schließt er seine Vorstellung ab.

Ich verabschiede mich.

«Danke», sagt die junge Frau kurz.

Ich reiche ihr die Hand, dann gehe ich.

———————

«Zum Notarzt-Schichtwechsel zur Wache», hatte uns die Leitstelle geschickt.

Ich erzähle Dr. Nadl, wie die junge Frau anfangs auf mich eingeschlagen hatte.

«Ach, ich hatte da drinnen in der Wohnung überhaupt nicht mitbekommen, dass sie so ausgerastet ist», meint Dr. Nadl.

«Na ja, ich kam dann ja auch zurecht.»

Ich bin froh, dass ich nicht mit in die Wohnung musste!

«Ich bin froh, dass ich mich nicht auch noch um die Tochter kümmern musste», meint er.

Dann ist ja jeder von uns auf seine Art einigermaßen gut davongekommen.

«Es muss schlimm sein, wenn man so auseinandergeht», denke ich laut vor mich hin, «wenn man seiner Mutter das letzte Mal im Leben so im Streit begegnet.»

«Ja.»

«Man sollte sich nie im Streit trennen.»

«Wenn es überhaupt die Mutter war», sagt er leise vor sich hin, «auch das … es ist zwar wahrscheinlich, aber nicht sicher. Erkennen konnte man nichts mehr. Und dann muss man ja auch noch abwarten, denn da war ja noch dieser Mann, der behauptet hat, er habe sie noch gesehen. Vermutlich hat er sich getäuscht. Aber ganz sicher ist es alles ja noch nicht.»

Wir halten an einer Kreuzung an. Die Lippe schmerzt immer noch ein wenig. Ich recke mich ein wenig hoch und schaue noch mal im Rückspiegel nach. Man sieht nicht viel, nur wenn man es weiß, kann man eine kleine Rötung ausmachen.

«Hast du was abbekommen?», fragt er.

«Nein», sage ich.

«31/64», das ist die Leitstelle, «fahren Sie mit Sondersignal weiter, der Nachtschicht-Notarzt erwartet Sie draußen vor der Wache. Fliegender Wechsel, und dann geht es weiter nach Eurasburg, vermutlich ein Unterzucker.»

«Ja», sagt Dr. Nadl dann, kurz bevor wir auf der Wache sind, um schnell für den Wechsel anzuhalten, «das ist schlimm. Man sollte sich wirklich immer überlegen, wie man auseinandergeht. Man weiß doch wirklich nie …»

«Ich wünsch dir was», sage ich.

Dann steigt er aus, und der Notarzt für die Nacht steigt zu.

«Mach's gut …», höre ich Dr. Nadl noch, aber ich schaue schon in den Spiegel, um wieder auf die Straße einzuscheren. Die Tür fällt zu – wir fahren weiter.

Kapitel 49
Überall genau mittendrin

August 2012

Dass ich jetzt schon wieder in der Schlange vor den Röntgenkontrollen beim Abflug des Flughafens Bodrum stehe, kann ich kaum glauben. Die zwei Wochen hier gingen unglaublich schnell vorbei. Nur ein kleiner Teil meines Bewusstseins nimmt das Gedränge vor mir auf. In meinen Gedanken bin ich noch auf dem Markt meiner Urlaubsstadt Turgutreis. Beim Melonenhändler und in dem kleinen Souvenirladen, den die Holländerin Annette dort so liebevoll eingerichtet hat. Und ich habe diesen wunderbaren sonnigen Nachmittag vor meinem inneren Auge, den ich noch ein letztes Mal im Meer schwimmend erlebt habe.

«Musst du morgen gleich um 8.00 Uhr im Büro sein?», fragt Renate.

«Mhm.» Ich weiß es nicht. Ich will es auch nicht wirklich wissen.

«Also ich möchte erst mal Koffer auspacken und komme dann so gegen 11.00 Uhr.»

«Mhm.» Ich denke an unsere Bootsfahrt. Sanfte Wellen, die wirklich aussehen wie das Wasser in der Augsburger Puppenkiste, das mit einer angeblasenen Plastikfolie simuliert wird. Kleine Wellen, das salzige Meerwasser so weich, den ganzen Körper so schön umschmeichelnd. Wie schön …!

«Und hast du am kommenden Wochenende schon wieder Dienst?»

«Mhm.» Ich überlege. «Ich glaub schon. Weiß ich doch nicht …»

«Ich wollte vielleicht zu meinen Eltern fahren und mich da mal blicken lassen.»

Als wir dann beim Einchecken noch etwa acht Meter entfernt vor dem Schalter der Luftfahrtgesellschaft stehen, hören wir eine angeregte Diskussion. Ein Ehepaar vorne ist erbost, weil ihre Koffer Übergewicht haben und sie etwa hundert Euro bezahlen müssen. Immer dieser Stress am Ende des Urlaubs. Laute Verhandlungen, die Passagiere schimpfen in Deutsch, die Angestellten kontern in Türkisch und Englisch, das Ehepaar versteht aber offensichtlich weder das eine noch das andere richtig.

Meine Tochter Teresa schaut ängstlich. Aber wir haben ja extra alle Koffer gewogen. Nachdem uns das, was dieses Ehepaar gerade erlebt, auch einmal vor ein paar Jahren passiert ist, haben wir seit einiger Zeit eine Kofferwaage dabei. Was mir seither nicht nur Ärger am Gate erspart hat, sondern auch Hamsterkäufe von Tonvasen und schönem türkischen Geschirr in den Souvenirläden der Stadt. Alle unsere Koffer sind gewogen: Fast alle haben nur achtzehn oder neunzehn Kilo, einer sogar nur dreizehn Kilo. Nur das Handgepäck ist vermutlich etwas zu schwer. Vor allem meine Fotoausrüstung macht mir nun doch ein wenig ein flaues Gefühl in der Magengegend. Beim Abflug in Stuttgart hatte ich noch gelesen, dass das Handgepäck maximal acht Kilo haben dürfe, und nachgefragt, wie es denn aussehe, wenn man eine Fotoausrüstung habe, die etwas schwerer sei. Meine teuren Objektive möchte ich ungern in einen Koffer packen, der herumgeworfen wird und vielleicht auch mal aufplatzt oder einfach verloren geht.

«Das geht schon in Ordnung», hatte mir die freundliche Dame am Check-in dort gesagt. Aber hier steht etwas von sechs Kilo auf den Schildern, und soweit ich mitbekomme, dreht es sich jetzt bei dem Streit am Anfang der Schlange dort vorne auch um das Gewicht des Handgepäcks. Ich überlege gerade, ein paar der Objektive aus dem Rucksack zu nehmen um sie bei meinen Töchtern in einer Handtasche unterzubringen, aber ich möchte jetzt auch nicht hier in Sichtweite des Check-ins durch hektisches Umpacken auffallen. Ich versuche, ohne Aufmerksamkeit auf mich zu lenken, mehr von dem mitzubekommen, was sich da vorne abspielt. Die gutaussehende Dame, die vorne am Computer sitzt, dürfte gerade mal zwanzig Jahre alt sein, sie ist offenbar neu und wird eingewiesen, hinter ihr steht der Chef, der es wohl besonders genau mit allem nimmt. Ich schwitze.

Fliegen war früher angenehmer.

Auch um mich herum ist es unruhig geworden. Ich bekomme mit, wie sich meine Tochter Teresa mit einer Familie hinter uns unterhält und unsere Kofferwaage irgendwo herauskramt, um sie auszuleihen, und die geht nun die ganze Reihe durch nach hinten. Hier oder da packen jetzt auch noch andere Passagiere das ein oder andere um.

Als ich einige Minuten später endlich vorne bin, begrüße ich die Dame und ihren Chef mit einem «İyi akşamlar!», was «Guten Abend!» bedeutet.

Die Dame antwortet mir etwas auf Türkisch, das ich nicht verstehe, und auch ihr Chef begrüßt mich freundlich. Dann verabschiedet er sich mit ein paar Worten und verschwindet in einem Büro, das weiter hinten hinter ein paar Glasfenstern liegt. Sie verlangt die Ausweise und die Tickets, dann fragt sie mich, ob ich gerne beim Notausgang sitzen möchte und ob jemand von uns Bewegungseinschränkungen hat. Nein, die hat niemand – aber ich möchte den Aufpreis für die Sitze am Notausgang nicht bezahlen ...

Sie lacht. «It's okay», sagt sie. «No extra charge for you.»

Dann reicht sie die Bordkarten über den Schalter und zeigt halb fragend, halb grinsend auf meinen Rucksack. Mir wird noch einmal kurz heiß, ich will ihn abnehmen, sie winkt ab, sie zieht ihn ein wenig zu sich her, ich drehe mich mit. Sie klebt noch ein kleines Schild um den Griff. Dann verabschiedet sie uns lachend, und wir gehen in die Wartehalle.

«Was hat die da drangeklebt ...?», frage ich Renate.

«‹Checked› steht da drauf ...», grinst Renate mich breit an.

«Hä?», sage ich. «Die hat das Ding doch gar nicht gewogen.»

«Eben», antwortet Renate grinsend. «Sie hat es nur gesehen. Wenn sie es gewogen hätte, hätte sie das Schild vermutlich nicht draufkleben dürfen. Aber jetzt wird es wohl auch keiner mehr wiegen.»

Jetzt grinse ich auch.

Etwas später in der Maschine. Von irgendwoher aufgeregte Kinderstimmen. Die Bildschirme klappen von oben aus der Verkleidung und zeigen das Airline-Logo. Die letzten Passagiere quetschen sich noch durch den schmalen Gang, der Geruch eines angenehmen Eau de Toilette dringt für einen Moment zu mir. Dann geht es schnell. Die Stimme der Stewardess: «Boarding completed.»

«Ahh, schau mal», sagt Laura und schaut am Vordersitz vorbei durch den Gang in Richtung der Stewardess. «Das ist die gleiche wie auf dem Hinflug.»

Tatsächlich, jetzt erkenne ich sie auch: eine gutaussehende, aber sehr arrogante Mittdreißigerin.

«Ach die ...», sage ich. «Die geht zum Lachen in den Keller.»

«Ja», meint jetzt Sebastian, «und das Problem ist: das Flugzeug hat gar keinen Keller.»

«Cross check», höre ich jetzt eine Stimme von hinten. Von hinter mir ein paar bayerische Stimmen und eine Frau, die türkisch mit einem Kind redet.

«... auch dein Handy aus.»

«I woas ned, des is eds in da Doschn ob herrinnen ...»

«Anneee, Anneee ...»

Lüftungsgeräusche.

Die Anschnallzeichen über uns sind angegangen und das Nichtrauchersymbol leuchtet überall an der Decke.

Eine türkische Ansage, die ich nicht verstehe, aber kurz darauf wird sie in akzentfreiem Deutsch wiederholt. «Meine Damen und Herren, ich darf Sie auf unserem Flug von Bodrum nach Stuttgart begrüßen und kurz um Ihre Aufmerksamkeit bitten. Passagiere, die in der Nähe der Notausgänge sitzen, sollten selbständig in der Lage sein, diese zu öffnen und zu verlassen ...»

Das Flugzeug setzt sich in Bewegung, einen Moment später verlangsamt es seine Geschwindigkeit noch einmal am Rollhalt, ohne wirklich zum Stehen zu kommen, dann wird das Rauschen der Turbinen zu einem lauten Grollen, der Rücken und die Oberschenkel werden fest an den Sitz gepresst.

Nicht mal mehr eine Minute, dann hebt sich alles das, was vorne ist an – und wir sind in der Luft.

Kurz nach 19.00 Uhr.

Ich beschließe, noch etwas zu schlafen. Am besten gleich jetzt.

«Papa, Papa, schnell ...!!!»

Wo bin ich? Das war Teresas Stimme.

«Papa ...» Etwas stupst mich in die Seite.

Ich reibe mir die Augen, sehe Renate.

«Da ist wohl irgendwas, weiter hinten in der Maschine.»

«Was, wie ...?»

Dann höre ich von über mir eine Durchsage.

«Sofern sich ein Arzt oder ein Rettungssanitäter oder anderes medizinisches Personal an Bord befindet, bitten wir Sie, sich *sofort* beim Kabinenpersonal zu melden!»

Ich bin immer noch nicht ganz wach, aber schon abgeschnallt und zwänge mich in den Gang hinaus. Was los ist, sehe ich nicht, aber am hinteren Ende der Kabine stehen eine Frau und zwei Stewardessen und schauen besorgt in eine Sitzreihe.

Ich laufe schnell weiter.

«Sind Sie Arzt?», fragt mich die Stewardess schon im Näherkommen.

«Nein. Rettungsassistent», antworte ich.

In der Sitzreihe sitzt ein Mann, er könnte etwa dreißig Jahre alt sein und ist «Kitzeblau», wie man es bei uns im Rettungsdienst so unschön sagt. Er hat die Augen geschlossen.

«Oh, Mann», schießt es mir durch den Kopf. Hier oben hat man kaum Möglichkeiten, einen Patienten wirklich angemessen zu behandeln. Und dann: auf mich allein gestellt. Im ersten Moment ist mir nicht klar, ob der Mann überhaupt einen Kreislauf hat. Bevor ich den Puls tasten kann, erkenne ich, dass er leicht zittert.

Die Frau, die ebenfalls im Gang steht, klopft ihm auf die Wange.

«Hallo ...», zwei oder drei Mal spricht sie den Mann an.

Der bewegt den Kopf daraufhin ein wenig zur Seite.

«Die Frau hier ist Ärztin», stellt mir die Stewardess die Dame vor.

«Sind Sie ein Kollege?», möchte sie wissen und tritt einen kleinen Schritt zur Seite.

«Nein», antworte ich. «Ich bin als Rettungsassistent tätig, aber nicht hauptberuflich, sondern etwa alle zwei Wochen in der Nähe von Augsburg», antworte ich ihr.

«Dann ... sollten Sie vielleicht trotzdem zuerst nach dem Mann schauen», meint sie und tritt einen Schritt zur Seite.

«Warum ...», hake ich nach, «Sie sind ja die höher qualifizierte Kraft ...?»

«Ich bin seit zehn Jahren raus aus der Praxis, ich arbeite im Gesundheitsamt.» Dann setzt sie hinzu: «Hier werden wir wohl sowieso kaum was machen können, wir haben ja überhaupt keine Möglichkeiten.»

Ich versuche, den Puls des Mannes zu tasten, aber ich bin mir nicht sicher, ob ich ihn wirklich fühle. Erst an der Carotis am Hals kann ich ihn wirklich sicher feststellen. Ich habe nicht mal eine Uhr bei mir.

«Holen Sie bitte den Notfallkoffer, so was haben Sie doch hier an Bord!», bitte ich die Stewardess. Es gehört in Passagierflugzeugen zur Pflichtausstattung. «Und haben Sie eventuell irgendwo auch eine Sauerstofftasche?»

Sie ruft mir noch etwas zu, das ich nicht verstehe, aber es klingt wie eine Zustimmung.

«Haben Sie vielleicht 'ne Uhr mit Sekundenzeiger?», frage ich die Ärztin.

Sie nickt. Ich mache ihr kurz Platz, sie fühlt.

«Etwa 140», sagt sie. Ich dränge mich wieder nach vorne, stelle den Sitz des Mannes, der in der Mitte dieser Sitzreihe platziert ist, ein wenig flacher, beuge mich nach vorne, um nach der Atmung zu schauen. Er atmet noch, aber etwas flach. Die Frau, die dahinter sitzt, schaut ängstlich.

«Gehören Sie dazu?»

«Ja, ich bin seine Frau. Wir waren mit unserer Tochter zwei Wochen lang im Urlaub», erklärt sie.

«Wo ist die?», frage ich spontan, obwohl es für den Patienten nicht von Bedeutung ist, aber ich finde es wichtig, dass das Kind nicht mitbekommt, dass der Vater in einer ernsthaft schlechten Lage ist.

«Ganz hinten. Eine Kollegin spielt mit ihr, um sie abzulenken», sagt die Stewardess. Es ist die gutaussehende, und sie klingt jetzt kein bisschen arrogant.

«Hat er so etwas schon mal gehabt?», frage ich die Ehefrau.
«Ja», sagt sie leise. «Aber noch nie im Flugzeug», setzt sie dazu.
«Und wo …?»
Von hinten hebt jemand einen leuchtorangenen Koffer und eine längliche Tasche über die Sitzreihen.
«Einmal war es auf der Arbeit, da war ich nicht dabei. Und einmal, als wir übers Wochenende in den Alpen waren.»
«Weit oben im Gebirge?»
«Ja», sagt die Frau.
Offenbar verträgt er Sauerstoffmangel schlecht. Ich öffne den Koffer auf und schaue hinein. Er ist nicht so schön übersichtlich wie der Koffer, den wir bei uns im Rettungsdienst haben, es sind lauter rechteckige, verplombte Kunststofftaschen drinnen, und man hat keine Ahnung, was in welcher sein könnte. Ich reiße die Taschen auf.
«Können wir die einfach …?», höre ich eine Stimme über mir. Ich kann im Moment nicht ausmachen, wem sie gehört.
«Wenn nicht jetzt, wann dann?», sage ich bestimmt und reiße die nächste Tasche auf. Ein Ampullarium. Dann eine Tasche, in der ein Blutdruckmessgerät ist und ein Stethoskop. Ich reiche es der Ärztin und reiße weiter auf. Sogar ein Intubationsbesteck ist in einer der Taschen, und in der letzten sind nicht nur eine Infusion und Infusionsnadeln, sondern auch ein laminierter Zettel, auf dem genau vermerkt ist, was in welcher der Taschen enthalten ist.
Dann schaue ich in die längliche große Tasche. Sauerstoff und die dazugehörige Maske. Ich schließe sie an und drehe die Flasche auf.
«Acht Liter?», frage ich die Ärztin.
Sie zuckt mit den Schultern, ich lege dem Mann die Maske an.
«Also acht Liter», sage ich. Das ist schon recht viel, aber hier oben muss ich ja auch den unvollständigen Druckausgleich in der Kabine mit dem Sauerstoff kompensieren.
«Ich glaube, der Druck ist irgendwo zwischen 70 und 80 …»
«Systolisch?», frage ich nach. Die Ärztin nickt.
Die Platzverhältnisse hier sind extrem schlecht und nicht einmal die Lichtverhältnisse sind wirklich gut. «Wir sollten ihn, soweit möglich, hinlegen.»
Wir helfen der Ehefrau, aufzustehen und über den Sitz ihres Mannes herüberzusteigen. Ein paar der Passagiere in der Sitzreihe gegenüber stehen auf, um der Dame in der Nähe ihres Mannes einen Sitz frei zu machen. Wir klappen die Armlehnen nach oben und legen den Mann über die drei Sitze, dann bekommt er noch ein paar Kissen, damit der Oberkörper noch ein klein wenig erhöht ist. Ich bin mir nicht sicher, aber ich habe das Gefühl, die Farbe scheint ein klein wenig besser geworden zu sein.
«Was kam denn bei den letzten Malen raus, als Ihr Mann das Gleiche hatte …?», möchte ich von der Ehefrau wissen.

«Er war beim Hausarzt zum Durchchecken und beim zweiten Mal ein paar Tage in der Klinik, aber die haben nichts gefunden», sagt sie.

Die Durchsage des Piloten. Zuerst türkisch, dann deutsch. «Da wir in wenigen Minuten eine Schlechtwetterzone durchfliegen, bitten wir Sie nun bis auf Weiteres Ihre Sitzplätze wieder einzunehmen und sich anzuschnallen.»

«Das ist aber jetzt nicht so witzig ...» Ich schaue die Stewardess an. «Wir auch?», frage ich sie.

«Ich kläre das ab», sagt sie und verschwindet im Gang.

«Nur wenn es gar nicht anders geht», rufe ich ihr nach. «Ist da irgendwo eine Taschenlampe?» Ich krame im Koffer herum. Irgendwo hält mir jemand ein Smartphone mit einer leuchtenden LED hin und von woandersher bekomme ich zeitgleich eine kleine Minitaschenlampe gereicht. Ich schaue kurz in die Pupillen.

Die Ärztin fragt nach. «Und?»

«Beide reagieren – seitengleich, kein Hinweis auf etwas Cerebrales.»

«Auf was?», möchte die noch anwesende zweite Stewardess wissen.

Ein Herr aus der Reihe schräg gegenüber antwortet für mich sehr salopp: «Nichts in der Birne ...» Aber sein Gesichtsausdruck ist nicht so entspannt wie seine Wortwahl.

Überhaupt sehe ich beim Blick in die Runde um mich herum in viele erschrockene Gesichter.

«Und?»

Ich krame im Koffer herum und suche das Zeug zusammen, um einen venösen Zugang zu legen und eine Infusion anzulegen und halte es der Ärztin hin.

«Wollen Sie nicht lieber?», fragt sie.

Ich schüttle den Kopf. «Ich mache das auch nicht so häufig», erkläre ich. «Ich fahre inzwischen ausschließlich auf dem Notarzteinsatzfahrzeug, und da macht das mein Doc.»

Ich desinfiziere den Handrücken. «Herr ...», mir fällt ein, dass ich nicht mal den Namen des Mannes weiß. «Wie heißt er denn?», erkundige ich mich bei der Ehefrau.

«Carel Dietmann», sagt sie.

«Herr Dietmann ...», beginne ich noch einmal. «Es gibt jetzt einen kleinen Piks, wir legen Ihnen einen Zugang, und Sie bekommen eine Infusion.»

Der Mann reagiert nicht.

«Sie können hier bis auf Weiteres erst mal so bleiben.» Die Stewardess, die nachgefragt hat, ist zurück. «Aber Sie sollten sich sofort hinsetzen können, wenn die Turbulenzen zu stark werden und wir eine weitere Durchsage bekommen.»

Sie lässt die umliegenden Sitzplätze für uns räumen.

Die Ärztin sticht die Nadel in den Handrücken, gerade jetzt wackelt das Flugzeug recht heftig in der Luft herum. Der Patient, der immer noch schläfrig ist, zieht sie instinktiv ein wenig zurück.

Immerhin: eine gezielte Reaktion.

Sie zieht die Nadel heraus. Dunkelrotes Blut läuft in die im Handrücken verbliebene Kunststoffkanüle.

«Gratulation», bemerke ich. «Trotz der Turbulenzen astrein und auf Anhieb drinnen.»

Sie lächelt, aber sie sieht blass aus. Vielleicht die Turbulenzen.

Dann nimmt sie die Blutdruckmanschette und misst noch einmal nach. «Der Druck ist jetzt bei etwa 90.» Sie zählt auch den Puls noch einmal aus. «128», sagt sie knapp.

«Wie viel Uhr haben wir denn jetzt überhaupt?», möchte ich wissen. Ein Blick durch die Bullaugen. Draußen ist es längst dunkel.

«21.12 Uhr.»

«Okay, und … welche Zeit? Zielflughafen oder türkische Zeit?», hake ich nach.

«Stuttgarter Uhrzeit.»

«Also UTC +2?», frage ich die Stewardess.

Sie schaut mich ein wenig erstaunt an, antwortet dann aber mit einem knappen «Ja. UTC +2».

«Ich würde vorschlagen, dass wir das Ganze irgendwo notieren», sage ich zu der Ärztin. «Vielleicht ist ja in dem Koffer auch ein Formular.»

«Okay …», sie klingt ein wenig überrascht.

«Erstens für die Übergabe des Patienten, und zweitens zu unserer Absicherung. Vor allem – zu Ihrer.»

Sie schaut jetzt gar nicht begeistert, nickt aber.

«Man weiß heute nie, was einem hinterher ans Zeug geflickt wird», ergänze ich. «Wir helfen hier im guten Glauben, und danach haut uns am Ende jemand in die Pfanne, selbst wenn wir alles richtig gemacht haben, nur weil wir es nicht mehr belegen können.»

«Ja», sagt sie. «Das mag sein …» Sie sieht nicht sehr glücklich aus.

Ich überlege: Welches Recht hier wohl gelten würde? Deutsches Recht, weil wir vielleicht schon über dem deutschen Luftraum sind? Türkisches Recht, das ich im Hinblick auf die Regelungen medizinischer Notkompetenzen nicht einschätzen kann. Oder gar aus irgendeinem Grund amerikanisches Recht, das nur darauf aus ist, aus jeder Hilfeleistung einen Schadensfall in Millionenhöhe zu machen? Ich erinnere mich daran, dass einer unserer Notärzte vor seiner Reise in die USA ein Schreiben seiner Krankenkasse erhielt, in dem sinngemäß stand: «Wenn Sie in den USA zu einem Notfall kommen, versuchen Sie nicht zu helfen. Geben Sie sich keinesfalls als Arzt zu erkennen, und entfernen Sie sich schnellstmöglich vom Ort des Geschehens.»

Obwohl ich die Taschen komplett auf den Kopf gestellt habe, finde ich nichts, das nach einem Protokoll aussieht.

«Bitte bringen Sie uns zwei Blatt Papier und einen Kugelschreiber», bitte ich die Stewardess.

«Zwei?», fragt sie nach.

«Ja. Damit wir das einmal für den Arzt notieren können, der uns am Boden erwartet ... und einmal für die Ärztin hier.»

Die Hautfarbe des Mannes ist ein wenig besser.

Ich mache den Fingernageltest: die Fingernägel nach unten drücken und abwarten, wie lange es dauert, bis sie sich wieder füllen. Etwa vier Sekunden. Das ist nicht gesund, aber den Umständen entsprechend war es zu erwarten.

Inzwischen ist die Stewardess mit dem Schreibzeug zurückgekehrt.

«Der Pilot möchte einen von Ihnen sprechen», sagt sie.

Wir nicken. «Worum dreht es sich?»

«Ob wir Stuttgart anfliegen werden oder vorher runtergehen müssen.»

Ich schaue die Ärztin an.

«Gehen Sie», sagt sie dann. «*Sie* werden das abklären. Und entscheiden. Ich hab kein Gefühl dafür. Es sieht aus, als würde er sich stabilisieren. Aber was weiß ich. Und ich hab auch keine Ahnung, was die Alternativen sind.»

Ich bin ein wenig erstaunt.

Sie nickt mir noch einmal bekräftigend zu. *«Sie gehen!»*, sagt sie dann.

«Okay», sage ich. «Ich würde gerne noch mal die aktuellen Werte wissen.»

«Der Puls ist jetzt bei 104», sagt sie. «Und der Druck bei 95.»

Ich versuche noch mal, den Mann anzusprechen und beuge mich über ihn.

«Herr Dietmann?»

Herr Dietmann schaut mich groß an. «Erkennen Sie mich?»

Er nickt schwach.

«Wie geht es Ihnen?»

Etwas wie ein Schulterzucken und ein leichtes Kopfschütteln.

«Nicht gut?»

Wieder ein Kopfschütteln, und etwas sagt er mir leise.

«Ist Ihnen schlecht?»

Er nickt zustimmend.

Ich drehe ihn leicht auf die Seite. «Bitte bringen Sie uns noch einen Eimer oder etwas, falls er sich übergibt. Ich gehe dann nach vorne.»

Keine Turbulenzen mehr. Ich gehe der Stewardess hinterher, die Reihen hindurch, alle schauen mich an. «Was ist ...?», fragt Renate. «Kommst du klar?»

«Später», sage ich.

Wenn wir dann am Boden sind, werde ich ihr das, was ich erzählen *darf,* sagen, aber jetzt möchte ich möglichst bald wieder zurück zu diesem Patienten.

Dunkle Cockpitbeleuchtung.

«Wie sieht es aus?», fragt mich der Mann in der Uniform, der links sitzt, in bestem Deutsch. Er dürfte etwa vierzig sein.

«Sie sprechen Deutsch?», damit hatte ich nicht gerechnet.

«Ja, ich schon, mein erster Offizier ist aus der Türkei, der spricht nur Türkisch und Englisch», erklärt er.

«Der Mann hat offenbar ein Problem mit dem Sauerstoffmangel hier oben», erkläre ich unsere Vermutung.

«Und wie geht es ihm? Können wir den Flug fortsetzen?», fragt er noch einmal nach, und ohne eine Antwort abzuwarten, fügt er hinzu: «Falls nötig gehen wir auch gleich hier in der Gegend auf einem der Militärlandeplätze runter, dann sind wir in etwa zehn bis fünfzehn Minuten unten. – Notfalls ... auch in weniger als zehn Minuten ...»

Zehn bis fünfzehn Minuten von hier oben und das mit allen Freigaben? Ich fliege selbst, wenn auch nur kleine Maschinen. Der Höhenmesser steht auf 37.000 Fuß, von hier oben bis zur Landung zehn Minuten, das wäre ein sehr rasanter Abstieg. Immerhin: ein sehr gutes Gefühl, dass die Piloten bereit sind, so etwas zu ermöglichen. *So eine Zwischenlandung mit allem Drum und Dran kostet sicher einige tausend Euro,* geht es mir unwillkürlich durch den Kopf.

«Der Zustand des Mannes hat sich etwas verbessert», sage ich.

Der Kapitän nickt.

«Wie lange dauert es noch bis Stuttgart?», frage ich nach.

«Wir haben gerade die rumänisch-ungarische Grenze passiert», erklärt er. «Regulär setzen wir um 20.50 Uhr Ortszeit in Stuttgart auf. – Also in etwa einer Stunde und zwanzig Minuten.»

Ein merkwürdiges Gefühl, so etwas entscheiden zu müssen. Ich überlege.

In zehn Minuten auf einem Militärlandeplatz. Ein paar tausend Euro Kosten und viele Passagiere, die dann vielleicht in dieser Nacht gar nicht mehr nach Hause kommen, das ist das eine. Aber diese zehn Minuten, ob sie wirklich etwas bringen, ist eine ganz andere Frage, denn ein Militärflughafen, der vermutlich außerhalb seiner Betriebszeiten angeflogen wird, bietet nicht unbedingt sofortige medizinische Betreuung. Und wie das alles in Ungarn geregelt ist, wie dicht hier das Netz des Rettungsdienstes ist, wie lange es dauert, bis in irgendeiner ländlichen Gegend Hilfe an diesem Militärflughafen ist – und ob das dann ein Notarzt ist oder irgendein Krankentransportwagen ...? Am Ende ist das Ganze nur eine aufwändige Aktion, die nicht einmal eine Minute Zeitersparnis bis zur Übergabe an den Rettungsdienst bringt. Zudem scheint der Patient inzwischen stabil zu sein. Aber wenn nicht ...? Die Ärztin ... soweit ich ihre Andeutungen verstanden habe, denkt sie auch eher an einen Weiterflug. Wird sie hinter mir stehen, falls meine Entscheidung sich im Rückblick falsch erweist?

«Wäre denn garantiert, dass an diesem Militärflughafen ein Notarzt bereit steht?»

«Das müssten wir zuerst abklären», sagt der Pilot.

«Welche Möglichkeiten gibt es, wenn wir Stuttgart anfliegen?»

«Wir werden das etwas beschleunigen …», sagt er.

«Okay.» Ich nicke ihm zu. «Dann machen wir es so.»

Er sagt etwas auf Türkisch zu seinem Kollegen.

Einen Moment warte ich noch, um mich hier vorne zu verabschieden; höre, wie der Copilot funkt.

«Okay. Flight Number 4709 again, we made our decision, request Shortcut to Stuttgart. We have a medical emergency on board.»

Seine Stimme klingt so ruhig, als ob er sich einen Tee bestellt hätte. Die Antwort kommt prompt, und sie klingt ebenso ruhig und routiniert wie schnell.

«Flight Number 4709, stand by», höre ich den Controller über den Funk.

Der Pilot bestätigt kurz, dann dreht er sich zur Seite: «Wir werden dann, sobald wir auf der Stuttgarter Frequenz sind, einen High-Speed-Approach beantragen und uns den Notarzt ans Gate bestellen», erklärt er. Dabei sieht er nur halb nach hinten. Mir ist nicht ganz klar, ob er mich meint oder seinen Kollegen.

High Speed – das habe ich mal gelernt. *«Luftfahrzeuge dürfen unterhalb 10.000 Fuß nur mit maximal 240 kt, etwa 445 km/h, geflogen werden, es sei denn, ihre Bauart lässt das nicht zu oder es gibt einen wichtigen Grund, der eine Genehmigung logisch erscheinen lässt.»* Und *Shortcut* bedeutet wohl: *auf dem direkten Weg – nicht mehr auf der üblichen Strecke über die in den Karten eingezeichneten Luftverkehrswege – einfach nur noch geradeaus zum Ziel.*

«Flight Number 4709 …», höre ich über den Funklautsprecher, «Shortcut approved.»

Fast im gleichen Moment dreht sich das Flugzeug leicht zur Seite. Wir fliegen eine Kurve.

«Brauchen Sie mich dann hier noch?», frage ich noch mal nach.

«Nein. Aber – sollte sich etwas verändern … dann melden Sie sich.»

Kurz darauf bin ich wieder bei Herrn Dietmann. Auch seine Farbe sieht gut aus.

«96 der Puls», begrüßt mich die Ärztin. «Und der Druck bei 100.»

Seine Frau hat sich über ihn gebeugt, er wechselt ein paar Worte mit ihr.

Ich hoffe nur, er bleibt stabil, die Last der Entscheidung drückt mir auf den Magen. Ich beginne, die «üblichen» Dinge zu notieren. Die Personalien des Patienten und der Helfer. Das Notfallgeschehen und alle festgestellten Werte und Maßnahmen im Verlauf. Auch den Hinweis auf die früheren Ereignisse im Leben des Patienten halte ich fest. Schließlich schreibe ich das alles noch einmal komplett ab.

«Was jetzt noch passieren wird, das ergänzen wir», erkläre ich der Ärztin. «Und ansonsten unterschreiben wir es noch beide. Wenn Sie vielleicht noch Ihre Telefonnummer für Rückfragen daraufschreiben würden. Ich habe meine schon hinten vermerkt. Aber normalerweise werden die, falls was ist, ja sowieso eher bei Ihnen nachfragen.»

Sie nickt.

Die Anschnallzeichen leuchten schon wieder. Ich habe das Gefühl, dass das Flugzeug eine Lageänderung gemacht hat und bereits sinkt, das Geräusch der Turbinen, das manchmal dabei ein wenig leiser zu werden scheint, hat aber nicht abgenommen. Die Passagiere werden aufgefordert, sitzen zu bleiben, und der Pilot stellt auch klar: «Wir möchten Sie dringend darauf hinweisen, dass Sie wegen eines medizinischen Notfalls an Bord Ihre Plätze nicht verlassen dürfen, bevor Sie gesondert darauf hingewiesen werden.»

Jetzt klingt seine Stimme immer noch ruhig, dennoch hat sie einen bestimmten, fast bedrohlichen Unterton.

Ob der wohl einmal beim Militär als Pilot gearbeitet hat, bevor er zu der Airline gewechselt ist?

Die blitzenden Strobes an den Tragflächen werden von den Wolken reflektiert. «Schnallen Sie sich jetzt auch besser an», fordert mich die Stewardess auf. Eine Ansage, dass alle elektronischen Geräte jetzt ausgeschaltet werden müssen.

«Alles so weit okay, Herr Dietmann?»

«Ja», er nickt.

Ich setze mich auf den Platz schräg gegenüber.

Der Anflug auf Stuttgart hat etwas sehr Unangenehmes. Die Geräusche an den Tragflächen scheinen lauter als sonst, oder bilde ich es mir nur ein? Dieses Gefühl, dass das kein gewöhnlicher Anflug ist. Mit hohem Tempo so dicht wie möglich an die Schwelle der Bahn. Es ist still geworden um mich herum, angespannte Blicke. *Ob die übrigen Passagiere das merken?* Und das alles bei Nacht. Es ist gut, dass ich keine Flugangst habe und mich hier sicher fühle. *Die sind Profis. Die können das,* sage ich mir, *und sie haben einen guten persönlichen Eindruck hinterlassen.*

«Wie viel Uhr?», frage ich den Herrn, der hier neben mir sitzt.

«Gleich 20.10 Uhr», sagt er, während ich unerwartet heftig ich in den Sitz gedrückt werde. Vermutlich eine Kurve, und sicher eine, die steil geflogen wird. Ich schaue hinaus, das Weiß der Wolken ist weg, ich beuge mich in Richtung des Sitzes, kurz nach 20.00 Uhr, man müsste schon das Licht von Ortschaften erkennen. Ich sehe etwas, Lichter, aber zunächst kann ich sie nicht zuordnen, dann wird mein Oberkörper nach vorne gezogen.

Das war's, wir sind schon gelandet, wir sind auf der Bahn.

Ich spüre den Druck meines Körpers, der jetzt auf den Gurten lastet, das laute, rauschende Geräusch der Schubumkehr, dann das Klatschen von Passagieren, noch ehe ich mich daran gewöhnt habe, dass es mich hier im Flieger nach vorne zieht, drückt es mich zur Seite: Mit für mich unerwartet hohem Tempo biegen wir seitlich ab in Richtung des Flughafengebäudes. Noch einmal kommt eine klare Anweisung aus der Kabine über die Lautsprecher, sitzen zu bleiben, bis der erkrankte Passagier das Flugzeug verlassen hat.

Ich stehe auf und gehe mit der Stewardess nach vorne, um die Kollegen vom Rettungsdienst in Empfang zu nehmen. Gleich nach dem Öffnen der Einstiegstür vorne treten drei Personen in das Flugzeug.

Der große, bärtige Mann, der zuerst ins Flugzeug tritt, herrscht mich an: «Sie sollen doch sitzen bleiben!»

Ich erkläre ihm kurz, dass ich ihm eigentlich nur bis zum Patienten begleiten möchte und was sich abgespielt hatte.

Er lächelt verlegen.

Ich drücke ihm unser Protokoll in die Hand, während die Sanitäter Herrn Dietmann entgegennehmen und ihn unterhaken. Dann erzählt die Ärztin auch noch einmal kurz, was sich zugetragen hat.

«Entschuldigen Sie noch mal wegen der Begrüßung gerade!», lacht er nun. «Klasse – das mit dem Protokoll …», sagt er dann. «So geordnet habe ich noch keinen Patienten übergeben bekommen.»

Ich muss ohnehin noch einmal nach vorne, wo meine Familie sitzt und mein Handgepäck ist und gehe mit. Ich sehe, wie draußen eine Gangway weggezogen wird, über die der Rettungsdienst wohl ins Flugzeuginnere gelangt war, dann wird eine dieser Fluggastbrücken zum Eingang geschwenkt.

«Mann.» Renate stöhnt. «War das ein übler Anflug. Also, ich bin ja wirklich nicht heikel, aber ich hab echt Schiss gehabt …»

Auch Renate hat ja selbst eine Fluglizenz. Laura schaut mich an. Die Ärmste: Sie hat ja ohnehin immer Flugangst. Sie hat gerötete Augen und lacht.

An uns vorbei laufen die ersten Passagiere. Eine Stewardess begleitet Frau Dietmann und ihre Tochter, etwas später kommt der Herr, der zum Schluss neben mir saß, legt mir seine Hand für einen Moment auf den Arm.

«Vielen Dank», sagt er.

«Na ja, Ihnen habe ich ja gar nicht geholfen …», sage ich lachend. Es geht mir richtig gut. Die ganze Anspannung ist von mir abgefallen.

Ein wenig mahnend hebt er den Zeigefinger und schüttelt den Kopf. «Nein», sagt er und schaut mir in die Augen: «Vielen Dank!!!»

Dann geht er. Ich überlege, ob ich mich noch von der Ärztin verabschieden soll, aber sicher werde ich ihr ohnehin noch einmal an der Gepäckausgabe begegnen. Also schnappe ich mir meinen Fotorucksack und eine Tragetüte, die Teresa gehört, um aus dem Flugzeug zu steigen.

Aber am Ausgang hält mich die Stewardess noch einmal zurück. «Wir hätten bitte gerne auch noch die Personalien von Ihnen und der Ärztin», sagt sie.

«Wir sehen uns dann beim Gepäck!», rufe ich Renate und den Kindern nach.

«Wo immer du aufkreuzt, ist irgendwas los», lacht sie. «Wo immer du bist, ist ‹mittendrin›.»

Als endlich diese fast endlos aus dem Gang kommenden Menschen das Flugzeug verlassen haben, geben wir noch unseren Namen und unsere Adresse an. Und schließlich kommt auch der Pilot noch einmal aus dem Cockpit, und wir unterhalten uns noch über den Anflug auf Stuttgart. Obwohl wir beide mehrfach abwinken, packt uns nebenbei eine der Stewardessen noch mehrere Flaschen Rotwein und Kartoffelchips in eine Plastiktüte, ehe wir uns endgültig verabschieden.

Noch kurz durch den Zoll. Ein wenig geht mir das Ganze immer noch nach. *Was wäre nun gewesen, wenn sich der Patient doch überraschend schlecht entwickelt hätte …?* Die Schlange vor der Passkontrolle hat sich längst aufgelöst, wir sind die letzten beiden Passagiere, lachend unterhalten wir uns noch, während wir auf die Kabine der beiden Grenzbeamten zulaufen. Die schauen uns nicht sehr begeistert entgegen. Mit hörbar sächsischem Dialekt werden wir von dem kleineren der beiden, der leicht rot angelaufen ist, zurechtgewiesen: «Songsemol, gensefleischd ön büschen zumochn? Jetzt worden mer hier schon säd übör zehn Minudn nur uff Sie bäde, gensesischvieleischd vorschdelln, dos wir och mohl Fäaromd mochn möschdn …?»

Welcome back in Germany.

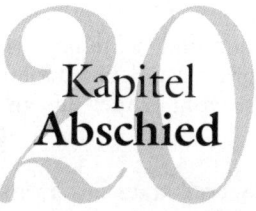

Kapitel
Abschied

Juni 2013

Notaufnahme Klinikum, 4.25 Uhr.

Ein Taxi fährt in die Fahrzeughalle und parkt zwischen den Rettungswagen. Eine blonde junge Frau im weißen T-Shirt steigt aus, geht nach hinten und hilft einer zweiten, etwas kleineren, dunkelhaarigen Frau aus dem Fond des Wagens. Leicht gebückt läuft die Dunkelhaarige, die ein rotes, bauchfreies T-Shirt anhat, gestützt von ihrer

Freundin, hält sich die Hände schützend vor den Körper, verzieht bei jedem Schritt das Gesicht.

Ich überlege für einen Moment, ob ich einen Sitzwagen holen soll, um zu helfen, aber ehe ich die Tür meines Autos offen habe, läuft schon der Taxifahrer los und kommt kurz darauf mit einem dieser weißen Rollstühle zurück.

Wenig später ist er wieder da, parkt aus, das Taxi fährt brummend an mir vorbei und verlässt die neonbeleuchtete Halle, erst ein paar Meter von mir entfernt schaltet er das gelbe Schild «Taxi» an. Ich sehe dem Auto nach, einmal noch ein kurzes Aufleuchten der Bremslichter, dann verschwindet es in der Nacht, deren Ende schon angebrochen ist.

Obwohl es rundherum noch dunkel ist, dringt das Vogelgezwitscher durch den kleinen Spalt der Scheibe in meiner Seitentür. Ich beuge mich etwas vor zur Scheibe, muss genau hinsehen, aber dann erkenne ich doch, dass langsam der Himmel blau wird.

Dann, als meine Nase beim Hinausschauen fast die Scheibe berührt, steigt der Notarzt zu.

«Was ist mit der Scheibe?», kommentiert er meine Haltung, «oder mit deiner Nase?»

«Nichts, ich wollte nur den Himmel anschauen», erkläre ich, «ich glaube, es wird bald schon hell.»

Jetzt beugt er sich nach vorne und versucht auch, etwas zu erkennen.

«Mir fehlt noch das Geburtsdatum der Frau», wechsle ich das Thema.

Er kramt in seiner Jackentasche, klappt einen gelben Zettel auf: «14.5.1973.»

Ich hätte die Frau älter geschätzt. Älter als vierzig Jahre. Und vor allem älter, als ich es bin.

«Immer mehr Patienten sind viel jünger als ich», bemerke ich.

Statt einer Antwort grinst Dr. Schneider nur.

«Aber ich sehe doch wohl jünger aus als die Patientin eben?», setze ich nach.

Er grinst wieder nur.

Ich mache meinen Schreibkram fertig, erkenne, dass neben uns aus dem Dunkel die beiden jungen Frauen auftauchen, immer noch läuft die Dunkelhaarige gekrümmt. Erst jetzt erkenne ich, dass sie schwanger ist.

«Das ist seltsam», sage ich.

Beide zünden sich eine Zigarette an, kurz darauf taucht wieder ein Taxi vor uns auf, die beiden werfen ihre Zigaretten auf den Gehsteig, steigen ein und fahren davon.

«Die haben drinnen Stress gemacht», meint Dr. Schneider, «haben sich aufgeregt, sie wollten ein Schmerzmittel, aber dazu hätten sie aufgenommen werden müssen, und das haben sie abgelehnt. Und sie wollten auch keine Personalien angeben oder sich untersuchen lassen.»

Ich schüttele den Kopf, melde mich am Funk frei.

«Richtung», ordnet die Leitstelle an, aber bevor ich losfahre, warte ich noch: Vorne an der Einfahrt zum Gelände ist gerade ein Rettungswagen mit Blaulicht eingebogen, der nun sehr zügig in unsere Richtung fährt. Er bremst ab, kurz bevor er dieses grüne Schild mit den meterhohen Buchstaben «Notaufnahme» erreicht, das sich für einen kleinen Moment in seiner Windschutzscheibe spiegelt.

«Ich hätte es mir denken können», murmelt Dr. Schneider neben mir. Ohne dass ich ihn frage, was er meint, fährt er fort: «Diese unerklärliche Atemnot bei unserer letzten Patientin, dazu diese anderen Symptome, die alle kein Bild ergaben ... und ihre aggressive Art ... In der Notaufnahme haben sie gesagt, sie sei in den letzten drei Jahren viermal hier gewesen, jedes Mal in der Psychiatrie. Auch die Umgebung zu Hause, diese merkwürdige Sammlung von Dingen, die alle ohne Bezug zueinander herumlagen.»

Ich müsste zu Hause auch mal wieder ordentlich aufräumen, denke ich. *Man weiß ja nie, wann die Kollegen vielleicht mal in der Wohnung stehen.*

«Und dann der Ehemann. Ich bin mir nicht sicher, ob der nicht ein Alkoholproblem hat.»

«Er hatte eine deutliche Fahne», sage ich.

«Ehrlich?»

«Ja. Als ich noch mal nach oben in die Wohnung ging, um den Koffer und die Sauerstofftasche zu holen, musste ich in der Tür recht dicht an ihm vorbei.»

«Na ja, solange er dann nicht Auto fährt», meint der Arzt.

«Ich glaube nicht. Er meinte, er käme wohl nicht mit in die Klinik.»

Wir fahren los. Kurz darauf muss ich noch mal bremsen. Auf dem Gelände der Klinik hoppeln zwei Hasen vor mir über die Straße. Als ich wieder anfahre, kommt mir ein Pkw entgegen. Für einen kleinen Augenblick erfasst das Licht der Straßenlaterne das Gesicht des Fahrers. Ein rundes Gesicht, vorne angeglatzt, hinten halblange Haare, eine Zigarette im Mund. Erst als das Auto an mir vorbei ist, wird mir klar, wer das ist.

«So viel zum Thema ‹mit Alkohol Auto fahren›», meint Dr. Schneider.

«Bin ich müde! Als ich bei unserem letzten Einsatz aufstand», sagt er noch, «wusste ich nicht, wo ich bin, wer ich bin, und was das alles überhaupt soll.»

Dann wird es still im Wagen. Dr. Schneider döst. Und auch am Funk hört man nur ein paar wenige Male das klickende Geräusch, das beim Verschicken von Daten entsteht.

Erst kurz vor der Wache wieder eine richtige Stimme am Funk. Ich schrecke fast zusammen.

«Friedberg 76/1, mit Standort.»

«Kurz vor der Wache», antworte ich.

«Drehen Sie mal um, Richtung Lechhausen.»

Blaulicht an, einmal um die Verkehrsinsel herum, dann geht es zurück in die Stadt. Erst als wir einige Meter weiter durch einen Kreisverkehr fahren, wacht der Doktor wieder auf.

«Wohin?», fragt er verschlafen. Bevor ich ihm antworte, kommt die Adresse aufs Display.

Eine Wohnung in der Nähe der Steinernen Furt. Ein Krankentransportwagen vor Ort. Und eine bewusstlose Patientin.

«76/1, das war zuerst als Hilfeleistung gemeldet», erklärt die Stimme am Funk.

«Verstanden.»

«Rettungswagen kommt vom Mittleren Moos.»

Die Kollegen vom privaten Rettungsdienst, sie werden sicher nach uns eintreffen. Wenn man beim Eintreffen der Meldung schon im Auto sitzt, hat man einfach einen erheblichen Zeitvorteil.

Wir müssen mit unserem NEF in einen Innenhof fahren. Kein Rettungswagen – das heißt: alles mitnehmen. Die komplette Ausrüstung. Koffer, EKG, Sauerstofftasche, Absauggerät. Dazu den Schreibkram und den Lukas, das Gerät, das eine automatische Herzdruckmassage macht. Für alle Fälle. Im Vorbeigehen ein kurzer Blick auf das Schild neben der Tür: Weller. Der Name stimmt. Voll bepackt rennen wir die Treppe nach oben.

Eine Herr, etwa 75 Jahre alt, erwartet uns. Er steht nur da, und sagt nichts, sieht uns mit großen Augen an.

«Wo ist Ihre Frau?», fragen wir ihn.

«Ja», sagt er, «ja, ja, ja.» Dann geht er zur Seite und zeigt in Richtung des Bades.

Die Frau liegt neben der Badewanne, der Kollege des Krankentransportwagens kniet daneben, die Patientin hat eine Sauerstoffmaske auf.

«Sie reagiert noch auf Schmerzreize», erklärt der junge Kollege mit einem breiten Gesicht und über dem Kopf zusammengebundenen Dreadlocks, «wir wurden zuerst zu einer Hilfeleistung gerufen. Der Mann rief bei der Leitstelle an, seine Frau könne nicht mehr aufstehen, und er brauche Hilfe, um sie ins Bett zu legen.»

Der Arzt ist schon am Kopfende, jetzt ist er hellwach.

«Der Druck liegt bei 180 zu 110», fährt der Kollege fort, «die Pupillen haben eine Differenz.»

Der Arzt leuchtet mit einer Pupillenlampe in die Augen. Der Ehemann steht in der Tür.

«Hat Ihre Frau eine Augenoperation gehabt?», ruft Dr. Schneider dem älteren Herrn zu.

«Ja.»

«Rechts oder links?»

Herr Weller überlegt.

«Rechts oder links?», ruft er lauter.

«Ja. Ich weiß doch nicht. Rechts ... oder ... ich weiß nicht. Ich ... das ... es war auf beiden Seiten», stammelt der ältere Herr.

Damit sagt die Pupillendifferenz nicht mehr allzu viel aus.

«Liegt es an den Augen?», fragt der Ehemann.

Dr. Schneider klopft der Frau auf die Schulter. «Hallo!!!»

Die Frau bewegt sich nicht.

«Hat es mit den Augen zu tun, dass sie umgefallen ist?», fragt der Mann noch einmal mit leiser, heiserer Stimme.

«Nein», bemerkt der Arzt knapp, «haben Sie eine Liste der Medikamente, die Ihre Frau nimmt?», fragt er.

Herr Weller schüttelt den Kopf.

«Sie braucht eigentlich nie etwas. Manchmal eine Aspirin, aber sie hat in den letzten Tagen nichts genommen. Wissen Sie, sie ist schon mal umgefallen, das war letztes Jahr. Aber man hat nichts gefunden. Und sie ist ja eigentlich gesund.»

Der Arzt klopft der Frau noch einmal fest auf die Schulter.

«Auf Kneifen in den Arm hin hat sie ihn weggezogen und gestöhnt», erklärt der junge Kollege.

«Hallo!!!» Dr. Schneider ruft lauter.

Ein Blick auf den Monitor, der inzwischen angeschlossen ist. Der Puls bei sechzig, eher etwas drunter. Unregelmäßig. Die Sauerstoffsättigung bei 83 Prozent. Er kneift der Frau in den Arm.

«Da hat sie vorhin reagiert», wiederholt der Kollege.

«Jetzt nicht mehr», stellt der Doktor kurz fest.

Die Sättigung ist kurzfristig bei achtzig. Dann bei 78.

«Intubation.»

Hinter der Tür höre ich Geräusche. Blaue Uniformen, dann erkenne ich die Gesichter der Kollegen vom privaten Rettungsdienst. Eine Kollegin, die ich kaum kenne, den anderen dafür umso besser: Julius – er hat früher mal bei uns gearbeitet. Die beiden haben auch noch mal die ganze Ausrüstung dabei.

«Braucht ihr noch was?», fragt Julius mich.

«Alles da.»

«Hier drinnen intubieren?», fragt der Kollege mit den Dreads.

«Sofort!»

Die Sättigung ist auf 74 Prozent gesunken.

«Und bis dahin erst mal assistiert beatmen.»

«Etomidate, Fentanyl», bemerkt Dr. Schneider. Das sind die Medikamente, ich ziehe die Ampullen aus dem Koffer, drücke sie zusammen mit den Spritzen den Kollegen in die Hand, dann nehme ich das Set zur Intubation und gehe damit ans Kopfende.

«Sonst keine Medikamente?»

«Nein, wozu? Sie ist ohnehin weit weg.»

Der Kollege mit den Dreadlocks beatmet mit dem Beutel. Die Sättigung ist zumindest nicht weiter gesunken. Aber der Puls liegt jetzt nur noch bei 55.

Julius ist noch da, seine Kollegin bereitet unten die Trage vor. Herr Weller steht immer noch stumm in der Tür.

«Am liebsten wäre mir, wenn Sie sie wieder ins Bett legen könnten. Morgen wird sicherlich alles wieder gut», sagt er.

Der Arzt intubiert. Der Kollege mit den Dreads nickt seinem Kollegen zu.

«Pit», dann nickt er in Richtung des älteren Herrn.

«Ja, mach ich», meint Pit. Als er aufsteht, sehe ich, dass er fast zwei Meter groß ist. Er zwängt sich an uns vorbei, dann fasst er den älteren Herrn an der Schulter, führt ihn von der Tür weg und verschwindet mit ihm. Ich höre noch seine Stimme: «Lassen Sie uns mal so lange ins Wohnzimmer gehen. Und wenn es geht, und Sie die zur Hand haben, wäre uns auch noch die Krankenversicherungskarte Ihrer Frau eine Hilfe.»

Die Patientin ist intubiert, Julius schließt von hinten das Kapnometer an, mit dem die Beatmung über den CO_2-Ausstoß kontrolliert werden kann. Der Kurvenverlauf, mit dem der CO_2-Ausstoß angezeigt wird, stimmt. «28», sagt er knapp.

«Sollen wir noch …», beginnt der Kollege mit den Dreadlocks.

«Ich denke, sie hat etwas Cerebrales. Entweder eine Massenblutung ins Gehirn oder ein Problem mit der Blutzufuhr zum Gehirn. Hier können wir ihr nicht weiterhelfen. Wir fahren jetzt sofort los in die Klinik», unterbricht Dr. Schneider.

Julius' Kollegin ist mit der Schaufeltrage bei uns angekommen. Es ist ein wenig kompliziert, die Frau in dem engen Badezimmer auf die Trage zu legen, wir heben sie ein Stück hinaus in den Gang.

Eine kurze Kontrolle der Werte: Die Sättigung ist gestiegen, 92 Prozent. Der Notarzt ist damit nicht zufrieden.

«Druck ist bei 135», sagt Julius. Der Puls ist bei 55.

«Passt auf, Leute: Schaut jetzt, dass wir endlich loskommen!», mault Dr. Schneider jetzt mit einem deutlich wahrnehmbaren, ungehaltenen Ton, obwohl wir schon so schnell wie möglich damit beschäftigt sind, die Trage unter der Frau durchzuschieben und die Gurte festzuzurren.

Wenn wir nicht sorgfältig sind und die Frau uns auf dem Weg nach draußen von der Trage rutscht, haben wir nur noch mehr Probleme.

«Du packst den ganzen Krempel zusammen, der hier noch liegt», meint Julius, «wir kommen mit dem Tragen alleine klar.»

Der Kollege, der den Ehemann betreut hat, kommt ebenfalls zurück. Beatmungsplatte und EKG sind mit der Patientin nach draußen gegangen, aber nachdem jetzt die Ausrüstung von drei Einsatzwagen hier in der Wohnung verteilt ist, müssen wir zweimal laufen. Ich nehme zuerst den Koffer und das Absauggerät aus dem Rettungswagen: möglicherweise ist etwas dabei, was die Kollegen unten brauchen können.

«Ich komme gleich noch einmal wieder», sage ich dem Mann, als wir die Wohnung verlassen, «machen Sie bitte nicht zu.»

Der ältere Herr steht vor mir. Ein stummes Nicken. Ein fassungsloser Blick. Ich habe jetzt nicht viel Zeit, ich werde mich gleich noch mal um Herrn Weller kümmern.

Als ich unten ankomme und Koffer und Absauggerät in den RTW stelle, meint Julius noch kurz: «Lass bitte eine Akte in der Klinik machen.»

Gleichzeitig höre ich den Arzt hinten aus dem Wagen: «Du musst dem Mann klarmachen, dass es sehr ernst ist.»

Die Tür schließt sich, der Rettungswagen rollt langsam los, an einer Engstelle mit parkenden Fahrzeugen vorbei, dann wird das Tempo sehr zügig, die Blaulichter auf dem Dach blitzen mir hell in die Augen, kurz darauf biegt der Wagen um die Ecke und ich höre das Horn des Rettungsfahrzeugs. Leiser werdend hallt es durch die Straßen, die jetzt in das hellblaue Morgenlicht getaucht sind. Und dann höre ich dieses Horn immer wieder auch am Funk aus der offenen Tür des Krankenwagens, der neben dem Notarztfahrzeug auch noch am Straßenrand steht. Und die Stimme von Julius:

«31/1 mit Voranmeldung … Weiblich, circa achtzig Jahre … Schockraum mit Neurochirurgie … Eintreffen null bis acht Minuten.»

Acht Minuten Fahrzeit von hier am östlichsten Teil von Lechhausen: Das ist sehr sportlich.

Dann höre ich noch einmal das Horn, schon sehr weit von uns entfernt.

Jetzt schnell nach oben und die Klinik zusammen mit dem Mann anrufen, damit die Patientenakte beim Eintreffen fertig daliegt.

Im Flur der Wohnung steht das Telefon. Ich wähle die Nummer der Klinik, frage den Vor- und den Geburtsnamen der Frau ab, das Geburtsdatum und den Geburtsort, die Rückrufnummer und die Krankenkassendaten.

Als ich aufgelegt habe, schaue ich Herrn Weller an. «Hat mein Kollege Ihnen gesagt, wie es steht?»

Herr Weller nickt, er holt tief Luft. Ich bin mir nicht sicher, ob er schwankt, als er einen Schritt zur Seite tritt, seine Augen sind halb geschlossen.

«Ist Ihnen schwindelig?», frage ich. «Haben Sie Probleme mit dem Kreislauf?»

Er schüttelt den Kopf, sieht mich wieder an.

«Nein», sagt er. Dann fügt er hinzu: «Sie war doch immer gesund. Dass das alles so plötzlich … wir wohnen hier nun seit über fünfzig Jahren. Da …», er zeigt zum Fenster hinaus, «… stand noch keins von den anderen Häusern, als wir eingezogen sind.»

«Wollen Sie sich nicht vielleicht eher setzen?», frage ich ihn.

«Ich bin jetzt zu unruhig.»

Dann suche ich alles, was von unserer Arbeit noch an Spritzen, Verpackungen und Einwegmaterial herumliegt, zusammen.

«Kann ich das bei Ihnen im Müll unterbringen?»

Er weist mir den Weg in die Küche.

«Ich würde dann gerne noch kurz ein paar Dinge aufschreiben, und dann nehme ich die restlichen Sachen mit nach unten und fahre auch los.»

Als ich in die Küche komme, stockt mir der Atem für einen Moment. Bis zu diesem Augenblick konnte ich alles, was gerade passiert war, hinnehmen. Aber dann sehe ich diesen alten Holztisch, der so liebevoll für das Frühstück gedeckt ist: für zwei Personen. Obwohl der Mann mehrfach gesagt hatte, dass seine Frau ja bisher gesund war: Erst jetzt wird mir klar, wie unerwartet diese Situation, trotz des hohen Lebensalters, eingetreten ist. Noch tags zuvor haben die beiden hier gesessen und haben vermutlich nichts von alledem geahnt.

Wir haben wenig geschlafen in dieser Nacht, meine Augen brennen, ich wische mir eine Träne aus dem Augenwinkel. Fünfzig Jahre hier wohnen. Die beiden sind vermutlich noch länger verheiratet. Und noch länger zusammen.

«Sie ... haben bestimmt schon ihre Goldene Hochzeit gefeiert?», frage ich Herrn Weller.

«Nächstes Jahr ist unsere Diamantene», sagt der Mann knapp. Dann murmelt er leiser: «So Gott will.»

Wir schweigen einen kleinen Moment lang.

«Ich kenne Erna, seit sie elf Jahre alt ist», fügt er hinzu. «Wir gingen zusammen zur Schule», sagt er, «aber sie war ein Jahr unter mir.»

Ich muss unwillkürlich an Renate denken, die ich auch in der Schule kennen gelernt hatte und mit der ich jetzt seit dreißig Jahren verheiratet bin.

«Darf ich?», frage ich den Herrn und zeige auf die Sitzbank vor dem Tisch, um mich zum Schreiben hinzusetzen.

«Lieber hier», sagt er und zieht einen Stuhl etwas zurück, auf dem ich Platz nehme. «Nicht dort drüben. Das sitzt immer Erna.»

Ich schreibe kurz das Nötigste auf, bevor ich es vergesse, vor allem, was wir verbraucht haben, damit ich es in der Klinik auffüllen kann. Alles andere ist ja schon bekannt.

Als ich beinahe fertig bin, fragt er mich: «Was bedeutet ‹sehr kritisch›?»

Ich überlege, wie ich es formulieren soll. Ich sehe zu dem Mann hin. Er steht vor mir und zittert am ganzen Körper.

«Bitte», sage ich, «setzen Sie sich doch hin.»

Er nimmt Platz.

«Wir versuchen das Möglichste», sage ich, «aber es ist möglich, dass Ihre Frau es nicht schaffen wird.»

Er nickt. «Ja», sagt er. Sonst nichts.

«Gibt es jemanden, der sich um Sie kümmern wird?», hake ich nach.

«Vielleicht mein Sohn.»

«Wohnt er hier in Augsburg?»

«Ja», sagt er, «aber er ist jetzt gerade bei Nürnberg, er hat dort noch eine Wohnung, er arbeitet dort oft lange.»

«Sollen wir ihn anrufen?», frage ich.

«Ja», sagt Herr Weller wieder.

Er steht auf und holt ein Telefonverzeichnis, schlägt eine Seite auf.

«Rufen Sie an?», fragt er mich.

Ich nicke. Dann wähle ich die erste Nummer, die dort steht. Eine Handynummer. Aber es kommt nur die Mailbox. Dann die zweite. Es geht niemand dran. Ich lasse es durchklingeln. Zwei Mal. Dann, als ich die Nummer ein drittes Mal wähle, höre ich eine verschlafene Stimme: «Ja, bitte?»

Ich erkläre kurz, wer ich bin, dann weshalb ich anrufe. Der Sohn stellt ein paar Fragen zum Ablauf des Einsatzes. Zuerst überlege ich, ob er vielleicht sogar «vom Fach» ist. Dann aber fragt er mich, wie die weitere Behandlung sein wird. Und ob seine Mutter überleben wird.

«Ich kann es beides nicht sagen», antworte ich.

Für einen Moment ist Stille. Ich höre am anderen Ende nur noch, wie er atmet.

«Ich mache mich gleich auf den Weg», teilt er mir dann mit.

«Hören Sie bitte», sage ich, «fahren Sie vorsichtig! Es ist niemandem geholfen, wenn Ihnen auf dem Weg hierher etwas passiert. Für Ihre Mutter können Sie im Moment hier auch nicht viel tun, aber für Ihren Vater. Und es ist wichtig, dass Sie hier wohlbehalten ankommen.»

«Ja», sagt Herr Weller am Telefon. Dieses knappe «Ja» – wie beim Vater. «Ich werde dann etwa zwei Stunden brauchen», sagt der Mann.

«Ich werde inzwischen das KIT bestellen, damit sich so lange jemand um Ihren Vater kümmert. Sie wissen, was das KIT ist?»

«Ja», sagt er. «Danke!», ergänzt der junge Herr Weller am Telefon. «Vielen Dank Ihnen und Ihren Kollegen für alles.»

«Bitte», sage ich.

«Ich würde dann gerne noch mal mit meinem Vater sprechen», erklärt mir der Sohn dann am Telefon. Ich gebe den Hörer weiter.

«Ja … ja … nein, sie lag einfach am Boden … Ich habe ein Geräusch gehört … nein, nichts, sie hatte am Abend Kopfschmerzen … ja … ja, mache ich.»

Während der Herr mit seinem Sohn telefoniert, verständige ich die Leitstelle wegen des KITs.

Als die Telefonate beendet sind, verabschiede ich mich. «Kann ich Sie denn nun alleine lassen?»

«Ja, sicher», sagt der Mann.

Mir ist nicht wohl dabei. Lieber würde ich hier noch warten, aber ich muss auch dafür sorgen, dass wir wieder einsatzklar sind, falls es weitere Einsätze gibt.

«Ich verstehe das alles gar nicht», sagt er, «ich dachte, wenn sie wieder in ihrem Bett liegt, würde es vielleicht gut.»

Ich lege dem Herrn meine Hand auf die Schulter.

«Gestern», sagt er, «gestern, da war doch alles noch ganz normal.»

Ich nicke Herrn Weller zum Abschied zu, er nickt zurück.

«Ich wünsche Ihnen alles Gute!»

Als ich unten ankomme, ist es kurz vor 5.30 Uhr. Ich höre das Geräusch eines Zweitakters, dann biegt ein Moped um die Ecke. Ein Mann stecke eine Zeitung in das Fach unterhalb des Briefkastens, ein abgehetzter Blick, ohne in meine Richtung zu sehen, verschwindet er wieder. Als ich in meinen Wagen einsteige, läuft eine Frau an mir vorbei, leicht geduckt. Turnschuhe und einen Rucksack erkenne ich, das Gesicht nicht, sie hält die Hände davor, dreht sich sogar noch leicht von mir weg. Nur etwas von einer geröteten Backe sehe ich seitlich neben ihren Händen, immer wieder zieht sie die Nase hoch. Dem wenigen nach, was ich erkenne, ist sie sicher unter dreißig Jahre alt. Kurz darauf folgt ihr ein Mann, der ebenfalls einen Rucksack trägt, er hat eine Bierflasche in der Hand, alte Wanderschuhe an und eine abgetragene Trainingsjacke. Er ist wohl auch nicht viel älter. Er schimpft vor sich hin. Ich verstehe nicht alles, was er sagt, nur Bruchstücke. «… blöde Kuh! … kann mich mal …»

Da sind die Menschen nun gesund und stehen mitten im Leben und sind dennoch nicht glücklich. Wenn die beiden Alten, die dort oben wohnen, nur noch einmal etwas von der Jugend hätten, die diese beiden, die gerade an mir vorbeigegangen sind, haben. Welch ein Geschenk wäre das wohl für sie.

———————

Als ich in der Klinik ankomme, gibt mir Julius unser EKG-Gerät zurück. Ich fülle den Koffer auf, tausche den Behälter am Absauggerät. Der Doktor ist immer noch im Schockraum, als ich fertig bin. Ich gehe zu den Kollegen, die auch gerade mit dem Putzen und Auffüllen im Rettungswagen fertig sind und sich nebenbei offenbar angeregt unterhalten.

Julius lehnt am Holm der Beifahrertür.

Die Schiebetüren der Klinik öffnen sich hinter uns. Dr. Schneider kommt dazu.

Julius' Kollegin sitzt auf der seitlichen Stufe zum Patientenraum. «Nee. Heiraten! Wozu?», sagt sie.

«Na, schon alleine wegen der Steuerklasse!»

«Hast du mir auch eine?», fragt sie jetzt. «Eine … hä – was?»

«Hab meine auf der Wache liegen lassen», ergänzt seine Kollegin und zeigt auf Julius' Zigaretten.

Julius gibt ihr eine Zigarette.

«Ich heiße Mary», sagt sie dann in meine Richtung. «Ich hab dich schon mal wo gesehen. Ich glaube, das war letzte Woche im Altenheim in der Gärtnerstraße mit der Lungenembolie.»

«Gärtnerstraße könnte sein», sage ich. «Aber letzte Woche hatte ich keinen Dienst.»

Sie nickt. Dann dreht sie sich wieder Julius zu: «Wenn beide gleich verdienen, bringt es kaum was. Außerdem dann das ganze Theater mit dem Ehevertrag. Nee.»

«Na ja», meint Julius. «Bei uns rentiert sich das schon. Ehevertrag haben wir jetzt auch keinen …»

«Ohne Ehevertrag heiratet man nicht. Und: wozu überhaupt?», meint sie.

«Na, vielleicht aus Liebe?», mische ich mich jetzt ein.

«Hm», Julius schüttelt den Kopf. «Denk an den Tom. Der hat letztes Jahr geheiratet. Aus Liebe. Und jetzt? Schon wieder geschieden. Nee. Das mit der Liebe ist ja okay, aber deswegen heiraten? Das hat alles 'n ziemlich kurzes Verfallsdatum. Auch wenn ich mit meiner jetzt schon drei Jahre zusammen bin.»

Dr. Schneider sieht mich jetzt an und fragt: «Wie lange seid ihr verheiratet? Da war doch was.»

Ein Grinsen auf seinem Gesicht.

«Hm», ich überlege und antworte dann: «31 Jahre.»

Schweigen.

Blicke in meine Richtung.

Ist hinter mir ein Ufo gelandet?

«Wie lange?»

«31 Jahre. Nein, halt, das ist gelogen, ich hab mich verrechnet. Fast dreißig Jahre.»

Schweigen.

«Aber zusammen seid ihr schon länger, oder?», möchte Dr. Schneider noch mehr aus mir herauskitzeln.

«Dieses Jahr 35 Jahre.»

«Okay.»

Schweigen. Mary bläst den Rauch in die Luft nach oben.

Julius kaut auf seiner Unterlippe herum, schaut auf den ölfleckigen Asphalt. Dann wieder forschend in mein Gesicht. «Okay», sagt er dann noch mal, «und wie alt bist du?»

«51.»

Wieder nur Schweigen.

«Aber ...», beginnt er einen Satz. Dann schüttelt er den Kopf, überlegt es sich anders.

«Und wie macht man das?», fragt Mary.

«Ganz einfach», erkläre ich, «man bleibt zusammen.»

Mary kichert jetzt. Dr. Schneider grinst. Julius kaut an seiner Unterlippe.

«Das geht!», füge ich hinzu. «Zumindest, solange meine Frau weiter so gutmütig ist wie bisher. Ich bin auch nicht immer einfach.»

«Stimmt», bemerkt Dr. Schneider, ohne eine Miene zu verziehen.

«Nee», sagt Julius und schüttelt nochmals den Kopf.

Dann beginnt Mary noch einmal: «Ohne Ehevertrag geht's nicht.»

Ich nicke in Richtung des Autos.

«Ja», stimmt mir der Doktor zu, «es wird Zeit.»

Wir gehen.

«Ohne Liebe geht es nicht», sage ich und zucke mit den Schultern, als ich mich auf meinen Sitz geschwungen habe.

«Ja», sagt Dr. Schneider. Er sieht nach rechts auf das Fach in der Beifahrertür, dann beugt er sich tief nach vorne und stützt seinen Kopf in die Hände. «Und manchmal reicht nicht einmal das.»

«Nicht der fehlende Ehevertrag macht arm», sage ich, «sondern fehlende Liebe. Renate sagt immer: Selbst wenn wir alles verlieren, sind wir reich. Wir haben ja uns.»

«Ist also nicht *sooo* wichtig, wie alt du aussiehst», grinst er und greift das Thema von vor diesem Einsatz wieder auf. «Wichtiger ist, wie es dir mit deinem ‹hohen Alter› geht. Und das hängt auch ein wenig davon ab, wie du lebst. Vielleicht hast du ja ‹etwas richtig gemacht›.»

Vielleicht haben wir etwas richtig gemacht, denke ich. *Und vielleicht hatten wir auch trotz aller Fehler und dieses Alltags, der so viel vom Glanz einer Ehe nehmen kann, unglaublich viel Glück – wo immer das auch hergekommen ist.*

«Fährst du vielleicht mal los?», reißt Doktor Schneider mich aus meinen Gedanken.

Es wird Zeit. Bald 6.00 Uhr. Und Schichtwechsel für mich.

———

Am Abend schicke ich Dr. Schneider eine SMS. «Wenn es von Frau Weller etwas Neues gibt, dann sag es mir bitte.»

Ich habe die Nachricht kaum abgeschickt, als das Telefon klingelt.

«Also», es entsteht eine kleine Pause, «Frau Weller ist noch heute früh verstorben.»

«Oh!»

Ich hatte das Gefühl gehabt, es würde so ausgehen, aber für Herrn Weller gehofft, seine Frau habe noch eine Chance.

«Sie hatte eine Massenblutung im Gehirn, die ganze rechte Seite war schon zusammengedrückt, die Mittellinie extrem verschoben. Wir waren zu spät.»

«Ja», sage ich, «ich verstehe.»

«Die haben in der Klinik nichts mehr gemacht. Es war eindeutig. Sie ist noch im Schockraum verstorben. Kurz nachdem wir dort weggefahren sind.»

«Ja», sage ich.

Ich habe diesen liebevoll gedeckten Frühstückstisch vor Augen. Und Herrn Weller, wie er «Lieber hier» sagt. Wie er den Stuhl etwas zurückzieht, um mir einen anderen Platz anzubieten. Und wie er hinzufügt: «Nicht dort drüben. Da sitzt immer Erna.»

«Es ist besser für sie», erklärt mir Dr. Schneider.

«Ja», ich verstehe es.

«Möchten wir nicht alle so sterben? Glücklich alt werden. Und dann … stell dir vor, sie wäre nun noch drei Jahre lang ans Bett gefesselt gewesen», erläutert er.

«Ja, natürlich.»

Dann ist er still.

«Für den Mann ist es sehr schlimm», sagt er dann leise. Und noch leiser fügt er hinzu: «Bei meinen Eltern war es ähnlich. Mein Vater hat sich nach dem Tod meiner Mutter nie mehr erholt. Er lebte nicht mal mehr ein Jahr. Wenn einer geht, dann …»

Dann verabschiedet er sich.

Es ist gut, zu wissen, dass wir immer wieder helfen können. Aber dennoch nicht das letzte Wort haben, denke ich. Es nimmt viel Verantwortung von uns. Und auch viel von diesem Gefühl, versagt zu haben, wenn es nicht so gekommen ist, wie wir es gewollt hatten.

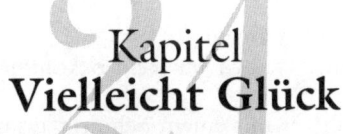

Kapitel
Vielleicht Glück

Juli 2013

«Kaputt?», frage ich.

«Hm.» Timmys Stimme klingt nach einem «Ja».

Irgendwie irritieren mich seine Haare. Bis vor Kurzem etwas länger und dunkel, fast schwarz. Jetzt stecknadelkurz geschnitten. Und vor allem blond gefärbt. Und dazu diese Sonnenbrille.

«Schon wieder das Getriebe?», erkundige ich mich noch einmal nach dem Auto.

Er schüttelt den Kopf. «Unfall», sagt er.

«Schlimm?»

«Keine Ahnung, ob man das Auto noch mal reparieren kann», sagt er zweifelnd.

Felix steht in der Tür hinter uns. «Das kannst du vergessen», meint er. «Das Auto ist hin. Ganz sicher Totalschaden!»

Ich verziehe ein wenig das Gesicht. «Wir schuld?», frage ich.

«Das NEF fuhr mit Blaulicht. Das Horn lief durch. Es stand an der roten Kreuzung. Hat eine Zeugin gesagt. Dann fuhr es wieder an. Der Doc hat ausgesagt, dass auch er nicht gesehen habe, woher das andere Auto kam. Der andere muss wohl noch bei gelb drübergefahren sein, vielleicht recht schnell. Die ganze Seite ist kaputt.»

«Haben die Airbags ausgelöst?», erkundige ich mich.

«Keine Ahnung.» Felix zuckt mit den Schultern.

«Also eher der andere schuld?», denke ich laut.

«Wer schuld ist oder nicht, das bestimmt nur der Richter», meint Timmy dann, «und am Ende sind wir doch immer dran.»

Das stimmt nicht, denke ich. Bisher haben wir immer viel Glück gehabt und Richter und Staatsanwälte in Augsburg haben uns nicht reingeritten, wenn es mal einen Unfall gab, sondern eher Verständnis für unsere Seite gehabt.

«Weißt du noch vor etwa fünf Jahren, als uns jemand in das NEF reingefahren ist auf der A8? Das war ein Unfall auf der A8 in einer Baustelle. Unser Wagen stand dort hinter dem Unfall und hat abgesichert, war weithin sichtbar, und dann ist uns eine Frau reingefahren. Der Mann war Rechtsanwalt und hat noch geklagt», erinnert uns Felix an einen Unfall.

«Ja», sage ich, «hab ich mitbekommen, ich hab damals auf die Kollegen gewartet, weil ich die Schicht danach hatte. Aber das ist schon so lange her.»

«Na also», meint Felix knapp.

«Wieso also? Damals haben wir recht bekommen, und das in beiden Instanzen.»

Felix kommentiert es mit einem Schulterzucken und setzt dann nach: «Ist nicht gesagt, dass wir immer Glück haben.»

«Und wer saß dieses Mal am Steuer?»

Betretenes Schweigen.

«Keine Ahnung», meint dann Felix.

Zeitgleich sagt Timmy: «Genau weiß ich es auch nicht.»

Natürlich wissen sie es.

«Lass uns mal rausgehen und das Auto anschauen», fordert mich dann Timmy, der Tagschicht hatte, auf, «da ist doch jetzt einiges anders.»

«Was ist es denn für ein Auto?», frage ich.

«Das neue Bayern-Einheits-NEF, das bald alle bekommen», sagt er. «Es ist das Auto, das für die Gersthofener bestellt wurde, und sobald unseres repariert ist oder eine andere Lösung in Aussicht ist, geht es dorthin.»

Wir gehen raus in den Gang, Richtung Fahrzeughalle.

«Also reiß dich zusammen: Wenn mit dem Auto auch noch was passiert, dann machen wir uns nicht wirklich beliebt. Die haben schon auch gerne, dass ihr neues Auto noch neu ist, wenn es bei ihnen ankommt.»

Vermutlich sind sie ohnehin nicht begeistert, dass es jetzt erst mal bei uns steht.

«Also, erst mal», beginnt er, «mit dem Durchchecken bist du in zwanzig Minuten fertig. Schau mal hinten rein», er öffnet die Heckklappe. «Da ist null Platz.»

Ich sehe EKG, Beatmung, Notfallkoffer. Und die Box mit den Opiaten.

«Der Kinderkoffer ist hinter dem Erwachsenenkoffer. Du kommst nur ran, wenn du den rausnimmst. Der Lukas ist vorne. Feuerlöscher ist auch vorne.»

«Und das Absauggerät?»

«Hinter der Beatmungsplatte.»

Ich bin inzwischen schon an der Seitentür.

«Und die Ersatz-Sauerstoffflasche für die Beatmung? Die Sichtungsmappe? Die Medikamente für die Lyse? Der Perfusor?»

Ein etwas gequältes Lachen von seiner Seite.

«Die Sichtungsmappe ist hinter dem Fahrersitz. Du kommst aber nur ganz schwer ran. Da ist auch ein kleiner Kühlschrank für die Medikamente, die gekühlt werden müssen. Und …», er legt bewusst eine längere Pause ein, «eine Ersatz-Sauerstoffflasche gibt es keine. Perfusor auch nicht. Und die Medikamente für die Lyse auch nicht. Kein Platz. Da wird man sich noch was einfallen lassen müssen. Vielleicht müssen diese Sachen dann künftig in den RTWs untergebracht werden.»

Ich schaue innen ins Auto. «Da wäre noch Platz», zeige ich auf eine Stelle, «und hier auch. Zumindest den Perfusor und die Lyse könnte man sicher noch unterbringen, wenn man das Auto etwas umbaut.»

«Ja», meint Timmy, «aber sicher nicht heute Nacht. Und sicher nicht ein Auto, das uns nicht gehört. Lass uns mal nach vorne schauen», winkt er mir dann zu, «da ist doch auch vom Fahren her einiges anders als bei dem alten NEF. Oder gar», er grinst frech und deutet auf den Hof, wo mein fünfzehn Jahre altes Auto steht, «bei deiner alten Mühle.»

«Meine alte Mühle fährt jedenfalls immer noch», sage ich.

«Ja, so wie vor drei Wochen, als du später kamst, weil du bei Stuttgart liegen geblieben warst.»

«Sie fährt meistens. Und wenn sie fährt und nicht liegen bleibt, dann sehr zuverlässig.»

«Ha-ha. Sehr witzig. Setz dich mal rein. Ich zeig dir das jetzt noch kurz, ich muss dann nach Hause.» Er klingt etwas genervt.

«Den Zündschlüssel steckt man nicht mehr ins Schloss», erklärt er, «er muss nur im Wageninneren liegen. Und du drückst dann hier den Starterknopf. – Das hat den Vorteil, dass kein Zündschloss mehr Ärger macht, wenn es verschleißt. Oder wenn am Schlüsselbund noch andere, schwere Schlüssel hängen.»

Felix steht neben der offenen Tür. «Das ist das Erste, was unserem Schorsch Probleme macht», grinst er frech, «weil er dann am Einsatzort erst mal den Zündschlüssel suchen muss.»

Okay, merke ich mir, *Fahrzeugschlüssel immer am gleichen Ort ablegen.*

«Hier, da ist der Bildschirm mit Parkhilfe und Kamera zum Rückwärtsfahren.»

«Kenn ich schon aus dem bisherigen NEF.»

«Ja, aber hier, schau mal», er drückt einen Knopf, der Bildschirm geht an. Hinten sehe ich Felix in der roten Jacke durchgehen. «Alles in Farbe!»

«Ich muss mich zwar umdrehen bei meiner alten Karre», entgegne ich ihm, «aber dann ist bei meinem Auto auch alles in Farbe.»

Er verzieht das Gesicht leicht, aber ich sehe, dass er etwas grinst.

«Licht geht automatisch aus, wenn du weggehst und das Auto zusperrst», erklärt er.

«Bei meinem Auto auch!», sage ich und versuche begeistert zu klingen. «Nach etwa zwanzig Stunden.»

Er verdreht die Augen.

«Die Spiegel klappen automatisch weg», sagt er.

«Tun sie bei meinem Wagen auch.»

Er seufzt und schaut mich erwartungsvoll an.

«Sobald ich mit den Spiegeln wo gegenfahre, klappen sie nach hinten weg.»

«Ach komm, ist das doof», sagt er. Ich hab genau gesehen, dass er leicht grinst. «Jetzt pass aber bitte auf: Wenn du unterwegs bist, dann wundere dich nicht. Wenn du an einer Ampel hältst, dann geht der Motor aus. Eigentlich immer, wenn du kurz anhältst. Außer, wenn die Blaulichter laufen, dann bleibt der Motor an. – Benzinsparprogramm.»

Er sieht begeistert aus, als habe er sich das ausgedacht.

Timmy sieht mich erwartungsvoll an. «Was ist denn jetzt schon wieder?»

«Nichts», sage ich.

«Du willst doch schon wieder etwas sagen?»

«Ich will dich nicht ärgern», sage ich, «aber mein Auto geht auch seit Neuestem an jeder Ampel aus. Benzinsparprogramm, vermute ich, das Standgas ist sehr niedrig eingestellt und die Werkstatt ...»

«Neiiiin ...», höre ich ihn noch.

«Und Blaulichter habe ich keine, vielleicht sollte ich das mal probieren, damit der Wagen nicht mehr dauernd ausgeht.»

Jetzt grinst er wirklich.

«Mach's gut. Eine gute Nachtschicht», verabschiedet er sich noch. Dann steigt er aus und überlässt mich meinem Schicksal.

Tatsächlich bin ich nach einer halben Stunde mit dem Fahrzeugcheck durch. Für die Lyse-Medikamente finde ich in jedem Fall noch einen Platz und lasse sie mir von Norman aus dem Lager geben.

«Die könnten wirklich mal fehlen und sind dann auch nirgendwo anders verfügbar», argumentiere ich.

«Wenn du meinst», erklärt Norman und händigt sie mir aus, «ich hab kein Problem damit.»

Er ist heute Abend recht still, redet kaum ein Wort.

«Schlecht drauf?», frage ich ihn, als wir in der Küche sitzen und Kaffee trinken.

«Geht so», meint er, «hast du doch sicher mitbekommen.»

Ich habe nichts mitbekommen. «Wieso?»

«Hab heute einen Brief von der Staatsanwaltschaft bekommen, wegen des Unfalls.»

«Ach, warst du das? Mit dem NEF?»

Er nickt. «Klar, wusstest du das nicht?»

«Wart erst mal ab», versuche ich ihn zu beruhigen. «Es wird alles nicht so heiß gegessen, wie es gekocht wird.»

Der Mann, den wir versorgen, ist ein Jahr jünger als ich. Er ist, wie wir erfahren haben, von Geburt an behindert. «Vermutlich damals ein Sauerstoffmangel während der Geburt.» Er hat motorische Probleme und sitzt deshalb im Rollstuhl.

Es ist bekannt, dass er immer wieder Krampfanfälle hat.

«Manchmal zweimal in der Woche, manchmal auch nur einmal im Monat», erklärt uns der junge Mann, der im Altenheim Dienst macht. «Aber es ist heute schon das zweite Mal. Einmal war es um 16.45 Uhr etwa. Und jetzt noch einmal, das ist sehr dicht nacheinander.»

Als wir gekommen waren, war der Krampfanfall schon vorüber gewesen, aber im Gesicht und an den Armen hatte sich mit leichten Zuckungen angedeutet, dass vielleicht ein weiterer folgen könnte.

Dr. Schwarz schaut in die Akte. Die Zuckungen haben sich inzwischen wieder beruhigt, der Patient sitzt benommen da. Er hatte einen venösen Zugang bekommen, dazu ein Benzodiazepam, vorbeugend gegen weitere Krampfanfälle. Langsam tropft die Infusion in das Schlauchsystem, um den Zugang für alle Fälle offen zu halten. Alex, der früher in der Stadtwache gearbeitet hatte – inzwischen beim privaten Rettungsdienst –, dreht gerade am Rädchen des Infusionssystems. Der andere Kollege ist etwas älter, auch wenn wir uns kennen, erinnere ich mich nicht an seinen Namen. Und jedes Mal fragen ist peinlich.

Die Situation hat sich längst beruhigt.

«Er ist seit etwa drei Jahren hier», erklärt uns der junge Mann in Weiß. «Damals ist seine Mutter, die ihn gepflegt hatte, selbst Pflegefall geworden, und inzwischen ist sie gestorben. Und ich kenne Herrn Weber, seit ich hier mit dem Zivildienst angefangen habe.» Seine Stimme wird etwas lauter: «Stimmt's, Herr Weber?»

Der junge Mann, der hinter dem Rollstuhl von Herrn Weber steht, streichelt ihm über die Schulter.

«Wollen Sie sich nicht etwas gerader in den Rollstuhl setzen?»

Herr Weber hängt tatsächlich sehr schräg in dem Stuhl. Er hat eine graue Hose an, dazu ein weißes Hemd mit grauen Streifen und breite Hosenträger mit einem Ornament in dunkelroten Farbtönen.

Er zuckt mit den Schultern, dann schüttelt er den Kopf.

«Redet er sonst auch nichts?», fragt Dr. Schwarz.

«Doch, eigentlich schon. Er ist sonst ganz klar.»

Ich schaue im Raum umher. Ein einziger Schrank. Ein paar Farbfotos, die schon ein paar Jahre alt sind und aus denen das Rot ausgewaschen ist. Eines davon zeigt einen jungen Mann im Rollstuhl auf einem Waldweg, der in eine Lichtung führt, dahinter eine lachende Frau mit einem Strohhut, sie müsste etwa vierzig sein. Das Bild ist unscharf, und doch auf etwa DIN A3 vergrößert. Ich ahne, welchen Wert es für den Mann hat, der vor uns im Rollstuhl sitzt.

Daneben sind ein paar kleinere Bilder, eines davon mit einem lachenden Kindergesicht an einem Esstisch, auf dem ein Kuchen mit Kerzen steht. Meine Augen wandern weiter an einem Schrank vorbei zu einem bunten Bild in einem breiten Passepartout. Paul Klee? Nein, danach sieht es auch nicht wirklich aus. Ich versuche, möglichst unbemerkt, einen Schritt näher an das Bild zu gehen. Paul Cézanne hat ein paar Bilder gemalt, die auch etwas in diese Richtung gehen. Das Bild ist schön. Man kann keine Signatur erkennen.

«Das hat Herr Weber gemalt», erklärt der Zivi, dem nicht entgangen ist, dass ich schaue.

«Er hat sehr schöne Bilder gemalt», erklärt er.

Ich verstehe.

Etwas weiter zur Tür hin hängt auch noch so ein Bild, es ist nicht gerahmt.

«Es sind noch viele Bilder von ihm da», erklärt der Zivildienstleistende.

«So viele kann man gar nicht aufhängen. Aber seit Herrn Webers Mutter gestorben ist, malt er nicht mehr.»

«Das sollte er wieder anfangen», sage ich.

«Und du bist Zivi?», frage ich. «Ich dachte, der Zivildienst ist abgeschafft.»

«Ich war einer der Letzten, die eingezogen wurden», erklärt er nebenbei.

«Oh. Tut mir leid», sage ich.

«Mir nicht», sagt er.

Ich verstehe.

Für einen Moment tauchen Erinnerungen in mir auf. Ich war ja damals auch nur durch den Zivildienst zum Rettungsdienst gekommen. Hatte es mir halb rausgesucht, wäre aber am liebsten doch irgendwie darum herumgekommen. Bereut hatte ich es nie. Ob ich sonst wohl freiwillig irgendwie dazugekommen wäre? Vermutlich eher nicht. Vielleicht ist es manchmal gut, etwas machen zu müssen, was man nicht möchte. Ich erinnere mich daran, wie damals dieses Schreiben auf dem Briefpapier des Bundesamts bei mir ankam: EINBERUFUNG.

Damals ein Schreck. Etwas, mit dem ich gerechnet hatte. Aber es in den Händen zu halten, schwarz auf weiß, war etwas anderes. Ein schlimmer Abend. Das leidvolle Gefühl, nicht über die eigene Zukunft bestimmen zu können. Am nächsten Tag in der Hochschule sitzen und zu wissen, dass ich das Semester nicht fertig machen werde. Die Kommilitonen, mit denen ich gerade erst Freundschaft geschlossen hatte, bald nicht mehr so oft zu sehen, nach und nach aus den Augen zu verlieren. Seltsam: Wie leidvoll man manchmal Dinge empfindet, die einem passieren. Wie einen aber oft gerade diese Dinge weiterbringen. Man die Erfahrungen im Rückblick nicht missen möchte, weil sie ein Baustein auf dem Weg zum Glück geworden sind.

«Wir nehmen ihn mit», erklärt Dr. Schwarz.

«Es sollte dann aber unbedingt jemand mitfahren», sagt der Zivi, «und ich kann nicht hier weg. Ich hab alleine zwei Stockwerke zu betreuen. Meine Schicht hat gerade erst angefangen.»

Dann wird es auf einmal doch hektisch.

«Die Leitstelle für Sie am Telefon», kommt eine Frau Mitte dreißig auf uns zu. Sie trägt keine Pflegekleidung, sondern einen silberfarbenen Anorak. In der Hand hat sie ein tragbares Telefon, das sie Alex, der am nächsten an der Tür steht, in die Hand drückt. Alle reden durcheinander. Alex mit der Leitstelle und mit Dr. Schwarz. Und der Zivi mit der Frau im silbernen Anorak.

«Moment, das muss ich abklären, ich denke schon», höre ich Alex.

«Herr Weber muss in die Klinik», sagt der Zivi der Frau im silbernen Anorak.

«Okay, und wer von uns fährt mit?», fragt die Frau.

«Seid ihr abkömmlich?», fragt Alex.

«Was hat die Leitstelle?», antwortet Dr. Schwarz.

«Einen Verkehrsunfall auf der A8 bei Dasing.»

«Ich kann nicht weg, und Clara auch nicht, wir sind nur zu zweit», erklärt der Zivildienstleistende.

«Okay, ich muss kurz zu Hause anrufen», sagt die Frau, «dass ich ein paar Stunden später aus der Arbeit komme, ich mach das dann.»

«Okay, ich schreib noch kurz, wir fahren raus», sagt Dr. Schwarz.

«Hau ruhig ab», sagt Alex zu mir, «wir bringen dir deinen Koffer und das Zeugs raus. Geh du ins Auto und nimm den Auftrag entgegen.»

EKG und Absauge schnappe ich noch selbst. Die Sauerstofftasche und den noch aufgeklappten Koffer, aus dem noch die Blutdruckmanschette an Herrn Webers Arm ist, sollen mir die Kollegen bringen.

«Hochgeschwindigkeitsunfall mit mehreren Fahrzeugen», erklärt der Disponent am Funk.

«Vier RTW unterwegs, leider habe ich derzeit keinen weiteren Notarzt, Christoph 1 aus München angefordert.»

Dr. Schwarz steigt zu: «Auf geht's.»

Anfangs reden wir nicht. Der Verkehr ist dicht, ich muss mich konzentrieren.

Als wir ein Stück der Strecke auf der Friedberger Straße fahren, wird es ruhiger: Wir fahren auf der verkehrsfreien Straßenbahntrasse.

«Einiges hat sich gebessert», meint Dr. Schwarz.

«Weil wir hier auf der Schienentrasse fahren können?»

«Nein», lacht er, «wobei: das auch. Das haben wir wohl auch Frau Dr. Singer zu verdanken, die vor dem Bau Briefe an die Stadt geschrieben hat, dass es so anlegt werden soll, dass es weitgehend befahrbar ist.»

«An alle Fahrzeuge, Christoph 1 unterwegs zu Ihnen.»

Ich bestätige kurz. Dann biegen wir auf die neue Kreisstraße, die von Friedberg auf die A8 führt. Keine zehn Minuten mehr zum Einsatz. Es wird von alleine wieder etwas ruhiger.

«Nein, ich meinte in den Altenheimen», sagt Dr. Schwarz, «ich erinnere mich noch daran, als ich angefangen habe.»

Dr. Schwarz war, wie ich auch, über den Zivildienst zum Rettungsdienst gekommen, nur hatte er damals auf der Stadtwache angefangen, und noch ein paar Jahre vor mir. Dr. Schwarz legt eine Pause ein. Ich überhole zwischen einigen entgegenkommenden und vor mir fahrenden Fahrzeugen auf der Mittelspur.

«Nein», setzt er seine Gedanken dann fort, «ich muss immer an einen alten Mann denken. Wir fuhren damals in ein Altenheim. Es ist ja schon bald vierzig Jahre her. Sie haben nur deshalb mal etwas genauer nach ihm geschaut, weil jemandem vom Personal, der neu in dem Altenheim war, auffiel, dass das Essenstablett immer unangetastet war. Als sie es bemerkt hatten», er seufzt, «war der Mann schon mindestens zwei Tage tot.»

Wir biegen auf die A8, kurz darauf sehe ich im Rückspiegel weitere Blaulichter.

«Es ist besser geworden. Gott sei Dank ist es besser geworden in diesen ganzen Altenheimen. Nicht überall gleich, aber ...»

Die linke Spur auf der inzwischen dreispurigen A8 ist frei, auf den beiden rechten Spuren ist nicht allzu viel los. Der neue Wagen zieht extrem gut. Wir sind über eine Kuppe gefahren, jetzt geht es leicht abwärts. Ein Blick in den Seitenspiegel, der RTW hinter uns ist nicht mehr zu sehen. Dann ein kurzer prüfender Blick auf die Tachonadel: Dass ich schon auf über 200 km/h bin, hatte ich nicht gemerkt, das Auto liegt auf der Straße wie ein angeschraubtes Brett. *Reiß dich zusammen: Wenn mit dem Auto auch noch was passiert, dann machen wir uns nicht wirklich beliebt,* habe ich Timmys Stimme im Ohr.

«Denk dran, das könnte auch schon hinter der nächsten Kurve sein», bemerkt Dr. Schwarz. Aber da habe ich das Tempo schon selbst gedrosselt.

Der Unfall ist hinter der nächsten Kurve.

Das neue Auto beschleunigt nicht nur gut, es bremst auch extrem gut, es bleibt noch viel Reserve, um sich der Unfallstelle schließlich im Schritttempo zu nähern. Zumindest nach vorne: Als ich noch einmal in den Seitenspiegel sehe, erkenne ich einen RTW, der sich uns bremsend und schlingernd von hinten nähert, fahre vorsichtshalber etwas zur Seite und ziehe instinktiv den Kopf ein. Aber dann sehe ich, dass die Kollegen hinter uns fast zum Stehen gekommen sind.

Überall rundherum Warnblinker.

«Sind wir die Ersten?», fragt Dr. Schwarz. Eine Streife der Autobahnpolizei steht schon dort, aber Dr. Schwarz meint mit seiner Frage die Rettungskräfte.

«Zusammen mit dem Rettungswagen hinter uns», bemerke ich.

Es dauert etwas, bis ich den Überblick habe. Am linken Rand steht ein nagelneuer Mercedes, er hat offenbar nur kleinere Schäden. Etwa hundert Meter vor uns stehen einige Fahrzeuge kreuz und quer. Ein Mann läuft mir entgegen, Dr. Schwarz lässt rechts die Scheibe runter, eventuell bekommen wir von dem Mann ja eine erste Beschreibung, wie viele Patienten es sind und wie schwer verletzt sie sind.

«Mann, die spinnen komplett, die haben einen Vogel», ruft er mir in leicht gebrochenem Deutsch zu.

Der Mann zeigt auf einen grauen Kombi, der hinten fast bis zur Rücksitzbank eingedrückt ist, das Auto war offenbar bis unter das Dach vollgeladen, im Innenraum ist es bis unter die Decke voll mit

Gegenständen, hinter den zerbrochenen Scheiben erkenne ich zersplitterte Möbel, zerbrochenes Porzellan und Kleidung.

«Diese Leute spinnen, die sind viel zu schnell gefahren.» Das Fahrzeug hat ein ungarisches Kennzeichen.

«Weiter», weist Dr. Schwarz an, «da vorne.»

Weiter vorne sehen wir eine Frau auf der Leitplanke sitzen, die sich den Arm hält. Vor allem aber erkennt man, dass dort ein Körper am Boden liegt, schräg und mitten auf der Fahrbahn, etwas Genaueres erkennt man nicht, einige Personen knien davor, deren Bewegungen sind nicht eindeutig: *Eine Reanimation?*

Noch einmal kurz mit Vollgas nach da vorne.

Schon vor dem Aussteigen erkenne ich, dass es zumindest keine Reanimation ist. Dann sehe ich auch, dass es eine junge Frau ist und dass sie den Kopf leicht bewegt und redet. Eine andere junge Frau streichelt ihr über die Stirn.

Eine der Personen, die davor kniet, ein Mann in einer weißen Jeans, steht auf und geht auf uns zu.

«Sie hat wohl ein HWS-Schleudertrauma. Und vor allem hat sie unwahrscheinlich Dusel, weil sie sonst wohl nicht viel abbekommen hat, soweit man es feststellen kann.»

«Die haben uns überholt», erklärt jemand von der Seite, «und wir fuhren schon 210 …»

«Sind Sie Rettungsdienstmitarbeiter?», fragt Dr. Schwarz.

«Kollege», sagt er. «Schwabing, Chirurgie», setzt er hinzu.

«Und sonst?»

Er schüttelt den Kopf. «Ich würde mal sagen: Glück. Glück und nochmals Glück. Fünf Mal leichtverletzt.»

Wir sind inzwischen bei der jungen Frau angekommen. Zusammen mit dem Kollegen aus Augsburg lege ich der jungen Frau erst einmal eine Halskrause an. Leise wimmert sie vor sich hin. Sie dürfte etwa 25 Jahre alt sein. Auch ihre Freundin, die ihr die Tränen aus den Augen wischt, ist etwa in diesem Alter. Und der junge Mann, der einen Pullover mit breiten weißen und schwarzen Streifen trägt und ihr immer wieder die Schulter streichelt. Ein weiterer RTW steht hinter uns: die Nachtschicht aus Friedberg.

Zusammen mit Felix sehe ich mich nach weiteren Patienten um. Ein Mädchen mit einer Schnittwunde im Gesicht und ihre Mutter, die beide Schmerzen im Nacken haben, bringen wir in den RTW, bestellen den Hubschrauber ab. Die übrigen möglichen Patienten wünschen, nicht behandelt zu werden. Sie möchten sich um ihre Autos oder das, was davon übrig geblieben ist, kümmern, haben Sorge, dass ihre Aussage auch gleich zu Protokoll genommen wird oder möchten sich um ihre Habseligkeiten kümmern.

Unsere Kollegen aus Augsburg haben inzwischen die Trage neben die Frau, die am Boden liegt, geschoben.

Ein Polizist befragt sie. Sie weint immer noch und zittert. Sie deutet auf die Überreste eines roten Pkws, der wenige Meter von uns entfernt steht. Die Frontpartie ist eingedrückt, die Motorhaube umgeknickt und geöffnet darüber, aus dem Wrack hängen Motorteile und Schläuche. Offenbar war sie mit deutlich über 200 km/h auf der linken Spur gefahren, hatte einem anderen Fahrzeug, das ihr mit Lichthupe dicht aufgefahren war, Platz machen wollen und war dabei auf den grauen Kombi aufgefahren, weil sie diesen übersehen hatte oder er gleichzeitig von der rechten auf die mittlere Spur gewechselt war. Genau bekomme ich es auch nicht mit: Immer wieder reden alle durcheinander.

«Ins Klinikum?», fragt der Kollege aus Augsburg Dr. Schwarz.

«Ja.»

«Schockraum?»

«Eigentlich nicht», sagt Dr. Schwarz, «aber – nach dem Kriterienkatalog für Schockraum-Indikationen wohl doch», schiebt er nach.

«Und die anderen, die in diesem Auto saßen, dann wohl auch – die hatten ja das gleiche Tempo drauf.»

Dr. Schwarz schüttelt langsam den Kopf. «Nein, also: wirklich nicht. Das wäre dann wohl etwas zu viel des Guten.»

«Und Ihr Führerschein?», fragt der Polizeibeamte mit einer förmlichen, strengen Stimme.

«Moment», sagt der junge Mann und verschwindet bei dem Wrack.

Auch Dr. Schwarz ist aufgestanden, er steht ein paar Meter weiter und unterhält sich noch mit seinem Kollegen aus Schwabing.

Der junge Mann kommt mit einer kleinen Handtasche zu uns zurück und zeigt sie der Patientin. «Soll ich für dich schauen?»

«Ja …», wimmert sie vor sich hin.

Er gibt dem Beamten die kleine Plastikkarte, dann geht er wieder in die Hocke und streichelt der jungen Frau die Wange. Der Polizist notiert auf einem kleinen Block die Daten des Führerscheins.

«Wird wieder gut», sagt der junge Mann mit einer ruhigen Stimme, während er immer wieder liebevoll über die Backe der Frau streichelt.

«Wird alles wieder gut, Jenny. Es ist niemand viel passiert. Du hattest einen Schutzengel.»

«Das war wohl eher eine ganze Armee von Schutzengeln», bemerkt der Polizist mit fast väterlich klingender Stimme. «Wie kann man nur auf einer so befahrenen Autobahn so schnell fahren, wenn man den Führerschein nicht mal ein Jahr lang hat», schüttelt er seinen Kopf.

«Und Sie?», fragt er dann wieder in einem strengeren Ton, während er dem jungen Mann die Karte zurückgibt, «saßen Sie danebben?»

«Hinter ihr, rechts», erklärt er.

«Sind Sie der Freund der Fahrerin?», fragt er.

«Nein», sagt die Patientin, «leider nicht.» Ihr Wimmern ist lauter geworden.

«Doch, Jennifer», sagt er, «doch. Ich denke, jetzt schon. Ich hab es mir heute anders überlegt.» Er streichelt der Frau über das Gesicht, sie kneift die Augen zu, aus den Augenwinkeln rollen die Tränen.

«Also», Dr. Schwarz steht wieder neben uns, «dann sollten wir uns mal in Bewegung setzen.»

Wir heben Jennifer auf die Trage, dann schieben die beiden Augsburger Sanitäter sie zu ihrem RTW, kurz darauf verschwinden sie zusammen mit Dr. Schwarz im hinteren Teil des Rettungswagens.

———

«Komm, wir fahren gleich wieder», sagt Dr. Schwarz, als er mir in der Fahrzeughalle des Klinikums entgegenkommt. «Ich schreib dir dein Einsatzprotokoll während der Fahrt.»

«Haben sie gemotzt im Schockraum, dass wir sie gebracht haben? Ihr hat ja wohl nicht viel gefehlt.»

«Nö. War gar kein Problem. Alles okay», meint er. Dann fahren wir los.

Als er mit dem Ausfüllen fertig ist, sind wir schon wieder in der Berliner Allee.

«Hast du mitbekommen? Das mit dem jungen Mann?»

Er hat nichts mitbekommen.

Ich erzähle es ihm.

«Dann hat er gesagt: ‹Doch. Ich denke, jetzt schon. Ich hab es mir heute anders überlegt.›»

«Das ist ja nett.» Er lächelt. «Du – du hast doch so ein Buch geschrieben», meint er dann, «schade, da hätte sie reingehört.»

«Dann muss ich vielleicht noch mal eins schreiben», frotzele ich, «es passiert ja in fast jedem Dienst etwas, das erzählenswert ist.»

«Ja, aber – das ist schon wirklich eine bemerkenswerte Geschichte», lacht er, «man weiß nie, wofür was gut ist. Warum einem das eine oder das andere im Leben passieren muss.»

Viel leiser sagt er dann: «Und wenn, dann entdeckt man es oft erst im Rückblick. Manchmal viele Jahre später.»

«37/64», ruft uns die Leitstelle, «Standort?»

Dr. Schwarz murmelt nur halblaut neben mir etwas, das ich nicht richtig verstehe.

«Im Augenblick des Erlebens wissen wir manchmal nicht einmal, was Glück ist und was nicht, und es fühlt sich oft ganz anders an, als das, worauf wir warten», oder so ähnlich klingt es.

«Berliner Allee», antworte ich jetzt der Leitstelle.

Am Funk ist eine Pause.

Ich fahre langsamer und etwas nach rechts ran.

Ich weiß ja nicht, was gleich reinkommt. In welche Richtung es gehen wird.

«Dann weiter zur Wache fahren, hat sich für Sie erledigt», höre ich die Stimme aus dem Lautsprecher.

Ja: Er hat recht. Man muss bereit sein, sein Glück zu entdecken. Muss es annehmen, so, wie es kommt – und nicht stattdessen auf etwas ganz anderes warten.

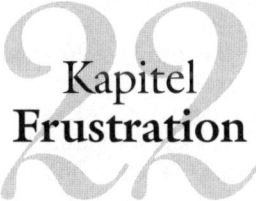

Kapitel
Frustration

September 2013

Die Tagschicht kommt gerade eilig auf den Innenhof der Wache gefahren, ich öffne das Tor, passe auf, dass beim Zurücksetzen nichts passiert. Aber die Kollegin fährt nicht nur sehr zügig, sondern auch genauso zielsicher rückwärts, bleibt dann exakt an der Markierung stehen. Genau habe ich sie davor nicht erkannt, aber dann öffnet sich die Tür. Marcia steigt aus.

«Punktlandung», kommentiere ich.

«Das Einparken oder die Uhrzeit?», fragt sie.

Ich schaue auf die Uhr. Tatsächlich: der Sekundenzeiger ist bei 59, dann springt er gemeinsam mit dem Minutenzeiger auf die volle Stunde.

«Und du fährst NEF?», fragt sie eher nebenbei.

«Nein», sage ich, «ich bin heute als Dritter auf dem RTW dabei.»

Sie schaut erstaunt.

«Ich hab das so lange schon nicht mehr gemacht und möchte jetzt ab und zu mal wieder dort mitfahren.»

Sie lacht. «Das ist eine lustige Idee. Ein NEF-Fahrer, der auf dem RTW als Dritter mitfährt», aber dann meint sie: «Gute Idee.»

Matthias, der mit ihr zusammen Dienst hatte, hat die Transportbelege in der Hand und läuft an uns vorbei in die Wache.

«Und, viel los heute?», frage ich sie.

«Nichts wirklich Schlimmes. Aber der letzte Einsatz war krass», sagt Marcia, «ein Typ mit einer leichten Verbrühung, einer Kopfplatzwunde und einem verstauchten Ellbogen.»

«Hat er Streit gehabt mit seiner Frau?», frage ich scherzhaft.

«So ähnlich. Er lebt solo, den Streit hatte er mit seiner Dusche.»

«Ausgerutscht?», frage ich.

«Nein, zuerst nicht. Die Seife fiel ihm runter. Er hat sich gebückt. Als er sich wieder aufgerichtet hat, ist er mit dem Kopf gegen die Duschbatterie geknallt. Dabei hat er sie auch gleich unabsichtlich auf heiß umgestellt. Vor Schreck ist ihm die Seife wieder runtergefallen und beim Raushüpfen aus der Dusche ist er ausgerutscht.»

Ich stelle mir das vor und muss unweigerlich grinsen. «Und du warst nicht etwa im Kino?»

«Ja, ziemlich komisch», meint sie, «außer, es passiert dir selbst.» Aber sie muss selbst grinsen.

Die blaue Tür hinter mir öffnet sich. Daniel, der heute als Sanitäter dabei ist, ist dazugekommen. Bevor er Marcia im Vorbeigehen grüßt, fragt er schon nach dem Auto. «Und? Passt alles in der Karre?»

«Mit dir hab ich noch ein kleines Hühnchen zu rupfen ...», meint Marcia. «Wie du mir letztes Mal den KTW hinterlassen hast!»

Mit weit aufgerissenen Augen bleibt Daniel stehen.

«Glotz mich doch nicht so an», kichert Marcia, «war nur ein Spaß. Es müsste alles passen.»

«Er lässt sich immer ziemlich leicht aus der Ruhe bringen», grinst mich Marcia frech an.

Daniels Gesichtsausdruck ist immer noch wenig belustigt, ich muss spontan grinsen.

Dann sieht er mich an: «Wenn du so fröhlich bist, dann könntest du ja heute mal das Auto checken.»

Das hatte ich sowieso vor. Ich wollte den RTW ja mal wieder genauer kennen lernen. Und ich nehme mir Zeit dazu.

Als ich fertig bin, ist es 20.30 Uhr. Immer noch kein Einsatz. Während das NEF von einem Einsatz zum anderen unterwegs ist, ist es bei uns ruhig.

Daniel ist im Büro, Klaus im Lager, verpackt ein EKG-Gerät, das für ein Software-Update verschickt werden muss. Ich verkrieche mich in die Küche, räume die Spülmaschine aus und schau den Kühlschrank durch. Als ich fertig bin, schaue ich noch fern. Daniel kommt dazu.

«Schade, dass du ehrenamtlich bist», meint er, «sonst hätte ich dir jetzt die Küche aufgehalst.»

Blödsinn. Als ob ich die Küche nicht machen kann.

«Schau mal in die Küche. Alles fertig.»

«Hm», meint er.

«Wenn ich dir noch was helfen kann?», ergänze ich.

«Hinten in der Halle steht noch ein Krankentransportwagen. Der muss innen und außen geputzt werden.»

«Kein Problem», sage ich.

Aber dann bekommen wir einen Einsatz.

Ich sitze hinten. Daniel ruft mir zu: «Eine bewusstlose Person!»

Sehen kann man von hier hinten nichts. Dass wir ein paar Mal heftiger in eine Kurve fahren, merke ich, sonst nichts. Dann halten wir auch schon wieder an. Ich steige aus, nehme Koffer und EKG gleich mit raus. Der Patient liegt vor uns, mitten auf der Straße. Mehrere Autos mit Warnblinker stehen am Straßenrand. Der Mann hat schwarze Streifen und einige Kratzer im Gesicht, dazu eine Kopfplatzwunde links am Haaransatz über der Stirn. Etwas Blut ist auch auf seiner grauen Shorts, aber er hat keine Verletzung an den Beinen, das Blut muss irgendwie vom Kopf kommen. Mein Blick wandert auf seine rechte Hand, die ebenfalls blutig ist.

Daniel ist schon bei ihm und klopft ihm auf die Schulter.

«Hallo? Hallo?»

«Jaaaaaa», höre ich die tiefe Stimme des Mannes.

«Können Sie mir sagen, wie Sie heißen?», fragt Daniel.

Klaus steht einen Meter weiter, einer der Autofahrer erzählt ihm, was passiert ist.

«Nein, kein Unfall, er ist von da gekommen. Und einfach umgefallen, ungebremst auf dem Boden.»

«…zevski», lallt der Mann.

«Wie bitte?»

«…wsky», hört man wieder.

«Potzevski?», fragt Daniel.

«…atschewski», lallt der Mann wieder.

Daniel, der sich ein Stück runtergebeugt hatte, rümpft die Nase und weicht ein Stück zurück. «Kein Feuer, kein offenes Licht», zischt er mir leise zu.

Es heißt so viel wie: ein sehr hoher Alkoholgehalt in der Luft.

«Fahne?», frage ich.

«Und Knoblauchbrot», meint Daniel leise, «bestenfalls. – Oder was Schlimmeres.» Er verzieht das Gesicht.

Dann wendet er sich wieder dem Patienten zu.

«Herr Katzewski?»

«Katzewski!», verbessert ihn der Mann laut.

«Katzewski! Sage ich doch.»

«Jaaaa.»

«Können Sie sich erinnern, wie das passiert ist?»

«Ja», lallt der Mann, «Srase is plötzich aufhestann.»

«Die Straße ist plötzlich aufgestanden?», hakt Daniel nach. Das Licht der Straßenbeleuchtung streift sein Gesicht; es sieht so aus, als grinse er ein wenig.

«Haaasagichoch.»

Daniel schaut Herrn Katzewski in die Pupillen, ich schaue mit. Dann ein zweites Mal.

«Seitengleich und in Ordnung, meine ich, oder?»

«Ja», sage ich.

Herr Katzewski versucht, sich wegzudrehen.

«Ätz gehnsie wieder nachauseunlassenmichhierinruheschlafn», lallt er.

«Das wird wohl nicht ganz funktionieren», sage ich.

«Meinen Sie, Sie können aufstehen, wenn wir Ihnen helfen?», fragt Daniel.

«Aufstehn?», fragt er. «Kannichauchleine», meint der Patient.

«Nein, nein, warten Sie.»

Der Patient versucht, aufzustehen, aber das klappt wirklich nicht. Klaus hat schon die Trage hinten aus dem Auto gezogen.

«Und Sie haben auch was getrunken?», fragt Daniel.

«Selsverstänlich», lallt Herr Katzewski.

«Und was und wie viel?»

«Bier.»

«Und wie viel, Herr Katzewski?»

«Weißlich, habichnichgezähl.»

«Mehr als drei?», fragt Daniel.

«Anzsicher», antwortet Herr Katzewski ehrlich.

«Wir nehmen Sie jetzt mal mit.»

«Mussasein?», Herr Katzewski beginnt, sich mit seiner recht dreckigen Hand am Kopf zu reiben, da, wo seine Wunde ist. Daniel nimmt seine Hand und zieht sie ein Stück weg.

«Ja. Hier können Sie nicht liegen bleiben, und die Wunde am Kopf sollte auch versorgt werden.»

«Wunne?»

«Wir bringen Sie jetzt ins Krankenhaus.»

«Neeee!», entgegnet Herr Katzewski. «Hier willichnich.»

Wir helfen Herrn Katzewski auf, dann legen wir ihn auf die Trage. Er protestiert lautstark und besteht darauf, nicht in das nächstgelegene Krankenhaus gefahren zu werden, sondern in eine Klinik außerhalb, weil dort seine Tochter wohnt, zu der er nach der Behandlung laufen möchte.

Nach einigen Versuchen, ihn zu überzeugen, geben wir auf und willigen ein, ihn dorthin zu fahren.

Einer der Passanten möchte noch wissen, ob wir noch etwas von ihm brauchen, als wir Herrn Katzewski ins Auto bringen.

Plötzlich würgt Herr Katzewski. Klaus, der am Kopfende ist, hat die Spucktüte schon bereit. Aber mit einer schnellen, reflexartigen Bewegung schiebt der Patient sie zur Seite und übergibt sich halb in den Wagen und über das Gestänge der Trage, halb über die Kleidung von Klaus.

«Oh, Mann, nein!»

«Ach nee …», höre ich Daniel.

Dann übergibt sich der Mann ein zweites Mal.

«Sind Sie jetzt fertig?», fragt Klaus ungehalten.

«Ja … fertich.»

Aber Herr Katzewski erbricht sich ein weiteres Mal, gerade, als wir die Trage ganz in den Wagen geschoben haben. Seitlich, direkt über das Absauggerät und unser EKG. Alles ist voll.

Im ganzen Auto mischt sich der üble, säuerliche Geruch von Erbrochenem und Alkohol. Klaus schaut etwas fassungslos an seiner Kleidung hinunter, ist ein wenig blass, öffnet das Fenster.

———————

Während Klaus nach der Fahrt erst einmal versucht, seine Kleidung auf einer der Toiletten der Klinik etwas zu säubern, bringen wir den Patienten in die Aufnahme.

Der Pfleger, der uns entgegenkommt, antwortet nicht auf unseren Gruß. Als wir mit der Trage dicht an ihm vorbeirollen, rümpft er die Nase.

«Und was soll ich jetzt damit?», fragt er. Ein provozierender Unterton.

«Die Wunde versorgen vielleicht?», antwortet Daniel.

«Jeden Mist bringt ihr uns hier rein», giftet er uns an. «Meinetwegen hätte der bleiben können, wo er ist.»

Herr Katzewski nimmt an unserem Gespräch nicht teil, bekommt es wohl kaum mit.

Daniel ignoriert den Kommentar. Wir stehen neben der Liege im Aufnahmeraum und wollen gerade den Patienten von unserer Trage auf die Liege schieben, als uns der Pfleger aufhält.

«Moment», sagt er, «jetzt wartet erst mal, ja? So geht das hier nicht.»

Dann geht er in den Flur. Ich sehe, wie er an der Rezeption telefoniert, vermutlich ruft er den diensthabenden Arzt an. Aber anstatt wieder zurückzukommen, verschwindet er ganz, und wir sind alleine mit Herrn Katzewski im Aufnahmeraum. Der versucht wieder einmal, sich dort, wo die Wunde oben am Kopf zwischen seinen Haaren klafft, zu kratzen, und Daniel schiebt ihm ein weiteres Mal die Hand zur Seite, was Herr Katzewski mit einem langgezogenen «Heeeeeee!» kommentiert.

Endlich kommt der Pfleger wieder, er schiebt die Haare von der Platzwunde weg und moniert. «Wegen dem kleinen Kratzer fahrt ihr ihn also hier rein?»

Kratzer? Seit wann ist eine Platzwunde ein Kratzer?, denke ich mir.

Daniel sagt wieder nichts, aber man hat das Gefühl, sein Hals wird kürzer und dicker.

«Wenn ihr mich fragt, dann sollte man so jemanden nach Hause fahren», stänkert der Pfleger weiter.

Wir haben ihn aber nicht gefragt, denke ich.

Daniel reicht es offenbar. «Wir können ihn jederzeit nach Hause fahren», seine Stimme klingt gepresst, «wir brauchen nur eine klar dokumentierte Anweisung hier aus dem Haus.»

Die bekommen wir natürlich nicht, aber zumindest ist der Pfleger jetzt still.

Dann kommt eine Ärztin in einem blauen Kittel dazu.

Sie untersucht den Mann und lässt sich von uns erzählen, was wir über ihn wissen: den Ablauf des Geschehens, soweit wir es erzählt bekommen haben. Dass wir keine weiteren Verletzungen festgestellt haben und auch keine Pupillendifferenz, uns aber anfangs nicht sicher waren. Dass er kreislaufstabil ist und die Werte in einem normalen Rahmen. Dass er mehrfach erbrochen hat.

«Commotio?», möchte sie wissen.

«Erinnern kann er sich zumindest», erkläre ich.

Dann spricht sie Herrn Katzewski an, die Unterredung wird etwas lauter als in der Unterhaltung mit uns.

«Sie haben mitbekommen, wie Sie gestürzt sind?»

«So in etwa … schon. Nich genau, weil ich … Ich musste ausweichen … «, lallt der.

«Wir schauen uns das jetzt mal näher an», sagt sie. «Und dann nähen wir die Wunde am Kopf am besten.»

«Mussassein?», fragt Herr Katzewski.

«Besser wäre es. Oder möchten Sie, dass Sie da oben künftig eine Narbe haben, die man deutlich sieht?»

«Nein, siehmandawas?»

«Ja. Und zwar ganz ordentlich.»

«Achsowas»

«Also. Dann werden wir das demnächst mal angehen …»

«Na also?», fragt sie dann und deutet mit einer Handbewegung an, dass sie darauf wartet, dass wir den Patienten von unserer Trage auf die Liege legen. Wir würden ihm gerne helfen, rüberzurutschen, aber er macht kaum mit. Also müssen wir ihn doch heben.

«Der geht mir tierisch auf den Senkel», erklärt Daniel, als wir vor unserem Rettungswagen stehen und die Schiebetüren der Klinik hinter uns zugegangen sind. Zuerst überlege ich, ob er den Patienten meint, aber dann ist schnell klar, dass er nicht den Patienten meint.

«Das ist nicht das erste Mal. Sei froh, dass du immer NEF fährst. Wenn ein Arzt dabei ist, reißt er sich meistens zusammen. Ich war im letzten Jahr vier Mal hier in dieser Klinik, jedes Mal war dieser Typ da und hat Stress gemacht.»

Er holt tief Luft.

«Ich würde mich mal offiziell beschweren», fährt er dann fort, «aber es kommt ja nichts dabei raus. Das geht nur wieder hin und her», deutet er an, dass er das wohl schon mal versucht hat. «Wenn es ihm nicht passt, dann soll er uns mit dem Patienten nach Hause schicken und die Verantwortung dafür übernehmen. Aber das tut er natürlich auch nicht», schimpft er vor sich hin.

Als er sich die Zigarettenpackung aus der Tasche zieht, kommt Klaus dazu. «Rauch lieber auf der Wache, damit ich mich umziehen kann und wir die Trage sauber bekommen.»

Daniel meldet uns «bedingt einsatzklar», wir fahren zurück. Im Patientenraum riecht es immer noch schlecht, ich öffne die Dachluke.

Als wir endlich zurück sind, zieht sich Klaus um, wir tauschen die Trage gegen die aus dem Ersatzrettungswagen, reinigen das Fahrzeug gründlich und spritzen in der Waschhalle mit einem Schlauch das Tragegestell ab. Wir kommen nicht mal dazu, das Gestell noch abzutrocknen, als es weitergeht.

Wir sind bis nach Haunstetten gefahren. Der dortige Rettungswagen und Notarzt sind an einen anderen Einsatz gebunden. Eine geräumige Wohnung, dabei hatte das Haus von außen eher unscheinbar ausgesehen. «Sehr gediegen», flüstert Klaus, der neben mir steht, als wir gemeinsam mit dem Notarzt vom Klinikum einen älteren Mann versorgen. Er sitzt in seinem Wohnzimmer in einem Sessel, das Hemd ist bereits aufgeknöpft, ein einfaches EKG liegt, und die Blutdruckmanschette ist am rechten Arm angelegt. In der linken Hand hält der Patient einen weißen Zettel. Das NEF war kurz vor uns da. Während der Notarztsanitäter einen Zugang legt, bekommt der Patient eine Kapsel mit einem blutdrucksenkenden Medikament vom Arzt in den Mund.

«Bitte die Zunge nach oben.»

Als ich die Ampulle mit einem weiteren Medikament aufgezogen habe, das der Notarzt verlangt hat, und noch warten muss, bis er es entgegennimmt, schaue ich mich um.

Klaus hat recht: Die großen dunkelroten Polstermöbel sehen aus wie neu, und die großen Sessel wirken in diesem riesigen Wohnzimmer eher klein. Ein mehrere Meter breites Bild hängt über dem Sofa, es ist die Zeichnung einer Landschaft mit weichem Bleistift auf einem chamoisfarbenen Papier, umrahmt von einem üppigen Passepartout. Eine Schrankwand aus Nussbaumholz ist voller gebundener Bücher, die meisten mit Leinenrücken. Ein paar moderne Plastiken, die seitlich vor einer Fensterfront angeordnet sind, stammen offenbar vom gleichen Künstler und erinnern mich, obwohl sie nicht aus Bronze, sondern aus Holz sind, an die Werke von Henry Moore. Der Nebenraum, der durch einen breiten bogenförmigen Durchgang abgetrennt ist, ist sicher so groß wie unser Wohnzimmer zu Hause, und ich erkenne, dass dort ein Blüthner-Flügel steht. Unwillkürlich muss ich an den Beatles-Film «Let it be» denken, in dem Paul McCartney auf einem solchen Instrument spielte. Auf dem Tisch steht eine bauchige Vase mit einem sehr großen Strauß Blumen. Frisch, nicht künstlich.

«Jetzt das Urapidil», der Arzt streckt den Arm seitlich nach hinten, ohne sich mir umzudrehen, und ich gebe ihm die Spritze in die Hand.

Die Ehefrau des Patienten steht neben ihm. «Er hatte so etwas schon mal», erklärt sie, «aber über 200 war der Blutdruck noch nie. Das letzte Mal war kurz vor Weihnachten, es war tagsüber, und wir sind dann zu unserem Hausarzt gefahren.»

«Einen Tag vor Weihnachten», setzt er hinzu, «und jetzt ist es einen Tag vor deinem Geburtstag.»

«Zwei», sagt sie.

«Nein, einer», meint er, «es ist ja schon nach zwölf.»

Der Arzt schaut auf den Monitor des EKG-Gerätes.

«Hatten Sie schon mal einen Infarkt?», fragt er.

«Ja», sagt der Patient, «das war ein leichter Infarkt. Es ist aber fast vier Jahre her.»

Der Arzt runzelt die Stirn.

«Wir schreiben noch ein großes EKG.»

«Ein was?», fragt der Mann.

«Ein großes EKG!», sagt der Arzt etwas lauter.

Der Mann nickt. «Ach so. Ja.»

Daniel legt es an. Klaus schreibt.

Fast zeitgleich ordnet Daniel an: «Jetzt mal nicht reden.»

Klaus fragt den Patienten nach der Krankenkasse, und der Arzt möchte wissen, wo der Infarkt damals behandelt wurde.

Der Mann schaut fragend von einem zum anderen, bis der Arzt lächelnd meint: «Zuerst nicht reden, das andere machen wir dann danach.»

Das rauschende Geräusch des Papiers, das aus dem Drucker läuft. Der Arzt schaut sich das EKG genau an. «Es ist wohl nur die alte Sache», meint er dann, während er den Streifen genau begutachtet und mit dem Zeigefinger eine der Kurven nachfährt.

«Was nehmen Sie denn regelmäßig an Medikamenten?», fragt der Arzt.

Ich rechne fast damit, dass die auf dem Zettel stehen, den der Mann immer noch in der linken Hand hält, aber er macht keine Anstalten, uns diesen auszuhändigen. Stattdessen verschwindet die Frau, eine etwa 75 Jahre alte Dame mit weißen, gelockten Haaren, und kehrt kurz darauf zurück. Sie hat ein paar Schachteln mit Medikamenten in der Hand und einen Zettel, auf dem alles, was unser Patient nimmt, notiert ist.

Der Arzt füllt sein Protokoll aus. Dann misst er den Druck noch einmal. «170», sagt er dann und fügt hinzu: «Jetzt warten wir noch mal ein paar Minuten, und wenn er dann noch etwas sinkt, können Sie hierbleiben.»

«Das wäre mir auch das liebste», meint der Herr, der dabei kurz auf den Zettel schielt, während der Arzt wieder in sein Protokoll vertieft ist.

«Ihre Versichertenkarte?»

Der Patient schaut fragend.

«Die Versichertenkarte hätte ich gerne», wiederholt der Arzt etwas lauter.

«Ist in meinem Geldbeutel», sagt der Mann. «Hermine, der Geldbeutel ist auf der Kommode im Schlafzimmer, bringst du ihn mir bitte?»

Die Pulsfrequenz, die bisher bei etwa 80 lag, steigt leicht an.

Kurz darauf kehrt die Frau zurück, den halb geöffneten Geldbeutel in der Hand fingert sie darin herum und sucht nach der Karte.

«Nein, Hermine, nicht dahinten», bemerkt er hastig.

«Ja», sagt sie, «ich glaube, ich hab sie gleich.»

Jetzt ist die Frequenz bei fast 100.

«Gib ihn mir, da findest du dich nicht zurecht!», er klingt ungeduldig. Auch Daniel schaut auf den Bildschirm des EKGs und grinst mich dann an.

«Ja, Moment.»

Jetzt hört man kurz den Warnton des EKGs, für einen kurzen Moment ist die Frequenz über 100 gestiegen, der Notarztsani drückt eine Taste, um das Pfeifen zum Verstummen zu bringen. Jetzt schaut auch der Arzt auf.

Die Frau reicht dem Mann die Geldbörse, kurz darauf zieht er die Karte heraus und streckt sie dem Arzt hin. Noch einmal steigt die Frequenz für einen kleinen Augenblick über 100, dann sinkt sie wieder auf etwa 85.

Der Arzt schreibt wieder. Von der Seite sieht es so aus, als ob er lächle.

Daniel flüstert mir zu: «Würde mich mal interessieren, was da in seinem Geldbeutel war, was seine Frau nicht ...»

Der Mann schaut in unsere Richtung. Ich bin mir nicht sicher, ob er etwas verstanden hat. Eigentlich redet er die ganze Zeit über etwas lauter und scheint auch schwer zu hören. Aber Daniel bricht den Satz ab.

Einige Minuten später kontrolliert der Arzt noch einmal den Druck.

«Etwas unter 150», sagt er, «wir können jetzt den Zugang entfernen und das EKG.»

Der Mann strahlt. Dann sieht er noch einmal auf den Zettel und kommentiert: «Sie haben alles richtig gemacht.»

«Wir haben ... was?», fragt der Notarzt und runzelt die Stirn.

«Sie haben alles hundertprozentig richtig gemacht!»

Er hält dem Arzt den Zettel hin. «Ich hatte vorhin meine Tochter angerufen, sie ist Fachärztin für Anästhesie, und ich hab mir genau aufgeschrieben, was Sie alles machen müssen.»

«Ach», sagt der Arzt. «Anästhesistin? Und warum ist die nicht gekommen?», fragt er.

«Das wäre wohl etwas weit. Sie ist Oberärztin an einer Klinik in Hamburg», erklärt die Frau.

«Aber alles war genau richtig. Kompliment!», wiederholt der Mann noch einmal.

Der Notarzt grinst, während er gleichzeitig den Kopf schüttelt.

Wenig später sind wir auf dem Weg zu unseren geparkten Fahrzeugen.

«Würde mich wirklich interessieren, was in dem Geldbeutel war», sagt Daniel, als wir in der Hofeinfahrt vor dem Haus stehen, und immer noch redet er sehr leise, als habe er Sorge, der ältere Herr könne uns noch hören.

Der Notarzt kommentiert es knapp, ehe er einsteigt. «Wenn sie morgen Geburtstag hat? Wer weiß. Gute Nacht, Jungs.»

Klaus und Daniel rauchen noch.

«Schon der zweite sinnlose Einsatz beim Versuch, Leben zu retten», bemerkt Klaus.

«Wieso sinnlos?», meine ich.

«Na ja. Den älteren Herrn eben hätte der Arzt genauso gut ohne uns versorgen können. Und den ersten Patienten hätte wohl am besten jemand, der ihn kennt, nach Hause gebracht.»

«Und die Kopfplatzwunde?», meine ich.

«Ich habe jetzt drei Nachtdienste hinter mir», erklärt er mir, ohne auf meine Frage einzugehen. «Und das ist der vierte Betrunkene. Es nervt. Erst vorgestern hatte ich schon das Glück, dass mir jemand das ganze Auto vollgekotzt hat. Und gestern haben wir einen aus einer Wirtschaft rausgeholt, der war vielleicht fünfzehn Jahre alt und bis zur Bewusstlosigkeit besoffen – und das Publikum rundherum war bockaggressiv. Manchmal nervt es mich so an, dass ich mir am liebsten nur deshalb was anderes suchen würde.»

«Mir haben sie bei so einem Einsatz vor drei Wochen den Geldbeutel aus der Tasche geklaut, als ich eine Betrunkene in einer Disco versorgt habe. Etwas über fünfzig Euro», bemerkt Daniel, «und anschließend konnte ich mir erst mal alle Papiere und Karten neu besorgen. Da sind dann noch mal über hundert Euro hängen geblieben.»

«Hab es gehört», sage ich, «Harry hat mir davon erzählt. Das war bei uns in Friedberg, oder?»

«Da macht Helfen richtig Freude!» Daniel nickt mir zu und zieht an seiner Zigarette.

«Vieles von dem, was du da gerade an den Wochenenden auf dem Rettungswagen mitbekommst, ist echt nervig», meint er.

«Ich bin früher auch Retter gefahren», sage ich.

«Die Leute sind viel aggressiver geworden», setzt Daniel nach.

«Anspruchsvoller. Wegen jedem Mist musst du sie in die Klinik fahren. Ständig musst du damit rechnen, dass jemand versucht, dich hinzuhängen, um auf dem Rechtsweg Geld rauszuschinden. Und wenn du deinen Job machst, rempeln sie dich noch an oder drohen dir Prügel an. Wenn du NEF fährst, hast du auch den Vorteil, dass du keine medizinische Entscheidungsverantwortung hast. Da wird dann zuerst mal der Doc belangt.»

«Tut mir leid», sage ich.

«Wieso? Kannst du ja nichts dafür. Ist eben für uns nur manchmal ...» Daniels Satz wird unterbrochen: Unsere Melder pfeifen. Während Daniel seine Zigarette auf einem Stein ausdrückt, nimmt Klaus schnell noch einen Zug und bemerkt trocken: «Keine Angst, wir kommen.»

Ich steige hinten ein, Daniel ruft mir zu: «Es geht in Richtung Heimat!»

Ich weiß nicht, ob er mein «Hm» gehört hat, oder ob er nur einfach so nachsetzt: «Eine Atemnot in Friedberg in einer Wohnung, hundert Meter von der Wache entfernt.»

Am Funk höre ich auf der Fahrt noch eine Lagemeldung eines Rettungswagens, der offenbar auf einem Volksfest in Augsburg steht: «Einmal verletzt.» Im Hintergrund hört man Personen, die diskutieren.

Dann der Funkspruch eines Rettungswagens, der eine Verlegung fährt und sich mit dem Verdacht auf eine Hirnblutung meldet, um mit der Leitstelle abzuklären, inwieweit der Patient an Bord in der Zielklinik bereits angemeldet ist.

Als wir ankommen, ist das Notarzteinsatzfahrzeug längst da. Der Koffer ist aufgeklappt, die Patientin, eine stark übergewichtige und etwas ungepflegte Frau, trägt schon eine Sauerstoffmaske. Die Sachen, die wir brauchen, um den Zugang zu legen, liegen auf dem Tisch. Ein EKG ist geschrieben. Die Frau und ihr Partner reden lautstark auf die Notärztin ein, die geduldig zuhört. Daniel deutet mit einem fragenden Blick auf die Nadel, das Desinfektionsspray und die Tupfer, die Martin, der Notarztsanitäter, schon aus dem kleinen Beutelchen ausgepackt und auf den Tisch gelegt hat, direkt neben einigen Zeitschriften, einem Stapel mit Prospekten von Supermärkten und einem großen, überquellenden Aschenbecher. Frau Dr. Neubauer winkt ab, schüttelt den Kopf.

Nur ab und zu kommt sie zu Wort. «Im EKG können wir nichts Eindeutiges feststellen, aber wir würden Sie gerne mitnehmen ...»

Die Luft in der Wohnung ist zum Schneiden dicht, es ist stark verraucht, der Geruch von Essen und Schweiß mischen sich. Im Nebenraum bellt immer wieder ein Hund. Dem sehr hellen Tonfall nach ist es ein sehr kleiner Hund, ab und zu klingt es, als springe der Hund auch gegen die Tür, die Tür klappert, die Pfoten kratzen auf dem Holz.

Der Partner der Frau hat sich vor uns aufgebaut: «Jetzt sei du mal still, Tanja, lass mich das regeln.» Gleichzeitig hört man sie aufgeregt mit schriller Stimme lamentieren.

«Auf keinen Fall gehe ich mit in dieses Krankenhaus», sagt die Frau.

«Wir können Sie auch ins Klinikum nach Augsburg bringen», entgegnet Frau Dr. Neubauer.

«Ach», lacht sie theatralisch, «da gehe ich sowieso nicht hin. Das kommt überhaupt nicht in Frage!»

«Und warum nicht?»

Daniel drückt mir ein Protokoll in die Hand. Ich suche nach einem Platz, um vielleicht schon mal Namen und Geburtsdatum einzutragen, aber in dieser Wohnung steht alles voll. Regale mit Puppen und Stofftieren, Porzellanfiguren, einige Reihen der Regale voll mit DVDs. An den Wänden sehr bunte Airbrushbilder mit Sonnenuntergängen, die auf mich eher düster wirken als beruhigend. Ein kleiner Computertisch mit Spiele-CDs, die ausgepackt herumliegen, ein Joystick, daneben eine halb geschälte Banane, die sicherlich schon einige Stunden da liegt, eine Dose mit Melkfett und noch ein randvoller Aschenbecher. Der Computer und dieser kleine Röhrenmonitor sind wohl schon etwas älter. Graue Streifen ziehen sich oberhalb der Lüftungsschlitze am Gehäuse entlang. Martin gibt mir einen kleinen Zettel mit Namen und Geburtsdatum der Patientin. Die Adresse habe ich ja von der Anfahrt her. Aber weder auf dem Wohnzimmertisch noch auf dem Computertisch ist Platz zum Schreiben.

Der Mann erklärt sehr lautstark, dass er Ärzte ohnehin für «Quacksalber» hält. Dass Frau Dr. Neubauer so ruhig bleibt, ist bemerkenswert. Obwohl ich mich von den manchmal beleidigenden Ausführungen des Mannes und der Frau nicht betroffen fühle, merke ich, wie ich langsam ärgerlich werde. Vor allem die Lautstärke der beiden in diesem kleinen Zimmer ist anstrengend. Die Frau erklärt, dass man ihr als mündigem Bürger bei ihrem letzten Klinikaufenthalt versucht habe, das Rauchen zu verbieten. Der Mann fordert uns dazu auf, ihr Tabletten zu geben, da für sie «Spritzen nicht in Frage» kommen. Es kommt einem vor, als müssten gleich die Fenster bersten, bei dieser schrillen Stimme.

Ich ziehe mich zurück in die zweite Reihe. *Oropax!!!*, denke ich im Stillen. Mein Blick fällt in den Koffer, wo der Beutel liegt, aus dem die Tupfer kommen. *Es sind immer noch genug drinnen*. Ich versuche, möglichst unbemerkt in die Hocke zu gehen.

«Es wäre besser, Sie würden zur genaueren Abklärung mit in die Klinik kommen», höre ich Frau Dr. Neubauer.

Ich versuche, mir mit zwei Fingern einen Tupfer aus der Packung zu fischen. Martin, der von mir aus hinter Frau Dr. Neubauer sitzt, reckt den Hals und schaut neugierig in meine Richtung, aber er kann nichts erkennen.

Ich richte mich wieder auf. Zwei Tupfer habe ich erwischt. Das Paar lamentiert weiter, der Mann erzählt davon, dass er mit 35 einen Betriebsunfall hatte. Wie er in einer Klinik angeblich falsch behandelt wurde, und dass man sich bis heute geweigert hat, anzuerkennen, dass er nur deshalb nicht mehr arbeiten könne, weil man dort sein Leben verpfuscht habe, während die Frau mit der schrillen Stimme fordert, dass man ihr endlich etwas zum Einnehmen geben solle und dazu bekräftigt, dass sie lieber sterben möchte, als noch einmal in eine Klinik zu gehen.

Jetzt klingt sie richtig theatralisch.

Ich reiße einen der Tupfer in zwei Teile und rolle ihn ein.

«Wenn Sie hierbleiben möchten, brauchen wir von Ihnen eine Unterschrift, dass Sie den Transport in eine Klinik zur weiteren Untersuchung abgelehnt haben», erklärt Frau Dr. Neubauer, während ich mich ein wenig zur Seite drehe, um den eingerollten Tupfer in das rechte Ohr zu schieben.

Die Patientin reagiert überhaupt nicht auf das, was die Ärztin gesagt hat, diese wiederholt es. Ich drehe mich zur anderen Seite, schiebe auch in das linke Ohr noch ein Stück Tupfer.

Jetzt ist es angenehmer.

Das Paar redet weiter auf die Ärztin ein. Aber die Lautstärke ist für mich jetzt wesentlich erträglicher, und auch diese schrillen, unglaublich anstrengenden Obertöne fehlen. Daniel muss etwas gesehen haben, er grinst in meine Richtung.

«Wir lassen uns hier zu gar nichts zwingen!», erklärt der Mann. «Und dazu noch hier in unseren eigenen vier Wänden», höre ich dumpf.

«Sie sollen nur das unterschreiben, was Sie uns gerade gesagt haben», mischt sich jetzt Klaus ein. Er hat einen sichtlich angestrengten Gesichtsausdruck.

«Das ist Erpressung», erklärt der Mann. Und meint, er würde seinen Anwalt bemühen, um klären zu lassen, ob er uns anzeigen werde.

«Jetzt passen Sie mal gut auf», setzt Klaus nach.

Oha, hoppla: Das ist trotz der Tupfer gut hörbar. Und im Raum rundherum ist es still geworden.

«Entweder gehen Sie mit. Das ist die erste Möglichkeit. Oder Sie unterschreiben, dass Sie trotz Aufklärung hierbleiben möchten. Das ist die zweite Option. Oder – wir holen jetzt die Polizei.»

«Sie können sich selbstverständlich frei entscheiden», erklärt die Ärztin, «aber wenn Sie hierbleiben, kann es sein, dass sich der Zustand verschlechtert. Im schlimmsten Fall können Sie sterben.»

Der Mann schnaubt und lacht gespielt.

«Ha, das sagen Sie einem doch alle immer!», höre ich die Stimme der Frau. Wie schön, dass es nicht mehr so schrill in meinen Ohren tönt.

«Ich muss eben eine Bestätigung haben, dass ich Sie aufgeklärt habe, dass Sie das verstanden haben und auf eigene Verantwortung hierbleiben», fährt Frau Dr. Neubauer fort.

«Ha!», sagt der Mann und verschränkt die Arme.

«Also Polizei», sagt Klaus und geht in Richtung Wohnungstür.

Als er fast draußen ist, sagt der Mann: «Geben Sie das her. Wir unterschreiben. Und dann verlassen Sie *sofort* unsere Wohnung.»

Nicht viel später laufen wir durch das Treppenhaus runter. Demonstrativ knallt die Tür hinter uns laut zu. Das höre ich trotz der Ohrenstöpsel gut. Ich schaue auf die Uhr: 2.15 Uhr.

Es muss toll sein, hier im Haus zu wohnen.

Ich habe den Koffer in der einen Hand, die Sauerstofftasche in der anderen. Das Protokoll habe ich unter den Arm geklemmt. Ich höre die anderen hinter mir reden. *Die Stöpsel mache ich unten raus,* beschließe ich.

Dann wird Daniel etwas lauter. «Sag mal, bist du taub?», höre ich seine Stimme gedämpft, aber deutlich hinter mir. Ich stelle den Koffer ab, zieh mir einen Tupfer aus dem Ohr.

«Tschuldigung», kläre ich auf, «das war mir zu laut da oben.»

Er schaut mich groß an. «Ob du schon was geschrieben hast?», möchte er wissen.

«Name, Geburtsdatum, Adresse, Krankenkasse. Und einen Vermerk, dass die Patientin verweigert hat und auf dem Notarztprotokoll unterschrieben hat», antworte ich, während ich den zweiten Tupfer aus dem Ohr ziehen will. Aber der größte Teil davon bleibt im Ohr hängen. Ich fasse noch mal nach.

«Du hast dir Watte ins Ohr gesteckt?», fragt mich Daniel.

«Einen Tupfer», sage ich. «Ich habe mir einen Tupfer auseinandergerissen und …»

Ich versuche noch einmal, den Tupfer zu erwischen, aber er ist so weit ins Ohr gerutscht, dass ich ihn nicht mehr greifen kann, obwohl ich es mehrfach versuche.

«Problem?», höre ich Daniel zwischen dem Rauschen und Knistern, das der Tupfer an meinem Trommelfell macht.

Ich nicke. Ein saublödes Gefühl, wenn man was im Ohr hat, und es nicht erwischen kann.

Martin und Klaus stehen jetzt auch da und schauen mich groß an.

«Ich geh mal hinten in den Rettungswagen.»

«Haben wir eine Pinzette?», frage ich, als ich drinnen bin.

«Pinzette?», Daniel schaut mich an.

«Meinetwegen auch was anderes, mit dem ich diesen Tupfer hier rausbekomme …»

«Beim NEF im Hausarztkoffer ist wohl 'ne Pinzette drin», meint

Daniel. «Und bei uns im Kraftfahrverbandskasten. Der ist ... äh ...»
Er verschwindet.

Wenig später kommt er mit der Pinzette aus dem Verbandskasten zurück.

«Soll ich ...?»

Ich schau mir die Pinzette an. «Die sieht aus wie aus einem Spielzeugkoffer», bemerke ich, «und mit der willst du ...?»

Ich sehe auf seine Hand. Dass er so grobe Finger hat, war mir nie aufgefallen.

Frau Dr. Neubauer kommt dazu. Sie kann sich das Grinsen nicht verkneifen. Und auf alle Fälle hat sie eine bessere Pinzette dabei.

«Ich habe einen Tupfer im Ohr.»

«Ich weiß», sagt sie, «das habe ich ...», den Rest höre ich nicht mehr, weil es wieder so laut rauscht und knistert. Ich kann es nicht fassen, dass ich den Tupfer nicht erwische, versuche es noch einmal, aber es rauscht und knistert nur wieder laut.

«Was?», frage ich dann.

«Ich habe es gehört», sagt sie etwas lauter.

«Ach ... das hatte ich nicht gehört.»

Sie kichert.

«Würdest du dann bitte mal danach schauen?»

«Krankenkassenkarte?», sagt sie.

Ich schau sie groß an. «Wegen des Tupfers?»

«War nur ein Spaß. Setz dich hin, damit du nicht so rumwackelst», ordnet sie an.

Ich setze mich auf den Sitz neben der Trage.

«Der ist aber weit drinnen», sagt sie.

«Ich hab das Gebrüll da oben in der Wohnung nicht mehr ausgehalten», versuche ich mich zu rechtfertigen.

Ich spüre eine sanfte Berührung in meiner Ohrmuschel.

Dann höre ich ihre Stimme in beiden Ohren klar und deutlich. Sie steht da und hält die Pinzette mit etwas Weißem daran vor die Beleuchtung des Rettungswagens.

«War höchste Zeit», meint sie, «das Ohr musste sowieso schon lange mal wieder geputzt werden.»

«Ähh», mir ist das peinlich, «ist der Tupfer sehr ...?»

Sie kichert wieder. «Nein, gar nicht. War schon sauber. Aber es ist kein Fehler, wenn du deine Ohren mal putzt. Dann hörst du vielleicht endlich mal zu.»

«Aber ich höre doch *immer* zu», verteidige ich mich.

«Männer hören *nie* richtig zu», bemerkt Martin. Ich sehe zur Seite, vor der offenen Tür des Rettungswagens sehe ich die grinsenden Gesichter meiner drei Kollegen.

«Gib es auf», bemerkt auch Klaus, «vermutlich hat dich deine Frau verpfiffen.»

«Steht bei Facebook!», flachst nun auch Daniel, «Georg Lehmacher hört nie richtig zu!»

Egal – macht euch nur lustig. Hauptsache, das Geschrei ist vorbei und der Tupfer wieder raus aus dem Ohr.

Wir sind nicht mehr lange auf gewesen nach diesem Einsatz. Ein paar Sätze haben wir noch gewechselt, dann haben wir uns in die Schlafräume zurückgezogen.

Es ist 4.15 Uhr, als mich Daniel weckt. Piepser habe ich keinen in dieser Nacht, weil einer der Melder zur Reparatur muss und deshalb keiner mehr übrig ist. Ich zieh mir schnell die Schuhe an und laufe den anderen hinterher. Schläfrig benommen sitze ich hinten und freue mich, dass ich hier hinten noch ein paar Minuten Zeit habe aufzuwachen, ehe wir am Einsatz ankommen. Wo es hingeht, haben mir die anderen noch gar nicht gesagt. Daniel fährt, er hat einen eckigen Fahrstil, als sei er ungehalten, jetzt ausrücken zu müssen. Ich sehe, dass wir irgendwo nach Hochzoll fahren.

Erst als wir angehalten haben und die Tür sich öffnet, erklärt Klaus:

«Nimm du den Koffer und die Absauge, den Rest trag ich. Neurologisches Geschehen.» Dann fügt er noch in einem etwas spitzen Tonfall, als ob es ihn ärgert, hinzu: «*Ohne* Notarzt.»

Als wir in die Wohnung kommen, erwartet uns ein hagerer, älterer Herr mit grauem Stoppelbart und einer Gebetsmütze auf dem Kopf. Weiter, am Ende des Flurs, steht eine Frau. Obwohl sie in der Wohnung ist, trägt sie außer dem Kopftuch auch einen grauen Sommermantel. Die Wohnung ist spartanisch eingerichtet. Es gibt kaum Schränke oder Regale.

«Was fehlt Ihnen?», fragt Daniel.

Der ältere Herr schüttelt nur den Kopf. Er leitet uns in ein Zimmer, das seitlich liegt. Dort sitzt ein jüngerer Mann auf der Bettkante, vom Gesicht sehe ich wegen der nach vorne gebeugten Haltung nicht viel, aber er trägt einen dunklen Bart, sieht südländisch aus.

«Mein Sohn», erklärt der ältere Herr.

«Ihr Sohn ist der Patient?», wiederholt Daniel bestätigend.

«Ja.»

«Und was fehlt Ihnen?», fragt Daniel, während ich den Koffer seitlich neben dem Bett abstelle. Noch bevor ich den Koffer ganz geöffnet habe, hat Klaus sich schon das Blutdruckmessgerät herausgeholt. Der jüngere Mann, der einen kurz geschnittenen Bart und ein schmales Gesicht hat, fährt sich mit den mittleren drei Fingern der Hand über den Nacken.

«Es kribbelt hier im Nacken.»

«Ist es ein Taubheitsgefühl?»

Statt auf die Frage zu antworten, wiederholt der Mann: «Hier», und zeigt noch einmal auf die gleiche Stelle.

«Und das ist jetzt plötzlich aufgetreten?», fragt Daniel.

«Ja.»

Der ältere Mann betrachtet aufmerksam alles, was wir tun.

«Bitte, strecken Sie mal Ihren Arm aus», sagt Klaus, während er die Blutdruckmanschette anlegt, «ich messe mal Ihren Blutdruck.»

«Und wann fing das Kribbeln denn bitte an?»

«Mittwoch», sagt der junge Mann, der seinen Kopf jetzt wieder etwas aufgerichtet hat und für einen kurzen Moment in meine Richtung blickt.

Einen Moment ist es still, und sogar Klaus hält beim Aufpumpen der Blutdruckmanschette für einen Moment inne.

«Wie bitte?», Daniels Gesicht zeigt Verärgerung, seine Stimme klingt schärfer, «am vergangenen Mittwoch?»

«Ja», sagt der Mann.

«Und da rufen Sie uns jetzt Sonntagnacht, morgens um vier Uhr an?»

«Ja, weil: ich kann nicht schlafen», erklärt der Mann unbeirrt.

«Ich auch nicht mehr», höre ich Klaus leise neben mir. Etwas lauter sagt er: «130 zu 90.»

«Nochmals», fragt Daniel, «Sie haben das Kribbeln seit letzten Mittwoch – und heute Nacht um vier Uhr rufen Sie uns an?»

«Nein, nein», erklärt der ältere Herr, «habe angerufen schon Viertel vor vier.»

Daniel nickt.

«Ich verstehe.»

Er holt tief Luft: «Und warum sind Sie dann nicht letzten Mittwoch zum Arzt gegangen?»

«Ich war schon beim Arzt», sagt der Mann, «aber nicht da. Davor. Der Arzt hat nichts gefunden. Deswegen bin ich nicht noch einmal hingegangen. Er hat gesagt, er kann nichts finden von der Ursache. Er ist ein respektloser Mensch. Unhöflich.»

«Und heute Nacht ist Ihnen dann eingefallen, dass Sie den Rettungsdienst alarmieren, nachdem Sie das seit Mittwoch haben?»

«Ja, weil: es ist schlimmer geworden.»

«Das Kribbeln ist schlimmer geworden?», wiederholt Daniel und möchte wissen: «Und seit wann?»

«Seit drei Uhr.»

«Aha. Vor etwa einer Stunde.»

«Nein. Drei Uhr», erklärt der Mann. «Nachmittag.»

Klaus schüttelt den Kopf.

Aber Daniel hat sich gefangen. Die betonte Freundlichkeit in seiner Stimme ist sicher gespielt, aber man merkt es ihm nicht an.

«Ah ja», sagt er, «gestern Nachmittag um drei. Verstehe. Und weshalb melden Sie sich dann jetzt?»

«Weil ich nicht schlafen kann», sagt der Mann pampig, «das habe ich aber doch schon erklärt.»

«Hatten Sie so etwas früher schon mal?», erkundige ich mich nun.

«Ja.»

«Und wann?», übernimmt jetzt wieder Daniel.

«Das ist ein halbes Jahr her.»

«Und da waren Sie beim Hausarzt?»

«Ja.»

«Und da hat er nichts gefunden?»

«Nein. Nichts gefunden.»

«Und sind Sie dann schon mal in einer Klinik untersucht worden?»

«Ja», antwortet der Mann.

«Ich leuchte Ihnen jetzt mal in die Augen», erklärt Daniel, ehe er mit der Taschenlampe die Pupillen des Mannes kontrolliert.

«Und was kam in der Klinik raus?», setzt er seine Befragung fort.

«Nichts», sagt er, «diese Leute im Krankenhaus sind ausländerfeindlich», erzählt er dann, «sie sind respektlos zu mir gewesen.»

«Also: Sie waren in der Klinik wegen dieser Sache, und es kam nichts dabei heraus?»

«Hören Sie», mischt sich jetzt der Vater des Patienten ein, «können Sie nicht meinem Sohn etwas geben, so dass er schlafen kann?»

«Nein», erkläre ich ihm.

Ich beschließe, schon mal ein Protokoll anzulegen. Ich trete einen Schritt zurück, lege meine Schreibmappe auf eine Kommode, über der ein großes Bild in einem schwarzen Rahmen mit einer Kalligrafie in arabischer Schrift hängt. Daneben ein kleiner Abreißkalender mit dem Datum und den Sonnenauf- und untergangszeiten verschiedener Orte in der Türkei. Auf der Kommode steht ein schönes Teeservice mit goldenen Ornamenten. Die Frau, sicher die Mutter des Mannes, steht neben mir.

«Können Sie mir bitte das Versicherungskärtchen geben?»

Sie schaut mich an, hebt die Hände fragend.

«Sie spricht nicht Deutsch», erklärt ihr Mann.

«Gar nicht?»

«Nein», sagt er, «sie muss nicht sprechen. Sie ist nur hier.» Er zeigt auf den Boden der Wohnung.

«Nur in der Wohnung?»

«Oder mit Familie», sagt er.

«Okay», wendet Daniel sich wieder an den Patienten, «dann nehmen wir Sie mal mit in die Klinik.»

Der Patient nickt.

«Wir bringen Sie nun in das Krankenhaus nach Friedberg», sagt Daniel.

«Nein», sagt der Patient bestimmt, «dahin nicht!»

«Warum nicht?»

«Woanders», sagt der Mann, «diese Menschen sind sehr unhöflich. Sie sind gegen Ausländer!»

Daniel holt tief Luft.

«Gut», sagt er, «dann nach Augsburg ins Zentralklinikum.»

«Nein», sagt der Mann, «dahin auch nicht.»

«Und warum nicht?»

«Sie finden nichts. Ich war doch schon dort», erzählt er uns.

«Gut», sagt Daniel, «dann eben doch nach Friedberg.»

«Nein!»

«Entweder Friedberg oder Klinikum Augsburg», erklärt Daniel,
immer noch mit einer sehr höflich klingenden Stimme.

«Nein.»

«Was sollen wir dann tun?», fragt nun Klaus gereizt.

«Das weiß ich nicht. Sind Sie die Ärzte oder ich?», antwortet der
Mann ebenso gereizt.

«Wir sind keine Ärzte», erklärt Daniel, «wir sind der Rettungsdienst.»

Sonst würden wir den Mann vermutlich auch zu Hause lassen.
Aber ihn ohne eine ärztliche Untersuchung oder Entscheidung zu
Hause zu lassen, ist ein Risiko.

Wenn ihm dann etwas passiert, das im Zusammenhang mit diesem
Kribbeln steht, müssen wir dafür haften. Und selbst, wenn ihm aus
einem ganz anderen Grund in der Nacht noch etwas passiert, wird es
vermutlich auch Konsequenzen für uns nach sich ziehen.

«Dann sind Sie eben Rettungsdienst, aber Sie müssen selbst wissen, wie Sie mich behandeln.»

«Ja, eben», erklärt Daniel, «wir nehmen Sie entweder mit in das
Krankenhaus hier oder ins Klinikum nach Augsburg.»

«Können Sie mir bitte die Krankenversicherungskarte bringen?»,
frage ich den Vater.

«Alle gegen Ausländer», murmelt der Vater des Mannes nun
neben mir, «alle gegen uns. Aber Karte haben wollen für Geld
kassieren.»

Dann redet er erst mit seinem Sohn und sagt dann etwas zu seiner
Frau, das ich nicht verstehe. Ich bin mir nicht sicher, ob es Türkisch
ist, eigentlich kenne ich ein paar Worte in dieser Sprache, aber von
dem, was er gesagt hat, verstehe ich nichts außer dem deutschen
Wort «Krankenversicherungskarte». Die Frau geht zur Garderobe
und nimmt eine der dort hängenden Jacken ab. Ich höre sie in ihrer
hohen Stimme etwas fragen, das ich ebenfalls nicht verstehe, der Patient und sein Vater antworten etwa gleichzeitig.

Der Patient sitzt jetzt still auf der Bettkante.

«Also noch mal: entweder in das Krankenhaus hier oder ins Klinikum nach Augsburg», wiederholt Daniel.

«Vielleicht in die Vincentinium», sagt der Patient.

«Das Vincentinum nimmt nachts keine Notfallpatienten auf», erklärt Daniel.

Der Mann schweigt.

Daniel steht abwartend vor ihm.

«Dann Augsburg», sagt der Mann.

Die Frau bringt die Versicherungskarte. Sie gibt sie ihrem Mann in die Hand, der sie mir reicht.

«Wie lange leben Sie schon in Deutschland?», erkundige ich mich.

«Seit mehr als fünfundzwanzig Jahren!», erklärt der Vater. «Aber meine Frau und mein Sohn erst seit 1991. Ich habe nachgeholt.»

Ich nicke.

————————

Klaus hat sich für den Transport nach vorne gesetzt. Mit einem ärgerlichen Gesichtsausdruck und der Bemerkung: «Das ist es, warum ich meinen Beruf so liebe.»

Daniel ist noch schärfer um die Kurven gefahren als schon vorher. Ich sitze dem Patienten gegenüber. Zuerst habe ich mir überlegt, ein Gespräch mit ihm anzufangen. Aber dann sitzen wir uns einfach nur wortlos gegenüber.

Dann, knapp zwanzig Minuten später, sind wir in der Aufnahme. Der Patient sitzt auf einem Stuhl im Gang.

Schon beim Aussteigen habe ich gesehen, dass trotz der fortgeschrittenen Stunde gerade noch ein einziger Stellplatz frei war, auf dem wir parken konnten. Dicht an dicht steht ein Fahrzeug neben dem anderen hier.

Die Anmeldung geht schnell. Name und Geburtsdatum reichen, den Rest kennt die EDV noch. Dann gehen wir in den Gang. Relativ bald kommt ein Pfleger, nimmt uns die Akte ab, erkundigt sich nach dem Herrn.

«Kribbeln. Im Nacken.»

Der Pfleger schaut uns an. Ohne eine Miene zu verziehen, meint er: «Und er kann nicht schlafen?»

Dann wendet er sich an den Patienten. «Das Kribbeln im Nacken ist das Einzige, oder haben Sie sonst noch Probleme?»

Der Patient schüttelt den Kopf.

«Kreislauf und so – alles okay? Oder ist Ihnen auch schwindlig?»

«Nein.» Der Patient schüttelt noch einmal den Kopf.

«Es wird eine Zeit lang dauern», sagt der Pfleger und weist mit seiner linken Hand den Gang entlang. Dort sitzen einige Menschen und andere stehen. Drei Patienten liegen in Betten auf dem Gang, einer bekommt dort schon Sauerstoff über eine Maske.

Der Patient mault etwas, das ich nicht verstehe.

«Er wurde überall schlecht behandelt», erklärt Klaus dem Pfleger, als wir gehen.

«Ja, vielen Dank!», ruft er uns höflich und zweideutig nach, bevor wir um die Ecke biegen und uns noch kurz einen Kaffee am Automaten holen.

«Da hatten wir gerade einen Landsmann von dir», giftet Klaus einen Pfleger an, der wohl ebenfalls gerade einen Kaffee trinkt und in der Fahrzeughalle steht.

«Das war kein Landsmann», sagt er, «meine Mutter ist Deutsche und mein Vater ist Libanese.»

«Jedenfalls hatte er Kribbeln im Nacken. Schon seit Tagen und hat uns alarmiert, weil er nicht schlafen konnte.»

«Hättet ihr ihn eben zu Hause gelassen», sagt er provozierend.

«Und dann? Wenn dann doch irgendetwas ist, sei es, was es wolle, dann steh ich mit einem Bein im Knast oder hab 'ne Schadenersatzforderung am Hals, die mich dann vernichtet.»

«Das sind *eure* deutschen Gesetze!», entgegnet der Pfleger mit dem südländischen Gesicht und den dunklen Locken.

«Dieses Anspruchsdenken», meckert Klaus zurück.

«Ja, und das habt ihr Deutschen nicht selbst, oder?»

Ich merke, dass Klaus am liebsten aus der Haut fahren würde, aber er beherrscht sich.

Zwei Kollegen von der Stadtwache sind dazugekommen. Eine etwas kleinere Rettungsassistentin, kurze Haare, hält einen Kaffeebecher in der Hand. Ein älterer Kollege, der raucht und seinen Becher gerade schon entsorgt.

«Die Frau lebt seit über zwanzig Jahren in Deutschland. Sie spricht kein Wort Deutsch», bemerke ich. Für einen Moment ist Ruhe.

Dann sieht mich der Pfleger an. «Habe ich gesagt, dass ich das richtig finde?»

Eine Spannung liegt in der Luft.

«Wann warst du das letzte Mal in einem Altenheim?» Er sieht wütend aus.

Ich stutze. *Was will er jetzt von mir?*

Ich denke kurz nach.

«In meinem letzten Dienst. Vor zwei Wochen», sage ich, «gleich in zwei Altenheimen.»

«Schon öfter in einem Altenheim gewesen?», hakt er nach.

Ein wirklich sehr aggressiver Unterton. Natürlich bin ich schon öfter in einem Altersheim gewesen. Was möchte er wissen?

Es ist still geworden. Es zieht auch niemand mehr an seiner Zigarette, keiner nippt mehr an seinem Kaffee.

«Schon öfter in einem Altenheim gewesen?», wiederholt er noch einmal.

«Ein paar hundert Mal schon. Oder auch ein paar tausend Mal. Warum?»

«Sind viele türkische alte Leute da, oder? Oder andere Ausländer? In den Altersheimen?»

«Nein», sage ich.

«Warum nicht?», fragt er. Er wirft seinen leeren Kaffeebecher in einen Mülleimer. «Na, warum nicht?»

Ich verstehe, was er meint.

«Ihr redet alle von Inklusion, ja, aber was lebt ihr? Die reden nicht davon, weil es bei ihnen einfach ganz normal ist.»

Aber ehe ich antworten kann, sagt er nur in einem beleidigten Ton:

«Ich habe zu tun. Es ist viel los, und ich habe seit Anfang meiner Schicht noch keine Pause gehabt», und schon ist er durch eine der Glastüren verschwunden.

Es redet immer noch niemand.

«Mit den deutschen Gesetzen hat er recht», beginnt dann Daniel.

«Alles ist geregelt und so wasserdicht, dass man meint, der Menschenverstand bleibe manchmal auf der Strecke.»

«Das Anspruchsdenken der Leute», sage ich, «man braucht immer einen Schuldigen. Einen, der die Verantwortung übernimmt. Und alles muss hundertprozentig perfekt sein. Selbst lebt man ungesund, und dann hat man den Anspruch, ein anderer müsse das reparieren. Und dann ist für wirklich kranke Menschen oft kein Geld mehr da.»

«Jeder Mist ist geregelt», ereifert sich auch Daniel, «und dann gibt es Dinge, die interessieren keinen Menschen. Unsere Bezahlung zum Beispiel. Das ist dem Gesetzgeber egal. Oder – schau dir mal an, wie unlesbar viele Ampullen bedruckt sind, die wir als Notfallmedikamente verwenden. Kaum lesbar, kleine Schrift auf einer durchsichtigen Glasampulle. Keinen Menschen interessiert das. Wenn jemand was verwechselt, haftet nicht die Herstellerfirma, sondern der Pfleger oder Arzt, dem es passiert ist. Oder einer von uns. Dabei verdienen mit diesen Medikamenten irgendwelche Konzerne Millionen.»

«Milliarden», verbessert die kleine Kollegin mit den kurzen Haaren.

«Hast du gehört, was Bertram neulich in einer Fortbildung erzählt hat? Da gibt es irgendwelche Kommissionen, die europaweit festlegen, was ein normaler Blutdruck ist – und ab wann es krank und behandlungsbedürftig ist.»

«Und?», fragt die Kollegin. «Was willst du damit sagen?»

«Sie haben die Werte um 5 mm Quecksilbersäule verschoben, hat Bertram behauptet. Und er sagte, jetzt verkauft die Pharmaindustrie für mehr als zehn Milliarden Euro mehr an Medikamenten.»

«Zehn … Millionen?», frage ich nach.

«Ich habe zehn Milliarden verstanden. Jährlich! Nur in der EU», sagt er.

«Das kommt mir sehr hoch vor. Kann man das irgendwo nachlesen?», möchte ich wissen.

«Frag ihn doch selbst», meint Klaus dann.

«Was ist eigentlich … Inklusion? Was hat er damit gemeint?», fragt er nach einer Pause.

Ich habe den Begriff auch schon ein paar Mal gehört. Aber ich bin mir nicht ganz sicher, was er im Zusammenhang bedeutet, und sage lieber nichts dazu.

Die Kollegin mit den kurzen Haaren meldet sich. «Das ist so etwas wie Integration. Nicht Ausländer, es betrifft eher Gesellschaftsschichten, die immer separiert werden. Also, dass zum Beispiel Behinderte oder ältere Menschen nicht in einem Heim leben, sondern zusammen mit anderen in ihrer normalen Umgebung, und dass sie am Alltagsleben teilnehmen.»

Klaus nickt.

Die Kollegin wechselt das Thema: «Habt ihr eigentlich diesen Katzewski nach Friedberg gebracht?»

«Oh, ja! Das haben wir», antwortet Klaus, noch bevor sie ihren Satz beendet hat. Es kommt so direkt aus ihm heraus, dass ich fast grinsen muss.

«Den haben wir später verlegt. War der bei euch noch gut drauf?»

«Ja, wieso?»

«Der hatte vermutlich 'ne Hirnblutung. Als wir losgefahren sind, ging es ihm schon so la-la, wir haben uns das NEF kommen lassen, er hat ziemlich abgebaut.»

Das war also die Verlegung, von der ich am Funk etwas mitbekommen hatte.

Wir tauschen uns noch kurz aus, dann ruft die Leitstelle die Kollegen, und auch wir machen uns auf den Heimweg.

«Na ja», versuche ich Klaus etwas Positives mit auf den Weg zu geben, «dann haben wir ja zumindest in einem Fall dazu beigetragen, jemandem das Leben zu retten.»

«Vielleicht», sagt Klaus. Aber dann setzt er noch nach: «Aber selbst das weißt du nicht. Woher willst du wissen, ob er durchkommt? Man hört ja sowieso nie mehr was von dem, was am Ende rauskommt. Und wenn, dann nur, wenn die Leute glauben, dass etwas nicht passt.»

Dann schließt er die Tür.

Ende der Diskussion.

Ich steige hinten ein. Betrachte die Reflexionen der Straßenlichter, die durch die Dachluke fallen und auf der Trage stets von hinten nach vorne laufen.

Vielleicht müsste sich wirklich etwas ändern, denke ich. Vielleicht fehlt es einfach am Verständnis zwischen den Kulturen. Zwischen all den Beteiligten im Gesundheitswesen. Den Patienten am Verständnis für den Alltag im Rettungsdienst oder Krankenhaus. Uns manchmal das Vermögen, uns in den Patienten reinzudenken oder einzufühlen. Und allen das Verständnis, dass wir zuerst für uns selbst verantwortlich sind, ehe wir jemand anderen damit beauftragen, sich um unsere Gesundheit und unser Leben zu kümmern.

Klaus, der rechts vorne sitzt, lehnt sich an die Tür. Vermutlich nutzt er die Rückfahrt in dieser anstrengenden Nacht dazu, um ein klein wenig zu dösen. Von irgendwoher ein Funkspruch. Eine Frauenstimme. Ich hab den Namen nicht präsent, aber ein sommersprossiges Gesicht und rote Haare vor Augen. «Patient Ex. Wir sind dann noch kurz vor Ort. Brauchen noch einen Doc für die Leichenschau.» Im Hintergrund des Funkspruchs klingt es nach schnell fahrenden Autos. Vielleicht Geräusche der A8? Oder eine der mehrspurig ausgebauten Bundesstraßen rund um Augsburg?

Und vielleicht, denke ich vor mich hin, fehlt es uns vor allem auch immer wieder an Dankbarkeit.

Füreinander. Und für das Glück zu leben.

Für das große Glück eines gesunden Lebens.

Dankbarkeit für die großen Aufgaben im Leben und die kleinen.

Dafür, dass wir hier an diesem Ort der Welt leben, in Verhältnissen, die vermutlich in jeder Hinsicht besser sind als die irgendwo anders auf der Welt.

Noch einmal die gleiche Stimme am Funk. Hintergrundgeräusche. Eine weibliche Stimme: Schreien. Heulen. «Dann bitte noch das Kriseninterventionsteam für die Tochter», höre ich die hastige Stimme der Kollegin noch einmal.

Dankbarkeit? – Vielleicht ist Dankbarkeit überhaupt ein Schlüssel zum Glücklichsein.

Kapitel 23
Eine Botschaft aus der Vergangenheit

November 2013

Ich trinke nur noch selten Kaffee auf der Wache. Ich bin verwöhnt von dem Cappuccino im Büro. Auf dem Tisch liegt ein Farbausdruck, den ich mir näher ansehe. Es ist ein Tablet-Computer darauf abgebildet, eine orangefarbene Ausführung eines Outdoor-Gerätes. «So in etwa werden die Geräte aussehen, die wir bekommen», erklärt mir Oliver.

Er war eigentlich nur privat vorbeigekommen, um David zu treffen und mit ihm etwas Persönliches zu besprechen. Aber David war ja noch unterwegs.

«Welche Geräte?», hake ich nach.

«Damit erfassen wir irgendwann in den nächsten Jahren dann alle Daten der Patienten», erklärt er.

«Damit ihr sie künftig nicht mehr nach Dienstende in den Computer hacken müsst.»

«Exakt», stimmt er mir zu.

«Dann steckt ihr es nur noch hier an, wenn ihr auf die Wache zurückkommt. Genial.»

Er schüttelt den Kopf. «Nein, die Ladehalterung für die Akkus ist im Auto.»

«Ich meinte anstecken, wegen der Daten.»

«Die Daten», lacht er, «werden über das Handynetz übertragen.»

Ach so.

«Unser ganzes Protokoll?»

«Ja.»

«Mit den Patientendaten?»

«Ja, klar.»

Aha.

«Das Tollste ist», fährt er fort, «das EKG und die Beatmungsplatte senden ihre Daten auch an dieses Tablet, und das wird alles mit dem Protokoll abgespeichert. Und auch die Daten von der Versichertenkarte, und da ist dann auch mehr über den Patienten mit drauf. Und», er tippt mit dem Finger auf das Blatt auf dem Tisch, «man kann damit auch Fotos machen. Vom Einsatzort. Oder falls es einsatzrelevant ist, von Verletzungen oder dem Umfeld des Patienten. Und es an die Klinik schicken. Ist dann auch mit dem Protokoll abgespeichert.»

«Fotos?»

«Ja.»

«Und das ist erlaubt?»

«Ja. Ist es.»

Ich hatte mir schon manchmal bei einer Voranmeldung in einer Klinik gewünscht, man hätte anschaulicher rüberbringen können, was das Personal in der Notaufnahme erwartet. Aber dass alle diese Daten mit dem Protokoll abgespeichert werden, ist mir unheimlich.

«Das EKG», überlege ich, «das neue EKG zeichnet unter Umständen auch den Ton aus der Umgebung mit auf, oder?»

«Eigentlich nur, wenn der Defi aktiviert ist.»

«Sicher?»

«Sicher!», erklärt er.

«Und dann. Die ganzen Daten», überlege ich und runzle die Stirn.

«Hm», lacht er, «kein Problem. Das kommt alles auf einen Server, der wirklich sicher ist.»

«Ja. Ich verstehe. Und das Handynetz auch, oder?»

Er überlegt, zupft an seinen dunklen Barthaaren.

«Die Daten sind alle verschlüsselt», sagt er, «da kann nichts passieren.»

«Ja», sage ich, «so wie das Handy von Angela Merkel?»

Er seufzt. «Es hat viele Vorteile. Und wenn das kommt, dann können wir es sowieso nicht ändern. Außerdem, wer sollte an diesen Patientendaten so ein Interesse haben?»

Er ist aufgestanden, aus der Küche gegangen, schaut auf die Uhr.

«Also, wenn die jetzt immer noch unterwegs sind, dann warte ich nicht mehr.»

Er kommt zurück, nimmt sein Smartphone.

«Welcher Doc kommt fürs NEF?», möchte er wissen.

«Frau Dr. Singer. Aber die ist auch noch nicht da.»

Der Dienst der Ärzte beginnt erst eine Stunde nach dem Fahrerwechsel auf dem Fahrzeug.

«Schönen Abend dann», verabschiede ich mich, als er geht.

«Sag David einen Gruß», ruft er noch, als er schon im Gang ist.

Es ist schon 18.45 Uhr. Dr. Max und David vom Tagdienst sind immer noch draußen. Stille auf der Wache. Auch der Rettungswagen mit den Kollegen von der Nachtschicht ist unterwegs, die beiden Kollegen vom Tagdienst sind schon nach Hause gegangen.

«Mein» NEF ist wohl schon seit dem Nachmittag nicht mehr zur Wache zurückgekommen. Wenn man nicht zufällig am Funk in der Wache eine Lagemeldung oder etwas Ähnliches mitbekommt, hat man keine Ahnung mehr, wo ein Fahrzeug ist. Ich erinnere mich: Früher, bevor es diese Statusmeldungen gab, die man am Funkhörer drückt, hat man die Stimmen und Funkrufnamen der Kollegen gehört, als die Einsatzdichte Ende der 90er stark zugenommen hatte, fast unentwegt.

«33/01 Klinikum an.»

«33/37 Krankenhaus Friedberg wieder klar.»

«33/05 mit Patient unterwegs zum Josefinum.»

Heute nur dieses fortwährende Klicken, das einen Vorgang auf dem Bildschirm des Kollegen in der Leitstelle auslöst, ansonsten Stille. Alles nur noch Daten.

Ich ziehe mir die Zeitung, die ich hinten auf der Sitzbank gefunden habe, näher, nehme mir nun doch einen Kaffee und gieße Milch nach. Dann überfliege ich auch die Todesanzeigen. Lauter ältere Menschen. Einer, der gar das Geburtsdatum 15.5.1914 hat, mit einem Wohnsitz, der wohl ein Altenheim in Augsburg ist. Fast hundert Jahre alt ist dieser Mann geworden. Mein Blick schweift über die Seite, fast hätte ich es nicht gemerkt, da ist ein Name, der mich an jemanden erinnert, an einen Studienkollegen. Roman Schneider. Aber der war ja noch nicht so alt. Ich muss lächeln, diese Namensgleichheit manchmal, in diesem Fall hat sie etwas Skurriles.

Dann beginnt die Tasse in meiner Hand zu zittern, schwappt über. Ich stelle sie ab und schiebe sie noch ein wenig zurecht, bis sie in der Mitte der Untertasse in der Vertiefung steht. Auf der Tischdecke hat sich ein See gebildet. Ich starre auf das Geburtsjahr: 1962. Dann auf das Sterbedatum: der vergangene Montag.

Regungslos sitze ich da, erinnere mich an diesen Montagmorgen: Ich hatte aus dem Fenster heraus den Rettungswagen der Wache fahren sehen, einige Minuten später das NEF. Anschließend fuhr lange Zeit ein Auto der Feuerwehr nach dem anderen die Straße hindurch. Es riss gar nicht mehr ab. Irgendwann noch ein zweiter Rettungswagen, ein paar Polizeiautos. Man sieht sie öfters bei uns vor dem Haus vorbeifahren, über diese Bundesstraße, die in Richtung der Autobahn führt. Ich hatte mein Handy geprüft, ob es nicht versehentlich noch von der Nacht her auf lautlos stand: Bei größeren Einsätzen werden wir manchmal auch in der Freizeit nachgefordert. Ich hatte am Fenster gestanden. Und dann erinnere ich mich, dass ich schon an diesem Montag ein anderes Gefühl hatte als sonst; ein merkwürdiges Unwohlsein, dass ich mich umgedreht hatte und «Hoffentlich niemand, den wir kennen …» gesagt hatte.

Ein unterschwelliges, düsteres Gefühl, eine Ahnung, dass dort draußen jemand liegen geblieben war. Einige Zeit später, fast eine Dreiviertelstunde danach, dann ein Rettungswagen, der mit Blaulicht, aber ohne Horn zurückkam. Und alle anderen Fahrzeuge, die nach und nach ohne Sondersignal an unserem Haus vorbei in die Stadt fuhren. *Wie ein Schweigemarsch mit Autos,* war es mir durch den Kopf gegangen. Renate recherchierte im Internet, kurz darauf fand sie einen Hinweis auf einen schweren Unfall auf der A8, wir standen hinter ihrem Bildschirm und schauten uns die ersten Fotos eines total zerstörten roten Autos an. Gegen Mittag stand es dann dort im Netz: Ein getöteter Mann aus einem Pkw und ein Lkw-Fahrer, der mit einem Schock in die Klinik gebracht werden musste.

Auf dem Tisch ist eine Lache aus milchig-braunem Kaffee. Gerade da öffnet sich die Tür. Ich stehe auf, schnappe mir einen dieser gelben Putzlappen in der Spüle und wische langsam über die Tischdecke.

David kommt. «Die Karre passt, nur tanken musst du irgendwann, ist noch etwas mehr als halb voll. Dr. Max ist noch oben, bis Frau Dr. Singer kommt.»

Ich nicke. «Hast du nur heute Dienst?», frage ich.

«Nein, die ganze Woche schon», sagt er.

«Montag auch?», frage ich nach. Es klingt ein wenig forscher, als ich es wollte.

Davids Blick ist erstaunt, fast ein wenig abwehrend. «Nein, also nicht wirklich die ganze Woche. Seit Dienstag.»

«Am Montag bei diesem Verkehrsunfall … warst du dort?»

«Nein. Aber muss ziemlich übel gewesen sein.»

Er schaut auf die Reste der Kaffeelache auf dem Tisch, dann auf die umgeschlagene Zeitung auf der Bank dahinter, die die Todesanzeige zeigt, dann prüfend in mein Gesicht. «Alles okay, Schorsch?»

«Ja, sicher. Alles okay.»

Er betrachtet mich, ich sehe an ihm vorbei in Richtung des Fensters. Dahinter ist es längst dunkel.

Ich hänge den Putzlappen zurück in die Spüle, drehe mich von ihm weg.

«Zitterst du?», fragt er.

Einen kurzen Moment lang begegnen sich unsere Blicke.

«Ich bin schon über fünfzig», versuche ich, einen Spaß zu machen.

«Aha.»

Dann dreht er sich zum Wohnraum der Wache, mit einem «Ach ...» schnappt er sich noch eine Motorradzeitschrift, die dort auf dem Holztisch liegt und verschwindet endlich mit einem «'nen guten Dienst noch!» hinter der zufallenden Holztür.

Ich gehe zum Dienstplan. Dr. Lengenfelder hatte am Montag Tagdienst. Und auf dem Rettungswagen fuhren Marcia und Felix. Marcia hat auch heute Nachtdienst auf dem RTW, sicher werde ich ihr noch begegnen. Werde sie fragen. Ich schicke eine SMS an Renate: «Roman Schneider ist tot.» Dann eine zweite hinterher: «Er ist bei dem Unfall auf der A8 am Montag ums Leben gekommen.»

Als ich sie gerade rausschicke, kreuzen sich die Nachrichten. «Oh, Gott, wie ist das passiert, wann ist er gestorben?», und dann kommt auch von ihr eine zweite SMS. «Schlimm!», schreibt sie nur. Und dann eine dritte: «Er hat doch immer so fröhlich gelacht.»

Ich habe Roman vor Augen. Blonde, gestylte Haare, immer ein freundliches, aufgeschlossenes Lächeln, eine sonnige Ausstrahlung, zuletzt bin ich ihm letzten Advent in einem Supermarkt in Augsburg zufällig begegnet. Ein paar freundliche Worte am Ausgang trotz der beiderseitigen Eile und das Versprechen, uns «nächstes Jahr» mal wieder zu treffen.

«Komm doch mal bei uns vorbei auf einen Kaffee oder lass uns abends wo hingehen.»

«Melde dich einfach mal im Januar.»

Ich versuche, mich zu konzentrieren. War das wirklich die letzte Begegnung?

Ich suche Dr. Lengenfelders Nummer auf der Telefonliste, wähle seine Nummer. Aber es geht niemand dran. Zweimal lasse ich es durchklingeln, dann gehe ich zu meinem Auto und beginne den Fahrzeugcheck.

Auf meinem Handy noch eine SMS von Renate: «Weißt du Näheres?»

«Nein.»

Ich klappe den Koffer auf, prüfe auf Vollständigkeit, dann der Gerätecheck, das EKG, der Absauger und die Beatmungsplatte. Genau dieses EKG hatte wohl draußen eine Nulllinie gezeigt oder nur noch einzelne, letzte Ausschläge, wie man sie sieht, wenn es zu spät ist. *Diese Beatmungsplatte war vielleicht an Roman angeschlossen!*, schießt es mir durch den Kopf. Nach und nach arbeite ich mich durch das Auto durch.

Als ich fast fertig bin, öffnet sich das Tor vor dem Stellplatz neben mir. Der Rettungswagen rollt rückwärts in die Halle. Marcia steigt aus.

«Hallo Georg!», lacht sie mir entgegen.

Ich überspringe den Gegengruß. «Du warst Montag auf der A8?», frage ich sie direkt.

«Ja», sie dreht den Kopf ein wenig schräg, schaut entgeistert. «Übel», sagt sie, «richtig übel.» Sie steckt die Stromversorgung an den RTW, dann dreht sie sich wieder mir zu. «Das Auto, dieser Pkw, war wohl in die Mittelleitplanke gerast, hatte sich gedreht und dann auf der rechten Spur quergestellt, der Sattelschlepper ist einfach drübergerollt.»

«Was habt ihr noch gemacht?»

«Nichts.» Sie bewegt ihren Unterkiefer unruhig kreisend umher. «Gar nichts mehr», sagt sie etwas leiser, «da war nichts mehr zu machen.»

Sie überlegt.

«Kanntest du ... den?»

Ich nicke.

«Oh, das tut mir leid», sagt sie dann leise.

Wir stehen uns gegenüber. Ich habe die Hände noch etwas erhoben, weiß nicht, wo ich meine Hände hintun kann, sie sind irgendwie im Weg.

«Kanntest du ihn gut?»

«Früher ja. Wir haben uns in den letzten Jahren aus den Augen verloren», erkläre ich, «leider. War ein feiner Kerl. Aber dann ... man hat man ja nie Zeit.»

Man nimmt sich keine Zeit, denke ich, aber ich spreche es nicht aus.

———————

Viel länger als eigentlich nötig checke ich das Auto, schaue mir das Verfallsdatum der Medikamente an, die eigentlich einmal in der Woche montags und nicht an einem Sonntagabend geprüft werden. Als ich endlich wieder in die Küche der Wache gehe, sind Marcia und Jens mit Essen fertig.

Ich setze mich daneben.

«Ich hab noch was im Lager zu tun», sagt Marcia und steht fast zeitgleich mit Jens auf, der meint: «Ich muss noch Protokolle erfassen.»

21.45 Uhr und immer noch kein Einsatz. Ich erinnere mich an einen Nachmittag während des Studiums, als wir gerade unsere Prüfungen am Ende des Semesters hinter uns gebracht hatten und Eis essen waren. Roman war nicht so ruhig wie sonst oft; richtig aufgedreht und mit einem schlagfertigen Witz hatte er den ganzen Tisch, an dem wir zusammensaßen, erheitert. Ich versuche, mich zu erinnern, wer damals noch alles mit dabei war. Ich erinnere mich, wie er mir eine neue Freundin vorstellte, eine ruhige Blonde mit langen Haaren und einem schmalen, bananenförmigen Mund, die immer schüchtern lächelte, mir sympathisch war, aber mit der er nach einem knappen Jahr schon nicht mehr zusammen war. Ich denke daran, wie oft wir uns versprochen hatten, uns wieder häufiger zu sehen. Und nun ...

Ich beschließe, Dr. Lengenfelder noch einmal anzurufen. Tatsächlich bekomme ich ihn an den Apparat.

«Kanntest du den Mann?», fragt er mich.

«Ja», nicke ich dazu am Telefon, obwohl er mich gar nicht sehen kann, «er war ein Studienkollege von mir. Ein Freund, auch wenn wir uns in den letzten Jahren irgendwie aus den Augen verloren haben», ergänze ich.

«Wir konnten uns nur noch um den Lkw-Fahrer kümmern. Ein älterer Herr, kurz vor der Rente, der einen Sohn hatte, der deinem Freund wohl ähnlich sah, er hatte einen Schock, war psychisch dekompensiert.»

Ich frage noch einmal nach Roman, aber er hält sich sehr bedeckt.

«Wir konnten nichts mehr tun», sagt er nur.

Natürlich, es ist mir klar, er darf auch mir nicht mehr sagen als jedem anderen Außenstehenden. Als ich noch ein letztes Mal nachfrage, ergänzt er: «Es tut mir leid, Georg, aber es war eindeutig. Er war auf der Stelle tot.»

Jetzt weiß ich im Grunde genommen nicht mehr, als im Internet und in der Zeitung stand. Trotzdem hat mir das Gespräch geholfen.

Kurz nach 23.00 Uhr. Frau Dr. Singer ist schon lange da, im Notarztzimmer, vermutlich schläft sie schon. Ich werde mich auch hinlegen und versuchen, so viel wie möglich von dem leichten Schlaf abzubekommen, den man hat, wenn man in den Klamotten da liegt und nie weiß, wie lange man Ruhe hat.

Ich habe das Licht gelöscht, von der Straße her dringt ein wenig bewegte Helligkeit in den Raum und ab und zu Rollgeräusche fahrender Autos.

«Melde dich einfach mal im Januar.» Es ist so dicht, mir so nah, als könnte ich Romans Stimme noch hören. *Dass man sich an Stimmen oder ein Lächeln so genau erinnern kann ...* Im Januar kam mir einiges dazwischen, ich wollte mich im Februar oder März melden, dann habe ich es vergessen. Und Roman hätte ja auch einmal anrufen können.

Es bohrt in mir. Das Gefühl, dass zu viel vom Leben an mir vorbeigeht. Dass man dem Unwichtigen so viel Raum gibt, das Bedeutende im Leben damit erstickt. Dass man zu viel versäumt. Und es nicht mal ändert, heute schon weiß, dass es morgen nicht besser sein wird, dass man wieder zu viel verlieren wird und zu wenig lebt.

Es ist 3.45 Uhr, als ich vom Pfeifen neben meinem Kopf geweckt werde. Ich bin schnell hellwach, springe immer über zwei Stufen die Treppe runter, bis ich fast mit dem Fuß umknicke. Aus dem rauschenden Piepser dringt krächzend die Einsatzmeldung an ein Fahrzeug, das wohl schon auf Funk ist. «Schertlinstraße, Atemnot.» Dazu der Name und die Hausnummer und der Hinweis: «Notarzteinsatz, das NEF aus Friedberg kommt zu Ihnen.»

Als wir ankommen, stehen wir vor einem großen vierstöckigen Wohnhaus. Der Rettungswagen steht schon vor der Tür. Ich habe versucht, von außen zu sichten, ob irgendwo Licht brennt, aber von der Straßenseite her ist alles dunkel. Auch die Anordnung der Schilder an den Klingeln gibt nicht wirklich Aufschluss darauf, in welchem Stockwerk die Wohnung liegen könnte, also machen wir uns zu Fuß auf den Weg nach oben. Um 4.00 Uhr kommt es mir vor, als würde ich drei Zentner wiegen, die Treppe scheint nicht zu enden. *Abwärts geht das ganze Leben lang immer viel leichter als aufwärts,* denke ich.

Schließlich entdecken wir den gesuchten Namen auf einem Klingelschild im dritten Stock. Zumindest ein Stockwerk blieb uns erspart. In der Wohnung dann eine etwa 50-jährige Frau, die vollständig bekleidet ist, in einer halb geöffneten Tür, hinter der es dunkel ist, erkenne ich einen Mann im Bademantel, weiter vorne eine Zimmertür, aus der ich die Kollegen von der Stadt höre und einen jungen Mann, der aufgeregt redet und schnell atmet. Als ich nach der Notärztin in das Zimmer trete, sehe ich, dass die Kollegen offenbar die gleiche Idee hatten wie ich: Der Patient hat eine durchsichtige Plastiktüte vor dem Mund.

«Ich hatte …», sagt der junge Mann und schnappt nach Luft.

«Ganz ruhig. Tief einatmen und langsam.»

«Ich hatte ein Kribbeln in den Fingern und Krämpfe.»

Alle Anzeichen deuten auf eine Hyperventilationstetanie hin. Eine Schreibtischlampe beleuchtet kegelförmig den Tisch im Zimmer, erhellt ein Oval mit Zetteln, Büchern, Heften und einem Becher, in dem Stifte stehen. Daneben ein nagelneu aussehender, eingeschalteter Computerbildschirm. Die Mutter erzählt, dass der junge Mann offenbar sehr oft bis in die frühen Morgenstunden am Bildschirm sitze und sie sonst nicht viel wisse, er sei in der letzten Zeit so verschlossen. Im Hintergrund immer wieder der Kollege aus Augsburg, der versucht, den jungen Mann zu ruhigerem Atmen zu bewegen, während dieser immer wieder trotz seiner Atemnot etwas erzählt von einem Mail- und Chatfreund in Lateinamerika, ohne dabei wirklich herauszulassen, was ihn so aufgeregt hat. Zwischen den Zeilen kann man heraushören, dass sich dahinter eine Art Beziehungsproblem zwischen dem jungen Patienten und seinem Mailfreund verbirgt. Ich bin ein wenig genervt, versuche, mir nicht anmerken zu lassen, dass ich den Einsatz nicht für so dramatisch halte. Und natürlich weiß ich, dass auch diese Atemnot subjektiv ein schlimmes Erlebnis ist.

Ich habe wieder dieses Bild des völlig zerstörten roten Autos vor den Augen, das Renate am Montag im Internet gefunden hatte, und bekomme es nicht aus dem Kopf. Mit irgendwelchen Beziehungsproblemen und einer psychogenen Atemnot kann ich gerade jetzt nicht sehr viel anfangen.

Während die Notärztin den Patienten untersucht, beginne ich damit, die Personalien aufzunehmen, ziehe mich mit der Mutter in die Wohnküche zurück und fülle alles, soweit möglich, aus: das Notarztprotokoll, meinen Einsatzbericht, den «Transportschein» für die Kollegen vom RTW, der ebenfalls die Personalien des Patienten und die Unterschrift des Arztes enthalten muss, weil ein Einsatz ohne eine ärztliche Anweisung oder Bestätigung der Notwendigkeit nicht abgerechnet werden kann.

Als ich der Mutter des Patienten gerade die Krankenversichertenkarte zurückgebe, durchbricht das schrille Klingeln eines Telefons die gedämpfte Geräuschkulisse der Wohnung. Die Frau nimmt das Gespräch an, aber mir ist schon klar: Um diese Uhrzeit ist das Gespräch für uns – die Leitstelle, wer sollte sonst anrufen? Ich stehe schon hinter der Frau, die mir tatsächlich den Hörer übergibt, als gerade auch mein Piepser beginnt, surrend zu vibrieren, und dann durch den Raum pfeift.

«Kann der Notarzt weg?», fragt mich die Stimme knapp am Telefon.

«Ich denke schon», sage ich leise, vergewissere mich dann aber noch einmal bei Frau Dr. Singer. «Wie sieht es aus, können wir?»

Der junge Mann sitzt schon längst wieder ruhig da, die Tüte vor seinem Mund ist weg.

«Ja», sagt sie, ein kurzer Blick auf den Transportschein, den ich ihr nebenbei in die Hand drücke und den sie an der Ecke mit einem unleserlichen, aber unverwechselbaren Autogramm versieht und zu mir sagt: «Ich schreibe noch kurz fertig, du kannst schon runtergehen.»

«Okay, ich melde mich am Funk.»

«Ein VU auf dem Land», höre ich noch die Stimme des Leitstellenmitarbeiters im Telefonhörer, dann laufe ich auch schon die Treppe hinunter zum Auto, drücke die Taste «Sprechbereit/Schreibklar.»

«33/64, VU schwer auf der B300 zwischen Dasing und Aichach,

kurz vor dem Gallenbacher Berg, eingeklemmte Person, RTW aus Aichach und Feuerwehr sind ebenfalls auf dem Weg.»

Die Uhr springt gerade auf 4.21 Uhr.

Wo bleibt Frau Dr. Singer? Ich wende das Fahrzeug schon einmal, sehe sie immer noch nicht.

Hallo, Frau Doktor ...!

«Hallo, Frau Doktor!», murre ich leise ungeduldig durch das Auto. Aber natürlich kann sie auch nur eins nach dem anderen erledigen, und wir sind sicherlich trotzdem schneller am Einsatzort als alle anderen. Die Sekunden, bis sie endlich aus dem Hauseingang kommt, kommen mir vor wie eine Ewigkeit. Dann sind wir unterwegs durch die Nacht, schweigend sitzt sie neben mir. Als wir kurz vor dem Ortsausgang Friedberg an meinem Wohnhaus vorbeifahren, spüre ich, wie ich seitlich an die Tür gedrückt werde. *Genau hier sind sie letzten Montag auch alle durchgerauscht.*

«Meinst du nicht, dass das etwas schnell ist? Wir müssen vor allem gut ankommen, Georg», sagt sie leise und in einem ruhigen Tonfall, als ob es sich um einen Meditationstext handeln würde. Sie hat recht, ich gehe vom Gas, aber als wir dann die Doppelkurve bei Oberzell passiert haben, beschleunige ich noch einmal. Ich höre sie neben mir seufzen.

Blitzend reflektiert der Wegweiser «Laimering» auf der rechten Seite der Straße unser Blaulicht. *Es kann nicht mehr weit sein,* denke ich. Da tauchen vor mir schon Blaulichter auf, es sind viele. Ich kann vier oder fünf Fahrzeuge der Feuerwehr und den Rettungswagen aus Aichach ausmachen. Und dann meterweit neben der Straße das völlig zerstörte Wrack eines Autos. Man kann nicht erkennen, was es für ein Fahrzeug war, aber es ist auch ein roter Pkw. Ich bekomme plötzlich schlecht Luft, schaue nach einem Abstellplatz möglichst nahe an der Unfallstelle und an einer Stelle, an der ich kein anderes Fahrzeug behindere.

Als ich ausgestiegen bin, sehe ich, dass die Kollegen von der Feuerwehr sich gerade zusammen mit den Aichacher Sanis dicht um einen Körper herum drängen, den sie offenbar gerade auf die Trage legen, einer von ihnen hält eine Infusion in der Hand. Es sieht aus wie ein einziger großer Körper – mit vielen Händen, Füßen und im Blaulicht reflektierenden Rückenschildern. Ich schnappe mir noch das Handfunkgerät und die schwarze Kiste mit den Opiaten, dann mache ich mich auch auf den Weg, etwa fünfzehn Meter weit durch die Wiese. Der Patient, ein junger Mann, ist bei Bewusstsein, er jammert laut, zügig bringen wir die Trage über den unwegsamen Untergrund, mehr tragend als schiebend, zum Rettungswagen und laden ihn ein. Ich steige mit zu und helfe, mit der Schere die Kleidung des Mannes zu entfernen und ihn zu untersuchen; abgesehen von einer sicherlich schmerzhaften offenen Oberarmfraktur, einigen Prellungen und einer Schnittwunde im Gesicht ist nichts zu finden.

Wenn man das Auto gesehen hat, hat man den Eindruck, er sei noch einmal sehr glimpflich davongekommen.

Ich stehe unbewegt da, starre auf die große, offene Wunde am Arm des Mannes, gleite in Gedanken ab.

Es hätte wohl wenig anders laufen müssen, um …

«Ein Dipi», ordnet Frau Dr. Singer an und reißt mich aus meinen Gedanken.

Ich schließe die schwarze Box auf, stecke eine Nadel auf die Spritze und öffne die Ampulle. Ich versuche, die Nadel in die oben offene Ampulle zu schieben, aber es geht nicht. Ich zittere. Ich versuche, mich zu beruhigen, lege den Daumen der rechten Hand mit der Spritze an die Ampulle an, um zu verhindern, dass die Nadel wieder abrutscht, gleite trotzdem ab auf das Äußere der Ampulle. «Unsteril», sage ich leise. Dann stelle ich die Ampulle kurz auf die Ablage, nehme aus dem Fach des RTW eine neue Spritze und eine neue Nadel. Zittern. Ich schaffe es nicht mal, die Nadel auf die Spritze zu bekommen. Der Kollege aus Aichach schaut mich mit einer Mischung aus Neugier und Skepsis an.

«Da!», sage ich kurzerhand und drücke ihm das Zeug in die Hand.

«Bist du nervös?», fragt er leise.

«Nein», sage ich, «nur langsam müde … und ich bin ja schon über fünfzig», wiederhole ich meinen Scherz vom Abend und quetsche ein Lächeln aus mir. Aber der Witz kommt wohl nirgends an, mein Lächeln bleibt unbeantwortet.

«Ist doch einigermaßen stabil alles», murmelt er.

Ich nicke, drehe mich um und versuche, mit dem Schreiben des Protokolls zu beginnen, aber das nimmt mir dann Frau Dr. Singer aus der Hand.

Kurz darauf ist der Patient für den Transport versorgt.

«Wir bringen ihn ins Klinikum», sagt Frau Dr. Singer dem Polizisten, der an der seitlichen Tür des Rettungswagens steht. Ich schiebe mich an ihm vorbei zu meinem Auto, schiebe die Box mit den Opiaten wieder in die Halterung, der Rettungswagen setzt sich langsam in Bewegung.

———

Es ist kurz nach 9.00 Uhr. Mein Schlafsack scheint jedes Mal noch schlechter in diesen Beutel aus dem grünen Synthetikstoff zu passen. Dann gehe ich nach unten, wo die Kollegen von der Frühschicht schon wieder von den ersten Einsätzen zurückgekehrt am Tisch sitzen. Der junge Mann bei unserem letzten Unfall hatte Glück. Viel mehr Glück als Roman.

Trotz dieser großen offenen Wunde über dem gebrochenen Arm, die nicht gut aussah.

«So was kann sich ziemlich hinziehen», hatte Frau Dr. Singer auf dem Rückweg gemeint, «aber soweit man es jetzt sieht, ist der Muskel weitgehend unverletzt und auch die Sehnen und Nerven haben möglicherweise nicht viel abbekommen.»

Auch das Bild dieser Unfallstelle und der offenen Wunde habe ich noch vor Augen.

«Möchtest du noch eine?» Reinhard, ein etwas kleinerer, rundlicher Kollege, deutet mit dem Messer auf den Topf, in dem noch eine aufgeplatzte Wurst schwimmt, «wir haben ein paar zu viel gekauft.»

Ich schüttle den Kopf. Mir ist nicht nach Fleisch, beim Anblick der aufgeplatzten Wurst wird mir übel.

Dann mache ich mich auf den Weg zu meinem Auto. Vor dem Ausgang ein Stapel mit alten Zeitungen. Ich bleibe kurz stehen, die vom vergangenen Montag ist obenauf. Aber dann setze ich meinen Weg fort, ohne die Zeitung aufzuheben. *Der Unfall war nicht das Wichtige. Das Wichtige war sein Lächeln.* Ich fahre nach Hause, rufe im Büro an.

«Ich habe Kopfweh, ich komme erst am Nachmittag. Ich habe doch keinen Termin?»

Renate schaut in meinem Terminkalender nach. «Nein, erst am Mittwoch um 10.00 Uhr eine Präsentation in München.»

Ich lege mich noch einmal hin.

Kurz nach 14.00 Uhr gehe ich dann doch rüber, schalte meinen Rechner an. 21 neue Mails. Ich scrolle durch.

Zwölf Spams vom Wochenende. Sechs weitergeleitete Nachrichten, die nichts wirklich Wichtiges enthalten. Drei Angebotsanfragen und eine verärgerte, fast wütende Mail eines Kunden mit einem zynischen Unterton, weil ein Foto im Druck nicht genug Leuchtkraft zeige. Ich schaue noch einmal meinen Mailausgang von vor einem Monat durch und finde gleich zwei Nachrichten an ihn, in denen ich darauf hinweise, dass das Bild einen Grünstich hat und kaum so farbkorrigiert werden kann, dass man es in einer schönen, leuchtenden Farbigkeit drucken könne.

Das Wichtige im Leben, das Glück, das Lächeln und die Freundlichkeit – und ein wenig Zeit füreinander, man scheint es nicht nur einmal, sondern immer wieder zu verpassen.

Dann fällt mir noch etwas anderes ein. Ich gebe im oberen Eingabefeld der Maske des Mailprogramms etwas ein: «Roman Schneider», und dann «Gesamte Mail». Ein Treffer. Es ist eine Rundmail vom 24. Dezember vor acht Jahren, die seinen Absender trägt.

Hallo, meine lieben Freunde,
ich wünsche Euch allen ein gesegnetes und frohes Weihnachtsfest, ein paar erholsame Feiertage und ein glückliches Jahr 2004, in dem wir hoffentlich mal wieder Zeit für ein paar gemeinsame Unternehmungen haben und nicht vergessen, glücklich zu sein.
Bis zum neuen Jahr… Roman

Renate steht hinter mir, sie hat ihre Hand auf meine Schulter gelegt. «Du musst den Tod vergessen. Der Tod ist nicht wichtig. Das Lächeln – das ist wichtig!», sagt sie. «Jedes Lächeln ist ein Zeichen der Liebe. An das Lächeln musst du dich erinnern.»

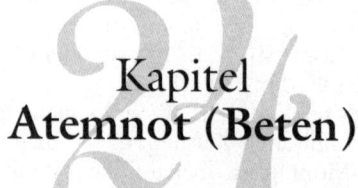

Kapitel
Atemnot (Beten)

Dezember 2011

Der zweite Advent.

«Dieses Altenheim kenne ich gar nicht», sage ich zu Frau Dr. Singer, als wir auf der Anfahrt nach Mering zu einer Atemnot sind.

«Es ist kein Altenheim», sagt sie. «Unsere Zieladresse ist ein ‹betreutes Wohnen›.»

Ab da läuft das Horn oben auf dem Dach erst einmal permanent durch. Es ist Sonntagabend, viel Verkehr auf der Bundesstraße nach Mering und längst schon dunkel. Die Fahrbahn ist nass, es ist leicht diesig, es wird nebelig. Blass tauchen aus der Ferne die Lichter der entgegenkommenden Fahrzeuge auf, die Nebelschwaden wirbeln im Lichtkegel vor ihnen herum, ehe sie beim Näherkommen heller werden.

«Jedenfalls …», bemerke ich, als ich endlich einmal das Horn für einen kleinen Moment abschalten kann, «… war ich da bisher nie.»

«Entsinnst du dich, wo wir neulich diese schreckliche Rea hatten? An diesem warmen Oktobertag vor etwa zwei Monaten? Der 35-Jährige, den wir nicht mehr …»

«Ja.»

«… wieder hergebracht haben?»

Ich habe sofort Bilder vor mir. Ein stark übergewichtiger Familienvater, der einen Herzstillstand hatte und gestorben war. Mitten zwischen seinen drei Töchtern im Alter zwischen sechs und zwölf Jahren, während seine Frau mit einer Freundin unterwegs bei einem Konzert und für uns unerreichbar war. Ein Mann, für den wir trotz aller Bemühungen nichts mehr tun konnten. Ich schüttele mich.

«Fahr diese Straße ganz bis zum Ende durch, bieg am Ende rechts ab. Da ist dieses Haus, zu dem wir müssen.»

«Da …?»

In der Gegend hatte ich Bekannte, die ich ab und zu besucht hatte. Das letzte Mal ist schon länger her, überlege ich, aber ich erinnere mich, dass in dieser Gegend mehr oder weniger unbebautes Land war und nur eine Scheune dort stand.

Über den Lautsprecher dringt eine Stimme zu uns, die wir kennen: «31/38 für Leitstelle: Wir haben den Patienten schon an Bord.»

«Das ist Marcias Stimme», sagt Frau Dr. Singer. «Wer hat mit ihr zusammen Dienst?»

«Philipp, soweit ich gesehen habe.»

«Ah, gut. Da ist der Patient ja schon mal in guten Händen.»

Dann reden wir nicht mehr, bis wir am Einsatzort sind.

Die Straße ist länger, als ich sie in Erinnerung habe. Eine ganze Reihe neuer Häuser steht dort und am Ende ein größeres Gebäude mit vielen Balkons und einem großen Treppenhaus und Eingangsbereich aus Stahl und Glas. Der Rettungswagen sieht klein aus vor der Stahlkonstruktion.

Ich halte hinter dem Wagen. Während ich rangiere, um das Auto abzustellen, sehe ich Frau Dr. Singer schon in der seitlichen Tür des Rettungswagens verschwinden. Ich schnappe mir die orangefarbene Schreibmappe und gehe hinterher.

Marcias rötliche Locken erkenne ich im Neonlicht des Patientenraums, sie sieht mich durch die Scheibe, winkt mir zu, öffnet die Tür und schaut raus.

«Mach, dass du reinkommst, draußen ist es kalt.»

Ich steige ein und lege das Schreibzeug auf die Ablage.

Der Patient macht einen sehr gepflegten Eindruck, er liegt nicht, er sitzt auf der Trage, stützt sich nach hinten ab. Der Mann trägt ein feines weißes Hemd und eine elegante dunkle Anzughose, der Kragen ist aufgeknöpft, seine Krawatte ist gelockert.

Die Notärztin prüft den Blutdruck.

Ein dezenter, frischer Duft ist in der Luft, ein Rasierwasser. Zuerst denke ich, es ist Philipp, bis ich merke, dass es aus Richtung dieses älteren Herrn kommt.

«Er hat einen ziemlich hohen Druck – 230 …», flüstert mir Marcia zu und verzieht das Gesicht leicht.

«Nehmen Sie regelmäßig etwas ein?», fragt Frau Dr. Singer.

«Ja», keucht der Mann. Er reicht ihr einen Zettel.

«Wir versuchen jetzt, das medikamentös zu behandeln», sagt Frau Dr. Singer.

Der Herr nickt.

Eine Infusionskanüle haben Marcia und Philipp schon gelegt.

«Urapidil», sagt die Ärztin.

Philipp hat die Ampulle in der Hand, er zieht das Medikament auf und beginnt, etwas davon zu injizieren.

Ich nehme die Versichertenkarte in die Hand und mache mich an das Ausfüllen der Personalien auf den Protokollen und der Transportanweisung. Zuerst kann ich kaum etwas lesen: schwarze Schrift auf dunklem Hintergrund. Vielleicht sollten die, die solche Karten entwerfen, mal einen Grundkurs in Lesbarkeit von Schrift machen. Oder einmal Dienst bei uns machen, wenn sie die Ziffern bei mangelhaften Lichtverhältnissen lesen müssen.

Dann stutze ich: «Donnerwetter ...», sage ich. «Dass Sie schon 91 sind, das hätte ich Ihnen jetzt wirklich nicht angesehen, Herr Meinrad.»

Ein Lächeln geht über das Gesicht des Patienten. «Ja. Das sagen viele. Ich hab mich gut gehalten.»

«Es kann sein, dass Ihnen jetzt schwindelig wird», sagt die Ärztin.

«Schwindelig ist mir schon», bemerkt der Herr knapp.

Im Abstand von einigen Minuten kontrolliert Marcia den Blutdruck.

Als der Inhalt der ersten Ampulle ganz verabreicht ist, teilt sie mir den Wert mit, den ich ins Protokoll eintrage: «200.»

«Noch eine ...», ordnet die Ärztin an.

«Wie geht es Ihnen?», fragt sie den Mann.

«Besser», sagt er. «Etwas besser schon.»

Er keucht nicht mehr so stark wie vorher.

Mit der zweiten Ampulle bekommen wir den Wert auf 180.

«Normal habe ich etwa 160», sagt der Herr. «Es geht mir jetzt schon wieder ganz ordentlich», fügt er hinzu.

Erst nach einer halben Stunde ist der Druck da, wo wir ihn gerne hätten. Philipp misst. «Knapp 170 zu 90 ...» Er pumpt ein weiteres Mal auf, misst nach. «Na ja: 165 zu 90.»

«Wir könnten Sie jetzt hierlassen, wenn Sie möchten», sagt die Ärztin.

Der Mann schaut sie an.

«Oder wir nehmen Sie mit ins Krankenhaus Friedberg für eine Nacht.»

«Ach ...», sagt er. «Bitte, da würde ich lieber mit ins Krankenhaus. Die Weiber hier ...», er schüttelt den Kopf. «Es ist wirklich schlimm. Ich habe hier überhaupt keine Ruhe mehr. Ich muss einfach mal raus, verstehen Sie. Stehen die beiden noch hinter der Eingangstür?»

Ich schaue raus und sehe zwei ältere Frauen hinter der Eingangstür. Es sieht aus, als ob sie sich streiten, die eine schaut zwischendrin in meine Richtung.

«Die ganze Zeit keifen sie sich an», sagt er. «Ich weiß gar nicht, was ich machen soll. Thea meint ständig, sie kann bestimmen, wann sie mit mir spazieren oder einkaufen geht und wann ich mit wem Karten spiele. Gerlinde keift laut herum und beginnt Streit mit ihr, sie meint dann immer, dass ich das selbst entscheiden müsse, aber sie möchte nur, dass ich etwas mit ihr unternehme. Und ist so schnell beleidigt.» Er schüttelt den Kopf und sieht mit einem Ausdruck des

Bedauerns in mein Gesicht. «Glauben Sie mir, junger Mann, das kann sehr anstrengend sein.»

«Junger Mann» hat schon lange niemand mehr zu mir gesagt.

«Es ist nicht leicht», fährt er fort. «Dauernd dieser Streit. Und meine Lebensgefährtin ist am Ende jedes Mal verärgert und redet kein Wort mehr mit mir.»

«Welche der beiden ist denn Ihre Lebensgefährtin?», frage ich und schaue aus dem Fenster.

«Der beiden?», fragt er. «Nein, nein», erklärt er. «Keine von den beiden, mit denen hab ich ja gar nichts am Hut. Elisabeth ist ja in der Wohnung oben. Die ist wieder mal richtig sauer auf mich. Das ist so anstrengend, verstehen Sie?»

Dann hebt er die Schultern und die Arme und schaut mit einem Ausdruck, der seine Unschuld beteuern soll, in die Runde. «Ich kann doch gar nichts dafür, verstehen Sie? Ich möchte nur mal hier raus und für eine Nacht meine Ruhe haben!»

Ich muss grinsen. Alt werden – bisher hatte ich es mir anders vorgestellt.

«Brauchen Sie denn noch etwas?»

«Oben im ersten, da ist unsere Wohnung. Ich hab dort eine kleine Tasche stehen, die mit dem Nötigsten gepackt ist. Sie ist im Schrank, aber das weiß Elisabeth schon. Wenn Sie mir die bitte holen ... Ich möchte da jetzt nicht reingehen», sagt er. «Sagen Sie Elisabeth aber bitte, dass es mir gut geht und dass ich nur zur Beobachtung mitgehe. Und dass ich sie ganz herzlich grüße und morgen zurück bin.»

«Ja, sicher ...» Ich mache mich auf den Weg, an den überraschten beiden älteren Damen im Eingangsbereich vorbei.

«Wie geht es ihm denn? Kann man schon was sagen?», ruft mir eine der beiden in einer recht flotten hellen Jacke mit einem Blumenmuster hinterher.

Aber da bin ich schon im Aufzug um die Ecke herum verschwunden und höre, wie sie weiterzanken und die andere sagt: «Das musst doch du nicht wissen. Und schon gar nicht zuerst. Immerzu mischst du dich in alles ein ...»

Dann stehe ich schon oben vor der Tür und klopfe.

«Wir nehmen Ihren Mann mit», sage ich. «Aber keine Sorge, er könnte notfalls auch hierbleiben, der Blutdruck ist jetzt einigermaßen in Ordnung und die Atemnot weg, es ist jetzt nur, damit er mal ...», ich winde mich, möchte nichts Beunruhigendes oder Falsches sagen. «Er soll einfach mal richtig zur Ruhe kommen, und dabei werden die Werte überwacht. Und ich soll Sie schön grüßen», ergänze ich.

«Ja, ja.» Die Lebensgefährtin von Herrn Meinrad ist nicht gut zu Fuß, ihr Zustand ist viel schlechter als der ihres Mannes, man merkt ihr das Alter schon an. Sie wirkt genervt, aber sie ist höflich. Sie reicht mir die Tasche.

«Ich kann nicht mehr so gut laufen. Und ich möchte nicht alleine nach unten gehen. Zwischen *denen*», sie rümpft die Nase, «durchlaufen. Wenn es wirklich nicht weiter schlimm mit ihm ist, bleibe ich hier. Sagen Sie ihm bitte, dass ich ihm eine gute Nacht wünsche, und morgen sehe ich ihn ja wieder.»

Als ich unten an den beiden Damen vorbeigehen will, stellt sich mir die eine in den Weg. «Sie müssen mir jetzt schon sagen, wie es ihm geht», fordert sie und schaut auf die Tasche. «Sie nehmen ihn wohl mit? Wohin kommt er?»

«Thea! Du bist unmöglich. Lass den Herrn jetzt gehen! Du bist wieder mal völlig übergriffig. Du bist so eine Unperson. Jeder hier ist froh, wenn er nur mal seine Ruhe vor dir hat», keift nun die andere, die einen Lodenmantel umgehängt hat.

«Ich darf Ihnen leider überhaupt gar nichts über den Patienten sagen», erkläre ich. «Weder über seine Krankheit noch über den Verlauf oder wo wir ihn hinbringen», setze ich bestimmt nach. Jetzt schaut mich auch die in dem Lodenmantel entgeistert an.

«Ach … gar nichts?»

———

Etwa vier Stunden später: Es ist 1.15 Uhr. Und es ist das erste Mal seit Dienstbeginn, dass ich die Kollegen treffe, die in Friedberg Nachtdienst auf dem Rettungswagen haben. Ich sehe Martin, der mir zuwinkt, und erkenne Raimund, der von mir abgewandt dasitzt, an seinem blonden Haar. Sie sitzen im Büro und geben Protokolle in die EDV ein, ich grüße und gehe in die Küche.

Endlich komme ich dazu, mir meine Suppe warm zu machen. Während der Topf auf dem Herd steht, setze ich mich. Mein Blick wandert über die Fotos, die an der Wand mir gegenüber hängen. Die Bilder von sieben Kollegen, die hier hauptamtlich gearbeitet haben und längst alle schon im Ruhestand sind. Daneben das Sterbebildchen eines ehemaligen Zivildienstleistenden, ein sonniges, lachendes Gesicht. Ein Kollege, der ungefähr zwanzig Jahre jünger war als ich. Nach seinem Zivildienst starb er bei einem Verkehrsunfall noch am Einsatzort, obwohl ihn die Kollegen, die bei ihm waren, lebend angetroffen hatten und sich mit ihm unterhalten konnten. Ich seufze, schaue auf den Tisch vor mir. Ich bin froh, dass ich nicht dabei war: Solche Bilder vergisst man nie mehr.

Martin kommt dazu, stellt etwas in die Mikrowelle, setzt sich zu mir an den Tisch.

«Wir hatten eine Psychose, einen schlechten Allgemeinzustand im Altersheim. Einen Treppensturz … oh, der war übel. Und eine Nierenkolik. Und, was hattet ihr so?»

«Atemnot», antworte ich.

«Eine Atemnot? Und da seid ihr so lange unterwegs gewesen?»

«Nein. Zuerst eine Atemnot in Mering. Das war eine Hypertensive Krise: ein älterer Herr, der vor den Damen im Haus auf der Flucht war», Martin sieht mich mit schräg gehaltenem Kopf und gerunzelter Stirn an.

«Atemnot zwei war ein Asthma in Friedberg. Atemnot drei war eine Angina Pectoris – in Hochzoll Süd. Den haben wir ins Klinikum gefahren. Und in Hochzoll Nord hatten wir jetzt zum Schluss Atemnot vier: einen psychischen Erregungszustand mit Hyperventilationstetanie, den haben wir zu Hause gelassen ... Das war ein Vierzehnjähriger, seine Großmutter, bei der er lebt, glaubte, er ist ein Computerfreak, weil er Tag und Nacht am Bildschirm sitzt, aber das eigentliche Problem war, dass er einen 22-jährigen Freund irgendwo in Brasilien hat, der mit ihm Schluss machen wollte ...»

«Schluss machen?»

«Ja.»

«Wie alt, hast du gesagt, ist der?»

«Vierzehn. Sag ich doch.»

Martin schüttelt den Kopf.

Ein Pfeifgeräusch geht durch den Raum. Wir schauen beide runter auf unseren Gürtel, wo die Melder stecken.

«Es ist deiner», grinst er schnippisch und blickt dabei in Richtung auf den Topf mit meiner Suppe.

Dann ein Pfeifgeräusch, das aus Richtung seines Piepsers kommt.

«Und das jetzt deiner», sage ich.

Und noch ein Pfeifton: Das ist der von der Mikrowelle.

«Hast du gut getimt», bemerke ich, während wir unsere Jacken schnappen und zu den Fahrzeugen laufen.

«Wäwäwähhh», und eine Grimasse sind seine Antwort.

Als Frau Dr. Singer einen Moment später neben mir einsteigt, erkundigt sie sich mit einem knappen «Und?» nach unserem nächsten Einsatz.

Ich zeige auf das Display.

«Wir haben ...», ich lege eine theatralische Pause ein, um mit erhobener Stimme fortzufahren, «eine Atemnot. – Heute ist Atemnottag.»

Das Tor öffnet sich, davor ist es jetzt richtig nebelig. «Dem Namen nach wohl türkisch oder so ... In der Wolframstraße», erkläre ich ihr.

Der Rettungswagen ist schon vor uns auf die Straße gebogen, er fährt etwa zweihundert Meter vor uns in Richtung Stadtmitte und verschwindet im Dunkel vor uns. Obwohl er nur einige hundert Meter vor uns ist, sehe ich nur noch verschwommenes Blau im Nebel blinken, dann nichts mehr. Und unser eigenes blaues Licht, das vor unserer Windschutzscheibe in der Luft stark reflektiert wird.

Hoffentlich wird *diese* Suppe nicht dichter. Im Nebel sieht man zu viel vom eigenen Licht und das Überholen ist gefährlich. Ich erinnere mich an frühere Fahrten, bei denen ich auf das Überholen verzichtet hatte und am Ende sogar das Blaulicht ausschalten musste, weil mich die Reflexionen so geblendet hatten.

Als wir nach einem Kilometer über Land nach Augsburg hineinkommen, lichtet sich der Nebel und ich kann den Rettungswagen vor mir wieder deutlich erkennen. In der Stadt ist es meistens besser, vermutlich, weil es wärmer ist.

Wir werden uns jetzt einfach hintendran hängen, was doppelt angenehm ist: Keine Hausnummer suchen. Und die Koffer nicht schleppen, zumindest nicht alleine.

«31/37 und 31/64, zur Info: Dialysepatient.» Das ist die Stimme der Leitstelle.

«Oh», sagt Frau Dr. Singer knapp.

Sicher ein älterer Patient, schießt es mir durch den Kopf. *Fahren die vorne jetzt nicht deutlich schneller?*

Dann wird mir klar: Die Atemnot hängt vermutlich mit der Niere zusammen. Ein Nierenversagen im Rettungsdienst …? Ich überlege. In dieser Form hatte ich es wohl noch nicht. Ein Blick auf den Tacho: beinahe 80, ich beschleunige jetzt ebenfalls. Aber obwohl ich eigentlich das schnellere Auto habe und jetzt ordentlich «dazutue», hängen mich die Kollegen ab. Als ich einmal die Grünphase einer Ampel nicht mehr schaffe, sehe ich sie vor mir verschwinden, schwankend und schaukelnd schießen sie um eine Kurve.

Beim Ankommen sehe ich Raimund an der Haustür stehen, er arretiert den Türstopper, bevor ich seine Beine über die steinernen Treppenstufen im Haus verschwinden sehe. Die Wohnung ist im dritten Stock, keuchend laufe ich, so schnell es geht, hinter der Notärztin die Treppe hoch. Für einen Moment geht das Licht im Treppenhaus aus, ich taste den Lichtschalter, oben war wohl jemand schneller, ehe ich den Knopf mit der Hand erreiche, ist es wieder an. Knarrende Treppenstufen, Kartoffelgeruch im Aufgang, Matten mit Schuhen vor den Wohnungstüren, einmal übersehe ich ein paar Schuhe und stolpere und kann mich gerade noch fangen.

Noch bevor ich im dritten Stock ankomme, ist das Licht erneut aus; ohne es noch einmal einzuschalten, betrete ich den Flur, aus dem mir das Licht entgegenstrahlt. Schon der erste Eindruck ist der einer ordentlich aufgeräumten, minimalistisch eingerichteten Wohnung. So leer, wie alles ist, wirken die Räume groß; als ich in den Wohnraum komme, steht dort nur der Fernseher, eine Couchgarnitur und etwas weiter ein Esstisch mit Stühlen. Die Möbel und sogar die Bilder sind in Schwarzweiß gehalten. Martin und Raimund und eine Frau in einer roten Lederjacke mit einem Kind auf dem Arm stehen von mir aus gesehen vor dem Patienten, von dem ich zuerst nur die Arme sehe, mit denen er sich an einem Stuhl abstützt. Dann trete ich näher: Es ist gar kein älterer Patient, sondern eine junge Frau. Sie dürfte Mitte zwanzig sein und hat feine und sehr wohlproportionierte Gesichtszüge. Ihre Atmung ist leicht schneller und gut hörbar, die Augen sind weit aufgerissen, beim Einatmen streckt sie den Kopf mit jedem Atemzug nach vorne, sie hat einen beinahe flehenden Ausdruck.

Die Frau mit dem Kind auf dem Arm redet bereits mit Raimund und Martin. Martin deutet auf Frau Dr. Singer: «Das ist die Notärztin, bitte erzählen Sie es *ihr!*»

«Das ist meine Schwägerin», erklärt die Frau mit der roten Lederjacke, die etwa zehn Jahre älter sein dürfte als die Patientin. «Ihr Mann ist in der Arbeit, er hat Nachtschicht, ich wohne schräg gegenüber. Sie hat mich geweckt, weil sie auf einmal schlecht Luft bekam.»

Die Patientin nickt, die Frau mit der Lederjacke fährt in bestem Deutsch fort: «Sie ist Dialysepatientin. Sie hatte vor zwei Jahren eine Komplikation in der Schwangerschaft, ein HELLP-Syndrom. Vermutlich haben die in der Klinik damals etwas übersehen, jedenfalls hat sie seither Probleme mit den Nieren, und jetzt muss sie zweimal in der Woche an diese Maschinen. Morgen ist sowieso Termin. Wir dachten, wir rufen morgen an, damit sie früher kommen kann und dass man ihr jetzt etwas spritzt oder gibt, damit sie besser Luft bekommt.»

Raimund hat der Patientin eine Sauerstoffmaske aufgesetzt. «Vier Liter?», fragt er.

«Sechs. Und Zugang legen …!», sagt Frau Dr. Singer, Raimund ist schon dabei, während Frau Dr. Singer die bläulich verfärbte Hand der Patientin betrachtet. «Sie müssen in die Klinik.»

«Das wollen wir nicht», sagt die Frau, die das Kind auf dem Arm ab und zu wiegt, «sie hat drei kleine Kinder hier. Und in eine Klinik will sie sowieso nicht mehr. Da hat doch alles angefangen …»

Frau Dr. Singer unterbricht sie. Ihr Tonfall hat sich verändert. Er ist leiser geworden und sehr eindringlich.

«Wir nehmen Ihre Schwägerin mit!» Es klingt nicht verhandelbar. In Staccato setzt sie hinzu: «Und – zwar – jetzt – sofort!!!»

Das war eindeutig. Für einen kleinen Moment steht die Frau in der Lederjacke und mit dem Kind auf dem Arm mit geöffnetem Mund da, um etwas zu erwidern, dann tritt sie einen Schritt zurück. «Wenn es keine andere Möglichkeit gibt.»

In einer Gesprächspause höre ich genauer hin. Bilde ich es mir nur ein? Ich bin mir nicht sicher, ob die Atemnot der Patientin in den wenigen Minuten, in denen wir hier sind, trotz der Sauerstoffgabe zugenommen hat.

«Wie geht es Ihnen jetzt mit dem Sauerstoff …?», fragt Martin die Frau.

Sie zuckt mit den Schultern. «Ich weiß nicht.»

«Nicht besser?»

Sie schüttelt den Kopf.

«Es gibt jetzt einen kleinen Piks am Handrücken ...», höre ich Raimund.

«Haben Sie eine Versichertenkarte?», frage ich die Schwägerin und lege meine Schreibmappe ab, um das Nötigste zu notieren.

«Komm ...», sagt Frau Dr. Singer «das können wir später machen, wir müssen schauen, dass wir sofort loskommen.»

«Richte unten alles her, bring den Tragstuhl mit hoch», sagt Martin, während er die Infusionskanüle, die er gelegt hat, mit ein paar Klebestreifen fixiert.

Die Schwägerin telefoniert inzwischen, offenbar gibt sie dem Mann Bescheid und anderen Verwandten. «Nein, du musst kommen, jetzt, sofort ...», höre ich.

«Schnell ...», ruft mir Frau Dr. Singer hinterher, während ich schon aus der Wohnung laufe.

Als ich wenige Minuten später mit dem Tragstuhl in der Hand zurück nach oben komme, ist es schon vor der Wohnung hörbar, dass die Atemnot deutlich zugenommen hat. Martin und Raimund bitten die Frau, sich zu setzen. Es ist schwierig, mit der Atemnot ist es ein Problem, sie dazu zu bewegen, sich hinzulegen, sie hat offenbar das Gefühl, im Stehen mehr Luft zu bekommen.

«Können wir vielleicht noch mehr Sauerstoff geben ...?», frage ich, dann sehe ich, dass die Flasche schon auf zwölf Liter aufgedreht ist.

Frau Dr. Singer nimmt die Sauerstoffflasche in die linke Hand, ihr Blick fällt auf das Manometer. «Das müsste bis unten reichen ...»

Ich schnappe das EKG, und wir setzen uns in Bewegung.

«Ihre Sachen ...?», sagt die Schwägerin und zeigt auf den Notfallkoffer und das Absauggerät.

«Hole ich später, wenn die Kollegen unterwegs in die Klinik sind ...»

Das Treppenhaus ist viel zu eng. Obwohl die Frau leicht ist und wir nur den Sitzstuhl und nicht die Trage haben, kommen wir nicht um die Kehren herum. Die Patientin ist nicht mehr richtig ansprechbar, ihr Kopf hängt seitlich herunter und bewegt sich nur noch leicht mit ihren Atemzügen mit, der Zustand verschlechtert sich rasend schnell. Und schon wieder geht die viel zu kurz geschaltete Zeitschaltuhr des Treppenlichts aus.

«Ich bring den Elektriker um ...», flucht Raimund mitten in der Nacht laut durch das Haus, als wir an einer Kehre hängen und das Licht ausgeht, «... und den Scheißarchitekten!», er explodiert förmlich, auf seiner Stirn unter den blonden Haaren steht der Schweiß. Der Transport durch das Treppenhaus wird eine kleine Odyssee, das Haus hat gefühlte dreißig Stockwerke.

«Unten Intubieren ...?», fragt Martin leise in Richtung von Frau Dr. Singer.

«Sofort losfahren», sagt sie.

Unten legen wir die Patientin auf die Trage und versuchen, die junge Frau zu beruhigen. Das Oberteil ist ganz nach oben gestellt, um sie beim Atmen zu unterstützen. In der Seitentür des Rettungswagens steht plötzlich eine Frau hinter mir, die ich nicht kenne, die aber offenbar zur Familie gehört, und gibt mir das Absauggerät in die Hand. Der Koffer ist oben stehen geblieben, der Tragstuhl steht noch auf dem Gehsteig, ich springe raus, Raimund nach mir, klappt das Ding zusammen, ohne die Gurte, die seitlich runterhängen, vorher zu ordnen, und packt es schnell in das Seitenfach, um zügig nach vorne ins Führerhaus zu gehen.

Ich renne die Treppe nach oben, rufe die Notaufnahme in der Klinik an.

«Wir bringen gleich eine Patientin», keuche ich. «Frau Dr. Singer, Notarzt Friedberg, eintreffen circa zehn Minuten, jetzt geb ich dir die Angehörige für die Personalien, bitte bereitet die Akte vor.»

Personalien sind in der Klinik nicht unwichtig und besser schon vorhanden, bevor der Patient eintrifft. Ohne Akte und Aufkleber können nicht einmal die Ampullen für das Labor korrekt beschriftet werden, fehlende Personalien können eine Bremse in der Klinik sein. Dann übergebe ich den Hörer an die Schwägerin für die weiteren Personalien, laufe die Treppe hinunter, um den Kollegen den Koffer in den Rettungswagen nachzureichen, aber schon als ich auf dem Weg nach unten bin, wird mir klar: Die sind sicher längst weg.

Straßenlaternen, die ihr diffuses Licht verteilen, ein Blatt Papier, das am Boden liegt, da, wo die Seitentür des Rettungswagens gerade noch stand. Ich hebe es auf, aber es ist nichts von uns, eine Werbung, die auf dem Boden liegt. Weit entfernt in der Nacht höre ich Martinshörner aus der Dunkelheit, die ohne eine Pause durch den Nebel hallen und in der Ferne leiser werden. Raimund, der sich die Straße frei macht. Ich habe den Text aus der Blaulichtunterweisung im Ohr. *Wenn höchste Eile geboten ist, um Menschenleben zu retten ...* und das Gesicht einer jungen, sehr schönen Frau vor Augen. Und einen Kloß im Hals.

Ich nehme den Koffer der Kollegen mit in das NEF, als ich einsteige, höre ich am Funk die Leitstelle. «31/37, verstanden, Patient weiblich, 24 Jahre alt, Voranmeldung Schockraum, akutes Nierenversagen.»

Gerade war hier an diesem Ort alles voller Betriebsamkeit, jetzt ist die Straße leer, als sei nichts geschehen. Ich setze mich in den Wagen und atme erst einmal durch.

Als ich den anderen in die Klinik nachfahren möchte, wird es noch einmal laut: Hinter mir rast ein dunkler Kombi mit aufheulendem Motor aus einer Parklücke, ein knirschendes Geräusch durchdrehender Reifen auf dem feuchten Asphalt, der Wagen schießt aus der Parklücke und schlingert über die Gegenfahrbahn davon, ehe er weiter vorn eine Kurve nimmt und ich die roten Rücklichter hinter Häuserfassaden an der Kreuzung verschwinden sehe.

Den dunklen Kombi sehe ich bald wieder. Er steht mit einem Reifen auf dem Gehsteig schräg vor der Notaufnahme, dort wo ein Schild steht, das diese Parkplätze für den Rettungsdienst reserviert.

«Wie geht es meiner Frau? Was ist los mit ihr? Wo ist sie?»

Ich bin nicht einmal ganz durch die Schiebetüren hindurchgelaufen, als mich ein Mann anspricht – ein südländischer Typ. Im Augenwinkel sehe ich, wie mir eine Frau aus dem Gang der Klinik entgegenkommt, die rote Lederjacke erkenne ich schon, bevor ich sie ansehe. Die Schwägerin der Patientin bleibt hinter dem Mann stehen: Sein Tonfall ist erregt, die Situation ist unangenehm. Ich deute nach innen, in Richtung der Schalter vor der eigentlichen Notaufnahme. Während wir laufen, erkläre ich ihm, dass es zwingend nötig war, seine Frau in die Klinik mitzunehmen. Er möchte mehr wissen, aber ich kann und möchte ihm keine Auskunft geben, die am Ende nicht stimmt.

«Ihre Frau wird drinnen versorgt, aber ich habe sie seit dem Beginn des Transports nicht mehr gesehen. Ich muss mich erst selbst erkundigen. Sobald es möglich ist, werde ich die Notärztin bitten, mit Ihnen zu reden.»

«Ich will dahin, verstehen Sie!? Das ist meine Frau!! Ich will sie sehen und mit ihr sprechen!!!» Dieser gereizte Tonfall ... Der Mann ist völlig außer sich, wenn es ihm etwas nutzen würde, wäre er vermutlich jederzeit bereit, mir ins Gesicht zu schlagen.

Wir stehen jetzt vor der Tür, die den öffentlichen Teil vom Rest der Klinik trennt.

«Es tut mir wirklich leid!», ich versuche, mit ruhiger Stimme zu antworten. «Es geht nicht, es liegt nicht an mir. Sie ist im Schockraum, da dürfen Sie nicht rein.»

«Du verstehst mich nicht ...», sein Ton ist noch bedrohlicher geworden.

Ich bleibe stehen.

«Ich will mit ihr reden!»

«Hören Sie», sage ich. «Das ist deshalb so, weil es Ihrer Frau nicht besonders gut geht und weil sie sofort die bestmögliche Hilfe braucht. Und Sie können ihr nicht helfen. Es ist ein medizinisches Problem, und die dort drinnen müssen jetzt konzentriert ihre Arbeit tun. Da drinnen sitzt jeder Handgriff, aber es ist wichtig, dass Ihre Frau bestmöglich und ungestört behandelt werden kann. Sie müssen jetzt vertrauen. Es ist für Ihre Frau sehr wichtig.»

«Ist ein Arzt bei ihr?», fragt er leiser, er hat Tränen in den Augen, er schnappt nach Luft, wischt sich über die Augen und beginnt, leise zu schluchzen.

«Es sind mehrere Ärzte bei ihr», sage ich. «Sie kann keine bessere Hilfe bekommen.»

Er dreht sich weg, stützt sein Gesicht in die Hände und weint.

«Wie soll ich das meinen Kindern erklären», sagt er. «Wenn ihr etwas geschieht, dann ...», er macht eine kleine Pause, eher er nachfragt: «Wie schlimm ist es? Wird sie durchkommen?»

Ich hole Luft. «Deswegen haben wir sie reingebracht, so schnell es ging. Und deshalb kämpfen die da drinnen jetzt und brauchen Ruhe. Ich schaue, dass ein Arzt mit Ihnen spricht, sobald es möglich ist», sage ich. «Aber es kann dauern. Zuerst muss Ihre Frau versorgt sein.»

Ich winke der Dame von der Verwaltungsaufnahme zu. Die Tür öffnet sich. Er bleibt weinend an die Wand gelehnt stehen, seine Schwester hat ihre Hand auf seine Schulter gelegt.

———

Als ich im Schockraum bin, wird die Frau bereits intubiert und Sekunden später beatmet.

Ich winke Frau Dr. Singer, um zu zeigen, dass ich da bin. Etwas später, als wir beide den Schockraum verlassen, sage ich ihr, dass die Angehörigen auf uns warten, dass sie sehr erregt sind und auf eine Auskunft hoffen.

Sie bleibt im Gang vor der Tür stehen, hinter der die Angehörigen sind, offenbar, um sich zu sammeln. «Es sieht nicht gut aus», sagt sie schließlich.

«Was heißt ‹nicht gut› genau?», möchte ich wissen.

«Ich fürchte, sie wird die Nacht nicht überstehen», sagt sie jetzt sehr leise. «Und auch die Kollegen drinnen ... sehen das auch so.»

Ich schaue auf den grau strukturierten Boden.

Drei Kinder. 24 Jahre alt. Das blühende Leben. Wir haben getan, was wir tun konnten. Es war nicht genug.

«Irgendetwas muss man doch tun können», sage ich. Dieser Satz ist gleichermaßen dumm wie hilflos. Aber etwas anderes fällt mir nicht ein. Mitzuerleben, wie jemand, der so jung ist, sterben muss, ohne einen Unfall oder etwas in dieser Art, und ohne etwas dagegen tun zu können, macht mich fassungslos.

«Und jetzt?», wir gehen langsam weiter. «Was sagst du denen jetzt?»

«Die Wahrheit», sagt sie. «So schonend, wie es möglich ist. Noch lebt sie ja. Aber eben die Wahrheit.»

Noch lebt sie ja.

Ist das ein Rest Hoffnung?

———

Es ist kurz vor 2.00 Uhr. Eine ganze Weile lang ist es still im Wagen. Ich bin mir nicht sicher, ob Frau Dr. Singer schläft. Einmal, als wir an einer Ampel stehen, schaue ich zur Seite und sehe in ihr Gesicht. Dann wird das rote Leuchten im Dunst gelb und grün, und wir fahren weiter.

Das Gespräch mit den Angehörigen war anstrengend. Frau Dr. Singer hatte mit ihnen geredet. Sie waren vorwurfsvoll und aggressiv gewesen. Der Mann hatte sich beklagt, dass er nicht mit seiner Frau reden oder sich von ihr verabschieden konnte, ehe sie ins künstliche Koma versetzt wurde. Ich hatte dabeigestanden, für alle Fälle, aber über eine Wortwahl hinaus, die mehrfach an Beleidigungen grenzte, war die Situation nicht eskaliert.

Am Ende hatten die beiden uns die Hand gereicht. Der Mann war uns nachgeeilt und hatte uns mit Tränen in den Augen ein «Danke» nachgerufen.

Vielleicht lag das an Frau Dr. Singers ruhiger Art, die Dinge zu erklären. Vielleicht daran, dass die beiden uns angemerkt hatten, dass sie nur ehrlich erzählt hatte, was Realität war. Vielleicht, weil sie auch gemerkt hatten, dass dieser Einsatz auch an uns nicht spurlos vorbeigegangen war.

Ich drehe das Radio etwas lauter. Bach – Kantatenwerke.

«Und wenn sie es doch schaffen würde, die Nacht zu überleben, würde sie vermutlich in den nächsten Tagen sterben. Oder schwer beeinträchtigt. Bestenfalls an den Rollstuhl gefesselt sein, unfähig, selbständig zu leben.»

Ich habe das Gesicht dieser schönen jungen Frau vor Augen.

Frau Dr. Singer murmelt etwas.

Ich traue mich zuerst nicht nachzufragen, was sie gesagt hat, aber schließlich möchte ich es doch wissen. «Was hast du gesagt?»

«Mitten im Leben sind vom Tod wir umgeben.»

Dann schweigen wir.

———————

Kein weiterer Einsatz. Die Nacht bleibt ruhig. Ich wache in meinem Schlafraum auf der Wache auf, es ist 9.00 Uhr. Frau Dr. Singer ist längst weg. Ich gehe runter, trinke einen Kaffee. Raimund schläft noch, Martin ist ebenfalls schon weg, sagt mir Marcia, die sich etwas mehr Zeit gelassen hat und Kaffee trinkt. Dann erklärt sie mir, dass sie oben in der Geschäftsstelle im Haus etwas zu besprechen hat und geht. Ich sitze alleine da, ein Blick auf mein Smartphone, Mails checken.

Richtig wach und «da» bin ich noch nicht.

Ich tippe eine SMS an Frau Dr. Singer. «Ich habe für die Frau gebetet», schreibe ich ihr.

Es kommt keine Antwort.

Ich mache mich auf den Weg nach Hause. Vielleicht war das mit der SMS peinlich?

Ich sitze im Büro. Keine Antwort. Ja, ich hätte mir diese SMS sparen können. Ich beginne zu arbeiten, gleich zu Beginn des Tages einige ärgerliche Anrufe.

Erst gegen Mittag erkundigt sich Renate, wie der Dienst war. «Du bist so still», sagt sie.

«Ich bin müde», sage ich.

«Wie meinst du das?»

«Ich fühle mich sehr müde», sage ich.

Dann fällt mir noch einmal die SMS ein. Ich schaue auf mein Handy. Keine Antwort. Ja, ganz sicher war *das* peinlich.

Der Tag zieht sich, abends gehe ich länger mit dem Hund spazieren. Erst um 22.30 Uhr komme ich ins Bett, stecke mein Smartphone an. Es ist doch eine Antwort da.

Nur zwei Worte. «Ich auch», steht dort.

———————

Den letzten Dienst in diesem Jahr für mich, am vierten Advent, habe ich abgegeben. Ich hatte eine Erkältung.

«Ich hab dieses Jahr gar nichts für dich», hatte Renate mir gesagt. «Ich habe was bestellt, aber es ist nicht gekommen. Ich bin mir nicht sicher, ob es vor Weihnachten da ist …», meint sie enttäuscht.

«Ich brauch keine Geschenke», versuche ich, sie zu beruhigen. «Wirklich nicht! Ich bin froh, wenn Weihnachten ist und wenn wir alle zusammen sind. Wenn einfach nur Ruhe ist für ein paar Tage.»

Jetzt, drei Tage vor Weihnachten, habe ich in Augsburg ein paar kleinere Geschenke für Renate besorgt. *Vielleicht habe ich dieses Jahr mal mehr für sie als umgekehrt, das wäre eine Premiere,* denke ich und lächle vor mich hin. Dann bin ich auf dem Rückweg auf die Wache gefahren, um ein paar Sachen aus meinem Spind zu holen, und gleich andere Dinge aufzufüllen. Kugelschreiber zum Beispiel.

Das Gesicht der jungen Patientin: Als ich durch die Fahrzeughalle an unserem Rettungswagen vorbeilaufe, habe ich den Einsatz schlagartig vor mir. In ein paar Tagen ist Weihnachten. Ich habe das kleine Mädchen auf dem Arm der Schwägerin vor meinen Augen. Es ist für mich schwer zu verstehen, dass ein Mensch mit zwanzig oder 22 kerngesund ist und ein paar Jahre danach, ohne einen Unfall, so krank, dass man ihm nicht mehr helfen kann. Ob das kleine Mädchen sich wohl, wenn es erwachsen ist, an seine Mutter erinnern kann? Was man ihr wohl erzählen wird, wenn sie erwachsen ist und die Bilder der bildschönen Mutter an der Wand mehr und mehr ausbleichen?

Aus dem Notarztzimmer höre ich ein bekanntes Geräusch: das Pfeifen des Melders. Die Tür öffnet sich: Frau Dr. Singer. Ich laufe ein Stück neben und hinter ihr her die Treppe hinunter.

«Hast du etwas von der jungen Frau gehört? Von der mit dem Nierenversagen ...», frage ich sie. «Die in der letzten Nachtschicht ...» «Ja, ich weiß schon», sagt sie. Sie lächelt, bleibt beim Öffnen der blauen Feuerschutztür kurz stehen.

«Die ist am Donnerstag entlassen worden. Und sie soll wohl ihre Koffer selbst getragen haben.»

Sie schaut mich noch einmal an. Sie strahlt richtig. Einen Moment später ist sie schon beim Einsteigen, ich höre sie rufen: «Es gibt einen medizinischen Grund dafür, ich erkläre es dir, wenn mal etwas Zeit ist ...»

Die Tür fällt mit einem metallischen Geräusch vor mir zu. Von der Straße her hört man Fahrgeräusche und das leiser werdende Geräusch des Martinshorns des Notarztfahrzeugs, das auf dem Weg zu einem Menschen ist, dem es schlecht geht. So schlecht, dass er sofort Hilfe braucht. Irgendwo in dieser Stadt oder einem anderen Ort. Für einen Moment wird mir flau in den Knien, und ich kann mir nicht vorstellen, dass auch ich manchmal in so einem Auto sitze und unterwegs zu einem solchen Notfall bin.

Ich schleiche still nach oben zurück zu meinem offenen Spind. Als einmal jemand das Treppenhaus hochgeht, verschwinde ich in einem der Schlafräume. Ich möchte nicht mit verheulten Augen gesehen werden.

Manchmal erhofft jeder Mensch sich Geschenke. Manchmal auch sehr große. Und manchmal wagt man nicht, sich etwas zu wünschen, weil es einem vorkommt, als sei das Geschenk zu groß, geht es mir durch den Kopf.

Ja, denke ich, als ich etwas später in meinem Auto sitze und über die frostgrauen Straßen nach Hause fahre, *irgendeinen medizinischen Grund gibt es auch immer. Es muss am Ende ja alles zusammenpassen in dieser Welt.*

Ein Interview als Nachwort

Georg, in vielen der Einsätze, die Du uns schilderst, passieren schlimme Dinge, von denen man am liebsten nichts wissen möchte. Warum erzählst Du diese Erlebnisse?

Ich glaube, dass die Dinge, die wir täglich erleben – die positiven, aber auch gerade die wirklich schlimmen –, uns Denkanstöße geben, die sehr wichtig sind. Die wir auch brauchen, um uns zu entwickeln. Wir brauchen schöne Erlebnisse; solche, in denen wir «gewinnen», solche, die uns Glücksmomente vermitteln.

Kein Mensch wäre motiviert, einen Rettungsdienst aufzubauen, wenn wir nicht meistens helfen könnten. Ohne das Gute zu kennen, hätten wir kein Ziel. Ohne die schlechten Erfahrungen, ohne das Leid gäbe es aber für uns keinen Anlass, etwas in unserem Leben zu verändern, nachzudenken über uns, über unser Leben zu reflektieren oder uns mal mit Glaubensfragen auseinanderzusetzen. Manchmal kommt es mir vor, als wäre das Leben eine Aneinanderreihung von Geschichten, von kleinen Gleichnissen, die wir persönlich erleben und die uns weiterbringen.

Ich habe aus diesen Dingen, die ich erlebt habe, eine Menge gelernt. Ich habe Kollegen und Chefs gehabt, bei denen ich – wie in der Erzählung «Menschen, die helfen» – lernen konnte, wie man damit umgeht, wenn man selbst oder ein anderer Mensch Fehler macht. Dass diese Dinge nicht unter den Tisch gekehrt werden – aber dass man sich und anderen auch verzeihen muss.

Ich habe gelernt, dass es seltsame Zu-Fälle gibt. Und mehr als einmal das Gefühl gehabt, dass gerade der Zu-Fall alles andere als beliebig ist. Der Zu-Fall, dass ich meinen Dienst quittieren möchte, ich aber dann im Telefonat nicht rechtzeitig zu Wort komme, wie in der Erzählung «Das Leben geht weiter». Der Zu-Fall, dass ein Mensch noch einmal mit dem Leben davonkommt, dem keiner mehr eine Chance gegeben hat. In eine Situation gedrückt werden, in die du reingehst und dir nichts mehr bleibt als ein Hoffen, das dünner ist als ein trockenes Blatt im Herbststurm – und du in der Verzweiflung die Hände gefaltet und gebetet hast. Seltsam, wenn einem solche Dinge mehrfach passieren. Das ist eine Erfahrung, die einen einfach verändert.

Und dann gibt es Dinge, die wir nicht fassen können. Die einfach schlimm bleiben. Wenn – wie in der Erzählung «Das Leben geht weiter» – ein kleines Kind stirbt, wenn also etwas passiert, das dein Inneres einfach nicht zulassen kann, dann ist «nicht mehr helfen zu können» etwas, das man auch erst einmal lernen muss.

Diese Dinge aufzuschreiben, ist für mich anstrengend gewesen: Der Kampf um Formulierungen ist oft die kleinere Aufgabe; das Ringen, auch mit leidvollen Erinnerungen, braucht Kraft. Das Schreiben ist für mich selbst ein Anlass gewesen, ein weiteres Mal über alles nachzudenken. Vielleicht sind sie auch ein Anlass für die Leserinnen und Leser, über Dinge nachzudenken, sich zu erinnern an eigene Erlebnisse. Und diese Dinge noch einmal zu bearbeiten. Es könnte sich lohnen – auch wenn das manchmal «harte Arbeit» ist.

An was glaubst Du? Und wie kommst Du dazu?

Ich habe schon immer ein Problem damit gehabt, «einfach» anzunehmen. Ich glaube nur, was ich sehe, was ich selbst erlebe und erfahren kann. Oder was ich logisch nachvollziehen kann. Ich hatte mich im Alter von zwanzig Jahren völlig von jeder Form des Glaubens abgewendet. Habe mich dann lange Zeit mit fernöstlichen Religionen auseinandergesetzt. Ich kam aus einer Generation, in der man versucht hat, antiautoritär zu leben – da passte das Bild eines allmächtigen Gottes, der über allem steht, überhaupt nicht hinein.

In meinem Alltag, im Rettungsdienst, in meinem persönlichen Leben, bin ich manchmal schon auch auf eine brutale Weise mit dem Tod konfrontiert worden. Viele Menschen begegnen dieser Konfrontation mit Zynismus. Zynismus ist für mich etwas, mit dem ich «überspiele» – und leugne. Vor allem leugnet der Zynismus etwas, an das ich trotz aller Fehlbarkeit immer geglaubt habe: den guten Kern, den jeder Mensch in sich trägt. Diesen Kern, der das Gute sucht, auch aus jeder Dunkelheit oder Verwirrung heraus. Diese Form von Zynismus lag mir nicht. Also habe ich mich auf die Suche gemacht nach Erklärungen. Und auf die Suche nach einem Sinn dieses Lebens. Und nach dem Sinn des Todes.

Was ich heute glaube: Ich glaube nicht, dass es etwas gibt, was ohne Grund passiert. In der Physik gibt es Gesetze wie zum Beispiel den Energieerhaltungssatz. Wenn etwas passiert, gibt es immer eine Ursache dafür. Wenn irgendwo eine Energieform auftaucht, ist etwas vorausgegangen. «Von nichts kommt nichts», könnte man vereinfacht sagen. Wenn das für jedes Detail des Universums gilt, dann ist glaubhaft, dass es auch für das Universum im Ganzen gilt.

Dass es einen Urknall gegeben hat – ohne dass es etwas gab, was dem vorausgegangen ist –, das ist für mich unglaubwürdig. Nun können wir vielleicht ergründen, dass es vor dem Urknall noch etwas anderes gegeben hat, ein «Voruniversum» – aber wir stehen wieder nur vor der Frage: Woher kommt dieser Zustand davor?

Es muss also eine Kraft geben, die außerhalb dieses Universums steht. Die Bibel beschreibt diese Kraft. Manchmal wie eine Person – an anderer Stelle wie eine «geheimnisvoll wirkende» Kraft. Wie sollte man auch etwas besser beschreiben, das außerhalb und «oberhalb» des Systems steht, das selbst die Grenzen der eigenen Vorstellungskraft festlegt? Die Bibel gibt dieser Kraft einen Namen: Gott. Und sie gibt gleich noch eine wichtige Vorgabe dazu: «Mach dir kein Bild. Und kein Bildnis.» Wie sollte ich auch ein Bild von etwas haben, das außerhalb des eigenen Systems und der eigenen Wahrnehmungsfähigkeit ist? Dass es eine Schöpferkraft geben muss, die über diesem Universum steht, erschien mir aus diesen Überlegungen heraus naheliegend.

Eine der zentralen Fragen, die sich jedem Menschen stellt, ist die, ob es nach dem Sterben – also nach dem, was wir als Tod begreifen – weitergeht. Ich habe hier viele Beobachtungen gemacht. All diese Beobachtungen sind für nichts ein endgültiger Beweis, denn einen Beweis gibt es – vielleicht aus gutem Grund – nicht. Dennoch ergeben diese Beobachtungen wichtige Hinweise. Mich haben diese Dinge beeindruckt: die Wahrnehmung von sterbenden Menschen, der immer wieder beobachtete Blick nach oben an die Decke, dem Himmel zugewandt. «Ja, seht ihr denn gar nicht dieses Licht?», sagte einmal ein alter Mensch, neben dem ich saß, wenige Stunden bevor er starb, und deutete dabei, so er noch konnte, nach oben. Ich konnte dort nur die Decke in dem schwach beleuchteten Zimmer erkennen.

Sterbende Menschen reden oft mit Personen, die längst vor ihnen gestorben sind. Nicht immer sind das die Menschen, die ihnen am nächsten standen. Es ist oft sehr überraschend, welche Personen dann scheinbar vor ihnen auftauchen. Nur eine Illusion? Auch wenn diese Beobachtung für viele Sterbende zutrifft? Vielleicht Stoffwechselveränderungen, die Menschen in der Phase des Sterbens in einen rauschähnlichen Zustand bringen?

Möglicherweise – aber selbst dann wäre das für sich schon bemerkenswert: Denn woher kommt ein solcher Mechanismus, der für das Überleben der Spezies Mensch an und für sich keinen Beitrag leistet und daher auch keinen Grund in der Evolution findet?

Eine andere Erfahrung, die ich persönlich verblüffend oft gemacht habe: Da habe ich einen Menschen in meinem Leben aus den Augen verloren, denke seit Jahren nicht mehr oder kaum noch an ihn. Dann kommt eine Stunde, in der alle meine Gedanken um ihn kreisen. Und wo ich die Gedanken an ihn nicht mehr loswerde. Und dann erfahre ich wenig später, dass er gerade zu dieser Zeit gestorben ist. Diese Erfahrung hat mich immer wieder erstaunt. Ein Beweis? Nein, aber sicher ein Hinweis.

Ich habe dann angefangen, mich mit den Berichten von Menschen zu beschäftigen, die reanimiert wurden und aus dem Nahtodbereich zurückgekehrt sind. Sind das Beweise? Vielleicht. Aber: Diese Menschen hatten ja diese Grenze noch nicht endgültig überschritten – ihre Berichte hatten also nur begrenzte Aussagekraft. Ich war immer noch am Zweifeln.

Eines Tages wurde ein Freund von uns reanimiert. Das ist viele Jahre her. Helfen konnten wir ihm damals nicht. Trotz meiner Zweifel ließ ich mich von meiner Frau dazu überreden, für ihn zu beten. Ich dachte damals: «Schaden kann es ja nicht mehr.» Wir zündeten Kerzen an. Wir vereinbarten, mit niemandem darüber zu reden.

Etwa sechs Wochen nach der Reanimation begegnete ich diesem Freund das erste Mal wieder. Einer seiner ersten Sätze in dieser Begegnung war: «Vielen Dank, dass ihr für mich gebetet habt. Es hat mir in diesem Moment sehr geholfen.» Dieser Satz, diese Begegnung war für mich ein wichtiges Schlüsselerlebnis. Vielleicht das wichtigste überhaupt. Dass er uns erklärte, uns in dem Augenblick, als wir für ihn beteten, wahrgenommen zu haben – dafür konnte kein Stoffwechselvorgang, kein rauschähnlicher Zustand verantwortlich sein. Er wusste etwas, das er von dem Ort, an dem er reanimiert wurde, niemals hatte wahrnehmen können. Ein Beweis? Ja: zumindest dafür, dass beim Sterben Dinge passieren, die über das, was wir uns vorstellen können, weit hinausreichen. Aber auch ein Beweis für ein Weiterleben nach dem Tod? Nein, dafür sicher immer noch nicht. Denn auch er war ja zurückgekehrt.

Einen wissenschaftlichen Beweis gab es immer noch nicht. Aber etwas, das mich entscheiden ließ: Ich vertraue jetzt darauf, dass es ein Leben nach dem Tod gibt; für mich ist es nach allem, was ich erlebt habe, sehr wahrscheinlich, dass es «danach» weitergeht. Ich habe dieses Erlebnis für mich als persönlichen «Hinweis» angenommen, mich einfach für das Naheliegende entschieden – und vertraue.

Ich bin heute davon überzeugt, dass dieses Leben Antworten auf unsere Fragen gibt. Dass es uns aber auch abverlangt, dass wir uns persönlich entscheiden sollen und dürfen, was wir glauben. Glauben ist etwas, das uns von Gott selbst überlassen wird.

Es ist wichtig, über das zu reden, was wir erlebt und erfahren haben. Aber es ist auch wichtig, nicht in die Entscheidung des Einzelnen einzudringen, ihn zu überreden oder Druck auszuüben. Glauben ist eine Form der Liebe – und Liebe ist immer etwas Freiwilliges. Deshalb bleiben die Dinge, die wir in diesem Umfeld erleben, auch persönliche Erfahrungen, die Hinweise enthalten. Und niemals Beweise.

Erst im Anschluss an diese Erfahrungen habe ich mich noch einmal mit der Frage nach Jesus auseinandergesetzt. Sind all die Dinge, die in der Bibel stehen, wahr? Ich finde aus dem Abstand von zweitausend Jahren verständlich, dass Zweifel daran in den Menschen aufkommen. Wir leben in einer Welt, in der alles, was man tut, logisch begründbar sein muss. In der man «verlässliche Daten» braucht, wenn man Entscheidungen trifft. Aber was haben wir denn an objektiv nachvollziehbaren, verlässlichen Daten? Geht man einmal von allen Details weg, die Christus betreffen, lässt man einmal den Glauben los, sieht man Jesus einmal «nur» als Mensch, dann bleibt doch immer noch Folgendes: Da war ein Sohn eines Handwerkers, der keine Schuldbildung, keinen Zugang zum Wissen in den Bibliotheken hatte, und der mit seinen Lehren nicht nur seine persönliche Umgebung überraschte, bewegte und die Hohenpriester so sehr beunruhigte, dass man versuchte, ihn zu vernichten. Sondern der mit dem, was er in die Welt brachte, was er uns an Gedanken mitgab und vorlebte, die Weltgeschichte veränderte. Das ist wieder kein wissenschaftlicher Beweis. Aber ein Hinweis.

Ich habe mich gefragt: Was ist für mich persönlich wahrscheinlicher? Dass das ein Zufall ist? Das ist die Frage, die sich am Ende jeder für sich persönlich beantworten darf. Ich persönlich fand das mit dem Zufall nicht mehr glaubwürdig.

Was bedeutet es für Dich persönlich, Christ zu sein?

Die erste Aufgabe ist, das persönlich für mich umzusetzen. Das, was ich glaube, zu leben. Und das ist für mich vielleicht auch schon alles, was ich tun kann und muss. Zum einen, weil es eine unglaublich schwierige Aufgabe ist, an der ich immer wieder scheitere. Es gibt so viele Probleme, die ich auch mit mir selbst habe. Eitelkeiten. Immer wieder dieses Gefühl, «nicht genug zu bekommen», das wohl jeder Mensch immer wieder hat. Materielle Wünsche. Der Bereich der Sexualität, um es doch mal ganz offen anzusprechen, in dem der Mensch ein Gefühlsleben entwickelt, das oft nur schwer zu kontrollieren ist. Oder die Ungeduld mit mir und anderen Menschen. Zorn, der manchmal daraus entsteht. Wut, Hass, wenn mir persönlich etwas ungerecht erscheint.

All diese Dinge unter Kontrolle zu bekommen und stattdessen das Ziel zu haben, dem Guten, der Schöpfung, Gott zu dienen – das ist für mich das, was die Herausforderung darstellt. Zu mir zu stehen: nicht zu leugnen, was ich glaube, wenn ich auf Widerspruch treffe. Von meinen Erfahrungen zu berichten. Und zu lieben – das beginnt für mich mit dem «Annehmen» des anderen Menschen, dem Versuch, andere zu verstehen. Oder sie zu lieben, auch wenn ich sie nicht verstehen kann. Wenn sie Fehler machen, die mir selbst nicht fremd sind, oder wenn ich mich durch sie zurückgesetzt fühle: Denn dann entwickelt sich in mir der größte Widerspruch.

Gerade das ist in unserem Dienst manchmal eine Herausforderung: Wir begegnen Menschen oft nicht nur in Momenten, in denen sie medizinische Probleme haben. Sondern in denen sie in Situationen sind, in denen vielleicht eigene Fehler sich auswirken. Wir treffen Menschen an, die ihr Leben lang ungesund gelebt haben und vielleicht deshalb unsere Hilfe brauchen. Wir treffen Menschen an, die im Gefängnis sitzen und versucht haben, sich das Leben zu nehmen. Wir treffen Menschen, die andere bewusst verletzt oder getötet haben. Wir begegnen Menschen in Situationen, in denen sie uns intime Dinge anvertrauen müssen, die sie selbst lieber verschweigen würden. Wir begegnen Menschen, die anderen gegenüber selbst in deren Notlage kalt und gefühllos reagieren.

Das, was hier im Buch beschrieben ist, zeigt ja nur ein ganz kleines Spektrum dessen, was die Realität des Alltags im Rettungsdienst ist. Wir kommen in beinahe alle Situationen und Umstände des Lebens hinein. Der Helfer kann Schwächen ansprechen, wenn es dazu beiträgt, die Probleme zu lösen, aber er muss sich heraushalten, wenn das nicht der Fall ist. Er muss den anderen annehmen, muss manchmal etwas ansprechen, das schwer anzusprechen ist, muss ein anderes Mal schweigen, selbst wenn es schwerfällt.

Immer wieder hat man das Gefühl, dass die Menschen selbst sich das Leben zur Hölle machen, bis es zu spät ist – wie zum Beispiel in den Erzählungen «Mach's gut», «Alles mal wieder ziemlich verrückt», «Jacqueline und die Schulden» oder auch «Allen Fehlern zum Trotz». Bewerten darf man die Menschen, denen man dabei begegnet, nicht. Das verbieten schon die Statuten des Roten Kreuzes. Und es ist sehr gut so. Denn setzt man sich einmal mit dieser Frage auseinander, dann ist man am Ende glücklich, wenn man selbst nicht bewertet, sondern angenommen wird – den eigenen Schwächen und der eigenen Fehlbarkeit zum Trotz. Das ist für mich christliches Handeln, denn es gibt dem anderen die Möglichkeit, sich selbst anzunehmen, seine Fehler selbst zu erkennen, offen damit umzugehen und sich nicht vor Gott und seinen Mitmenschen zu verstecken, diese Fehler und Schwächen selbst zu bearbeiten, so gut er kann – und nicht daran zu verzweifeln.

Und es bleibt unter dem Strich diese Aufgabe: Mich selbst anzunehmen, was oft nicht leicht ist, wenn ich mich an meinen eigenen Ansprüchen messe. Mit all diesen Dingen bin ich sehr gut beschäftigt.

Empfindest Du diese Welt als gerecht? Und parallel zu dieser Frage: Ist der Tod gerecht?

Nach unseren eigenen Gesetzen ist diese Welt sicher niemals gerecht. Wo Menschen sind, machen Menschen Fehler. Fehler sind vor allem deswegen Fehler, weil sie Ungerechtigkeit und Unfrieden schaffen. Wichtiger als diese Frage ist aber die Frage: Was kann ich tun, um diese Welt gerechter zu machen? Aber auch hier kommt das Thema Glauben und Vertrauen ins Spiel. Wenn ich annehmen kann, dass auch schlimme Erfahrungen einen Sinn haben oder ergeben können, dann ist das Bild, das ich von der Welt bekomme, gerechter. Auch das ist eine Herausforderung, die uns an unsere Grenzen führen kann.

Es gibt schlimmes Leid – Menschen entscheiden sich in diesen Momenten. In alle Richtungen. Es gibt Menschen, die sich mit solchen Erfahrungen vom Glauben abwenden. Und andere, die dadurch zum Glauben kommen. Es liegt in uns, wie wir mit dem Thema Gerechtigkeit umgehen. Es ist unsere Entscheidung, was wir glauben. Ich glaube, auch aufgrund der schon geschilderten Erfahrungen, dass das Leben nicht mit dem Tod aufhört. Und inzwischen glaube ich oft, dass es erst danach anfängt …

Mit dieser Überzeugung kann ich akzeptieren, was ich täglich erfahre: dass wir den Tod für keinen Menschen abschaffen können. Wir können nur dafür sorgen, dass ein Mensch eine weitere Chance erhält, hier zu leben. Hier zu lernen. Wir können dazu beitragen, dass der Zeitpunkt des Sterbens für diesen Menschen ein besserer ist, dass er noch einmal Zeit gewinnt, die er dann vielleicht noch bewusster nutzt. Und wir können ihm bis zum Schluss seines Lebens das Gefühl geben: «Du bist nicht allein. Es gibt Menschen, die für dich da sind, die dir helfen wollen.»

Das alles macht meine Welt gerechter.

Wie hast Du für Dich persönlich die Frage nach dem «Sinn des Lebens» beantwortet?

Ich glaube nicht, dass diese Frage uns in dieser Form weiterhilft. Ich finde es besser, zu fragen: Wie kann ich meinem Leben einen Sinn geben? Das sind für mich diese Dinge:

«Lernen» gibt meinem Leben einen Sinn. Uns selbst zu überwinden, unseren Kreis zu verlassen, um Erfahrungen zu sammeln und sie mit anderen auszutauschen und zu teilen.

Zu lieben: Uns selbst – unseren Fehlern zum Trotz. Um diese Fehler vielleicht irgendwann endlich mal loszulassen.

Ebenso zu lieben: den Menschen in unserer Umgebung, der uns am nächsten ist. Und den, der uns am entferntesten ist, denn nur dann kann auch er lernen zu lieben. Dazu gehört auch die Liebe zu unserer Arbeit. Und zu unserer Welt.

Aufgaben zu übernehmen, dünkt mich entscheidend. Jeder hat seine persönlichen Begabungen und Talente. Jeder kann seine Aufgaben in dieser Welt finden, diese Begabungen und Talente nutzen und dadurch ein unverzichtbarer Teil dieser Welt sein.

Dieses Interview fand auf schriftlichem Weg statt. Es bleibt uns, all diesen Menschen vom Rettungsdienst und vom Roten Kreuz zu danken, von den zivildienstleistenden Sanitätern bis zu den Ärztinnen und Ärzten, von den Mitarbeiterinnen und Mitarbeitern in den Leitstellen bis zu den Pflegefachkräften und Intensivpflegern. Ihr Einsatz ist un-

bezahlbar, generös, beeindruckend. Nach der Lektüre und dem Bear-
beiten dieses Buches müssen wir ehrlich bekennen: Dass dieser Dienst
taff und extrem herausfordernd ist, das haben wir natürlich vermutet.
Aber so taff, so existenziell, so intensiv – das hat uns schon gepackt und
geschüttelt. Und die Augen ein wenig geöffnet. A thousand thanks!

– Der Verlag

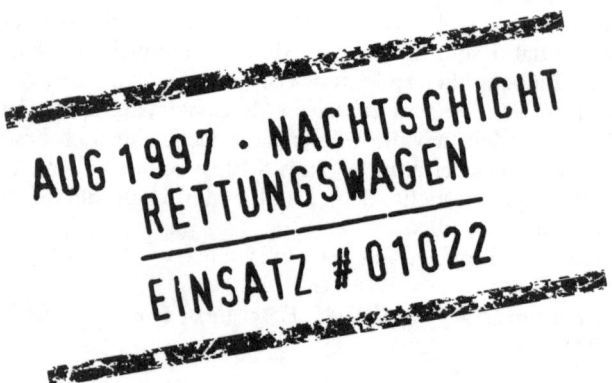

Stichwortverzeichnis

Die nachfolgende Auflistung hat nicht den Anspruch ausführlicher wissenschaftlicher Erklärungen, vergleichbar mit denen eines Fachbuchs. Sie sind als kompakte Veranschaulichung für Leser gedacht, die nicht über Vorwissen aus dem medizinischen Umfeld oder dem Rettungsdienst verfügen.

Ampullarium: (Transport-)Behälter für Ampullen, in denen sich dann in der Regel flüssige oder pulverförmige Medikamente befinden.

Angina Pectoris ist ein Schmerz in der Brust, der durch eine vorübergehende Durchblutungsstörung des Herzens typischerweise im Rahmen einer koronaren Herzkrankheit (KHK) ausgelöst wird. Er tritt anfallsartig auf und beruht meist auf einer Engstelle eines oder mehrerer Herzkranzgefäße.

APGAR: Der Apgar-Score bewertet verschiedene Merkmale (Hautfarbe, Herzfrequenz usw.) bei Neugeborenen und sorgt dafür, dass sich der klinische Zustand von Neugeborenen mit einem Punkteschema standardisiert beurteilen lässt.

AZ: Allgemeinzustand

Bilirubin-Wert: Das Bilirubin ist ein gelbes Abbauprodukt des roten Blutfarbstoffs Hämoglobin. Bei etwa 60 % aller reifen gesunden Neugeborenen entsteht durch das Bilirubin eine Gelbsucht, die in den meisten Fällen vollkommen harmlos ist. Bei einem zu starken Anstieg der Bilirubinkonzentration kann das Bilirubin über die Blut-Hirn-Schranke in das Gehirn eintreten und schlimmstenfalls zu Schädigungen führen.

Blockerspritze: Eine Spritze, mit der Luft in eine ballonartige Kammer um einen Beatmungstubus (Rohr) gedrückt wird. Durch die Dehnung dieses Körpers presst sich der Ballon innerhalb der Luftwege so an, dass er «geblockt» wird: Damit wird die Luftröhre abgedichtet, und es kann z. B. kein Magensaft, Erbrochenes, Blut etc. in die Lunge laufen.

cardiogen (kardiogen): Das Herz betreffend

Carotis-Puls: Der Puls an der Halsschlagader

Cavanadel: Eine Infusionsnadel mit einem großen Durchmesser, die dazu genutzt werden kann, einen Katheder in das Gefäßsystem zu schieben, aber auch dazu, schnell eine große Menge an Flüssigkeit in den Körper zu bringen.

cerebral: Das Gehirn betreffend

Commotio (Commotio Cerebra): Gehirnerschütterung

Computertomografie: Die Computertomographie bzw. Computertomografie ist ein Verfahren in der Radiologie, das Messungen durchführt, die von einem Computer zu einem Bild verarbeitet werden.

Defi: Abkürzung für Defibrillator, auch Schockgeber. Ein Gerät zur Defibrillation des Herzens, das durch gezielte Stromstöße Herzrhythmusstörungen wie Kammerflimmern und Kammerflattern beendet.

EKG: Das Elektrokardiogramm ist die Aufzeichnung von elektrischen Aktivitäten der Erregungsleitung am Herzmuskel, mit dem sich vielfältige Aussagen zu Eigenschaften und Gesundheit des Herzens treffen lassen.

Fremdkörperaspiration: Mit Aspiration bezeichnet man in der Medizin das Eindringen von Material (Speichel/Flüssigkeit/Nahrung/Refluat/Kontrastmittel) in die Atemwege bis unter die Stimmlippen.

Haes®: Hydroxyethylstärke, abgekürzt HES oder HAES ist ein künstlich hergestelltes Polymer. Es wird in der Notfallmedizin als Blutplasmaersatzstoff eingesetzt und dient dabei als kolloidaler Volumenersatz bei einem Mangel an Blutvolumen im Gefäßsystem.

HELLP-Syndrom: Das HELLP-Syndrom ist eine schwerwiegende Erkrankung während der Schwangerschaft. Es bezeichnet das gleichzeitige Auftreten einer Hämolyse (Auflösen von roten Blutkörperchen), einer Erhöhung der Leberwerte und eine niedrige Thrombozytenzahl (Blutplättchen, wichtig für die Blutgerinnung). Symptome sind unter anderem Schmerzen im rechten Oberbauch, Übelkeit, Erbrechen oder Durchfall, Kopfschmerzen, Sehstörungen.

Henle-Schleife: Eine Schlinge der Nierenkanälchen

HLW: Herz-Lungen-Wiederbelebung

Hubi: Hubschrauber

HWS-Schleudertrauma: Als Schleudertrauma werden Krankheitssymptome, u. a. Kopf- und Nackenschmerzen, Schwindel und Sprachstörungen, Gangunsicherheit bezeichnet, die nach einer Beschleunigung des Kopfes und Überstreckung der Halswirbelsäule während eines Verkehrsunfalls auftreten. Obwohl es dabei zu keiner direkten Schädigung von Schädel, Gehirn, Rückenmark und Halswirbelsäule kommt, ist es eine gefürchtete Ursache von chronischen Störungen.

Hyperhaes®: Stärker konzentrierte Haes-Lösung, die in bestimmten Notfallsituationen gegeben wird, um starken Volumenmangel in den Griff zu bekommen.

hypertensive Krise / hypertone Krise: Die hypertensive Krise ist ein plötzlich auftretender, zu krankhaft oder gefährlich hoher Blutdruck.

Hyperventilationstetanie: Bei einer Hyperventilationstetanie handelt es sich um Krämpfe und Taubheitsgefühle, die durch eine Fehlregulierung der Atmung verursacht sind. Durch eine über den Bedarf gesteigerte Atemfrequenz nimmt der Druck des vorhandenen Kohlenstoffdioxids ($pCO2$) ab und der pH-Wert im Blut steigt an. Häufig sind psychische Gründe ein Auslöser.

infauste Prognose: *infaust* (lat. «ungünstig») wird in der Medizin für einen sehr schlechten weiteren Krankheitsverlauf verwendet. Infauste Prognose bedeutet dabei in der Regel, dass eine Heilung nicht möglich ist und mit dem Tod des Patienten gerechnet wird.

Inkubator: Ein Inkubator ist ein Behälter, mit dessen Hilfe kontrollierte Außenbedingungen geschaffen und erhalten werden können. Im Speziellen erzeugt ein Inkubator ein Mikroklima mit eng geregelter Luftfeuchtigkeit und -temperatur sowie Sauerstoffkonzentration. Transportinkubatoren (als Spezialtrage für Neugeborene ähnlich einem Brutkasten) werden für den Transport von Frühgeborenen oder schwer erkrankten Neugeborenen eingesetzt.

Kapnometer: Ist ein Gerät, mit dem der Gehalt an Kohlendioxid in der Ausatemluft eines Patienten gemessen wird, und dient der Überwachung der Beatmung.

KIT: Das KIT (Krisen-Interventions-Team) gehört zum KID (Krisen-Interventions-Dienst) und betreut Angehörige oder Hinterbliebene von Patienten und verstorbener Personen, aber auch traumatisierte Helfer oder Zeugen eines Notfallgeschehens psychisch und seelisch.

Kopfplatze: Umgangssprachliche Bezeichnung einer Kopfplatzwunde.

KTW: Krankentransportwagen, wird in der Regel zum Transport erkrankter, z. B. nicht gehfähiger Patienten eingesetzt, jedoch normalerweise nicht zum Transport und zur Versorgung von Notfallpatienten.

Laryngoskop: Ein Laryngoskop ist ein Gerät zur Betrachtung des Kehlkopfes mit Beleuchtung, das zur Intubation benötigt wird: Hierbei wird ein Schlauch in die unteren Atemwege geschoben, um die Beatmungsmöglichkeit des Patienten sicherzustellen.

Linksherzinsuffizienz: Die Herzinsuffizienz ist die Unfähigkeit des Herzens, die aus der Lunge (Linksherzinsuff) bzw. aus den Hohlvenen (Rechtsherzinsuff) ankommende Blutmenge problemlos in den Herzvorhöfen zu fördern. Bei der Linksherzinsuffizienz ist die linke Herzhälfte (linker Vorhof und linke Herzkammer), die für den Körperkreislauf zuständig ist, betroffen.

Lukas®: Elektrisches oder pneumatisches Gerät, das automatisch eine externe Herzdruckmassage bei der Reanimation durchführt.

Lyse: Die Lyse ist in der Notfallmedizin die Bezeichnung für ein Verfahren, bei dem durch medikamentöse Gabe innerhalb eines Zeitfensters von wenigen Stunden nach einem akuten Geschehen (z. B. Herzinfarkt und Schlaganfall) die beteiligten Blutgerinnsel aufgelöst werden können.

Leukosilk®: Klebepflaster zum Fixieren von Verbandsmaterial sowie zum Fixieren von anderem medizinischen Zubehör.

Magillzange: Ist eine abgewinkelte Zange, mit der Fremdkörper aus dem Mund-Rachen-Raum entfernt werden können.

NAW: Der Notarztwagen ist ein Rettungsfahrzeug mit einer gegenüber einem Rettungswagen erweiterten Ausstattung, bei dem ein Arzt mitfährt. Er wird eingesetzt, wenn zu erwarten ist, dass erweiterte notfallmedizinische Maßnahmen zur Versorgung eines Patienten zwingend erforderlich sind. Der Notarztwagen verfügt im Gegensatz zum NEF über alle Einrichtungen, um einen Patienten zu transportieren. Nachteil dieses Systems ist, dass beim Transport eines Patienten der Arzt während der Dauer des Transportes an diesen Patienten gebunden ist, auch wenn dieser keine ärztliche Betreuung (mehr) benötigt.

NEF: Das NEF ist ein Fahrzeug, das den Arzt und medizinische Ausstattung zu einem Notfallpatienten bringt. Es ist nicht in der Lage, einen Patienten zu transportieren. Sofern der Patient nach der Untersuchung/Behandlung durch den Arzt transportiert werden muss, wird dafür ein Transportfahrzeug, in der Regel der Rettungswagen, benötigt. Der Vorteil dieses Systems ist, dass der Notarzt nach der medizinisch nötigen Versorgung sofort weiter an einen anderen Notfallort gebracht werden kann, auch wenn der Patient noch in eine Klinik transportiert werden muss. Das System mit NEF und RTW (Rettungswagen) hat in den letzten Jahrzehnten wegen der größeren Flexibilität das System mit den NAWs abgelöst.

Notsectio: Die Sectio (Sectio Caesaris) ist ein Kaiserschnitt. Die Notfallsectio ist ein Kaiserschnitt, der ungeplant aufgrund einer Notfallsituation durchgeführt wird.

Orosauger: Einmalschleimabsauger zur manuellen und schonenden Absaugung bei Säuglingen. Dabei wird das zum Absaugen erforderliche Druckgefälle durch das Absaugen mit dem Mund des Anwenders erzeugt. Die Luft wird dabei durch einen Zwischenbehälter geleitet, der auch Sekret usw. aufnehmen kann. Dadurch bleibt die Ansaugleistung gering und kann keine Schäden anrichten.

Paddels: Als Paddels werden großflächige Elektroden mit einem elektrisch isolierendem Griff bezeichnet, die die elektrische Energie bei einer Defibrillation an festgelegten Stellen an den Körper des Patienten abgeben.

Patient Ex: Exitus ist eine Bezeichnung für den Tod. Die Kurzform Ex wird traditionell häufig über Funk verwendet, unter anderem auch, um bei unerlaubtem Abhören des Funkverkehrs eine weitere Hürde zu schaffen, die die Verständlichkeit des Gesprächs für Außenstehende erschwert.

Perfusor: Der Perfusor ist ein Markenname der Firma B. Braun für eine Spritzenpumpe, mit der dosiert kleinste Mengen von flüssigen bzw. aufgelösten Medikamenten verabreicht werden können. Er ist in der Notfallmedizin zum Synonym für Spritzenpumpen geworden.

Peripher tastbar: Peripher bedeutet im Sprachgebrauch in der Umgebung/im Umfeld. Unter einem «peripher tastbaren Puls» versteht man einen Puls, der nicht nur zentral, an den Hauptschlagadern eines Patienten, sondern an weiter vom Herz entfernten Stellen, z. B. an der Arterie des Handgelenks getastet werden kann.

physiologisch: In der medizinischen Umgangssprache von Ärzten wird physiologisch für normal, gesund / nicht krankhaft verwendet.

Präoxygenieren: Als Präoxygenierung bezeichnet man eine vorbeugende Anreicherung des Körpers mit Sauerstoff zum Beispiel vor einer Narkose.

psychisch dekompensiert: Unter Dekompensation versteht man in der Medizin einen Zustand, bei dem der Körper (oder die Psyche) eines Patienten eine Fehlfunktion nicht mehr ausgleichen kann.

Rea: Reanimation / Herz-Lungen-Wiederbelebung => siehe HLW

Retter wird in der Umgangssprache der Notfallmedizin auch als Kurzform für Rettungswagen/Rettungsfahrzeug verwendet.

RS: Rettungssanitäter

RTW: Rettungswagen, ein Fahrzeug mit umfangreicher medizinischer Ausstattung und einem vorgeschriebenen Platzangebot um die Trage herum, das es ermöglicht, den Patienten von allen Seiten her zu behandeln, seine Funktionen zu überwachen und zu transportieren.

SHT Grad III: Das SHT ist jede Verletzung des Schädels mit Hirnbeteiligung, jedoch nicht Kopfplatzwunden oder reine Schädelfrakturen. Da bei einem SHT die Gefahr von Hirnblutungen und weiterer Komplikationen besteht, ist die klinische Untersuchung und Behandlung eines SHTs Standard. Je nach Schwere unterscheidet man anhand von Symptomen die Schweregrade I (leicht/Gehirnerschütterung), II (mittel/Gehirnprellung) und III schwer (Gehirnquetschung).

SIDS: Aus dem Englischen: Sudden Infant Death Syndrome, umgangssprachlich der plötzliche Kindstod, plötzlicher Säuglingstod oder Krippentod – ein unerwartetes Versterben eines Säuglings, meistens im Schlaf. Er gilt als häufigste Todesursache von Kleinkindern in den Industrienationen.

Stiffneck ist ein Markenname der Firma Laerdal für eine Schiene der Halswirbelsäule, die in der Notfallmedizin eingesetzt wird.

Strobes: Stroboskopblitzer, die an Luftfahrzeugen befestigt sind und die neben den Positionsleuchten und dem Rundumlicht für andere Luftverkehrsteilnehmer die Position klarer anzeigen sollen.

Thorax: Brustkorb

UTC +2: UTC ist die koordinierte Weltzeit. Sie wird in der Luftfahrt zur Angabe der Zeit verwendet, damit Luftfahrzeuge und/oder Bodenfunkstellen aus unterschiedlichen Zeitzonen sich in Bezug auf Zeitangaben koordinieren können, aber auch um zeitliche Berechnungen zu erleichtern. Zeitzonen werden in Abhängigkeit von UTC angegeben. UTC +1 ist dabei die Mitteleuropäische Zeit, UTC +2 ist die Mitteleuropäische Sommerzeit.

Vaporisator: Der Vaporisator ist ein Gerät, das mit Wasserdampf arbeitet. In privaten Haushalten werden damit Schnuller und Trinkflaschen für Säuglinge sterilisiert, in der Medizin gibt es zahlreiche Anwendungsgebiete.

VU: Verkehrsunfall

ZDL: Zivildienstleistender

ZK: Abkürzung für Zentralklinikum

Medikamente

ACE-Hemmer sind Medikamente, die vor allem zur Behandlung des Bluthochdrucks und der chronischen Herzinsuffizienz eingesetzt werden.

Adrenalin ist ein Hormon, das im Nebennierenmark gebildet wird. Es wird in Stresssituationen ausgeschüttet oder dem Körper als Medikament zugeführt. Als Medikament wird es auch unter dem Namen Epinephrin geführt. Es bewirkt die Steigerung der Herzfrequenz, den Anstieg des Blutdrucks und eine Erweiterung der Bronchien. Im Körper vorhandene Energiereserven werden schnell aktiviert, nicht akut lebensnotwendige Prozesse, wie die Magen-Darm-Tätigkeit, werden durch Adrenalin gedrosselt bzw. eingestellt.

Alupent® enthält den Wirkstoff Orciprenalin, es wird heute nur noch für die Behandlung des akuten Asthmaanfalls eingesetzt, kann dabei – ähnlich wie Adrenalin – die Herzfrequenz stark steigern, jedoch ohne eine starke Blutdrucksteigerung.

Antidepressivum: Antidepressiva sind Psychopharmaka, die vor allem gegen Depressionen eingesetzt werden.

Aspisol®: Der Wirkstoff Acetylsalicylat ist ein Medikament, das gegen Schmerzen, zur Fiebersenkung sowie zur Vorbeugung gegen Thrombosen und Embolien angewendet wird.

Benzodiazepam ist ein Psychopharmakon, das unter anderem zur Behandlung von Angstzuständen sowie epileptischer Anfälle eingesetzt wird. Es wirkt dämpfend auf Funktionen des zentralen Nervensystems.

Dimenhydrat ist eine Kombination der Wirkstoffe Diphenhydramin (gegen Übelkeit und Erbrechen und ein Beruhigungsmittel) und Chlortheophyllin (ein Anregungsmittel, um die Müdigkeit des Diphenhydramins zu vermindern).

Dipi ist die Abkürzung von Dipidolor®; es enthält den Wirkstoff Piritramid, ist ein starkes Schmerzmittel. Es fällt in Deutschland unter das Betäubungsmittelgesetz.

Etomidat ist ein hypnotisch wirkendes Medikament; es führt zum Schlaf, jedoch ohne schmerzstillende Wirkung.

Fentanyl ist ein sehr starkes Schmerzmittel. Es fällt in Deutschland unter das Betäubungsmittelgesetz.

Furosemid ist ein Medikament, das als «Schleifendiuretikum» in der Niere zur Steigerung der Urinausscheidung führt.

Hypno (Abk.): Hypnomidate ist ein Hypnotikum mit kurzer Wirkdauer, vor allem zur Narkoseeinleitung.

Ketamin wird in der Anästhesie zur Behandlung von Schmerzen eingesetzt; es führt zum Schlaf und zu Schmerzfreiheit, wobei die Schutzreflexe weitgehend erhalten bleiben.

Kortison (Cortison) ist ein Steroidhormon, das in der Nebennierenrinde gebildet wird. Es wird bei entzündlichen und allergischen Symptomen eingesetzt.

Lasix® ist ein Medikament mit dem Wirkstoff => Furosemid.

Mirtazapin®: Antidepressiv wirkendes Arzneimittel.

Natriumbicarbonat wurde im Rettungsdienst vor allem früher in gelöster Form bei der Reanimation zur Korrektur des pH-Wertes bei übersäuertem Blut gegeben.

Ondansetron ist ein Medikament, das gegen Übelkeit/Erbrechen gegeben wird.

Sukzi: Umgangssprachliche Abkürzung von Succinylcholin; wird in der Medizin verwendet, um bei der Narkoseeinleitung eine schnell einsetzende und auch schnell wieder abklingende vorübergehende Muskellähmung herbeizuführen.

Urapidil ist ein blutdrucksenkendes Medikament, das vor allem bei akuten Blutdruckerhöhungen eingesetzt wird.

Valium (auch Diazepam) ist ein Arzneimittel aus der Gruppe der Benzodiazepine, das als Psychopharmakon zur Behandlung von Angstzuständen, bei epileptischen Anfällen sowie als Schlafmittel angewendet wird.

Verapamil ist ein Calciumantagonist und wirkt gefäßerweiternd sowie im AV-Knoten des Herzens leitungsverzögernd. Es wird unter anderem eingesetzt zur Behandlung der koronaren Herzkrankheit und bei Störungen der Herzschlagfolge.

Danksagung

Herzlich danken möchte ich all denen, die meine Geschichten vorab gelesen und mir geholfen haben, sie zu verbessern. Dem Verlag, vor allem Vera Hahn und Christian Meyer, für ihre Geduld – ich weiß, dass ich anstrengend war …

Bernhard für die Unterstützung auf der Suche nach einem Titel für das Buch. Thomas, der die eine oder andere Geschichte vorab geprüft und mir den Rücken gestärkt hat.

Daniel, der den Funkverkehr im Flugzeug «überwacht» hat. Meinen Kollegen Dennis und Rosi, die mir beim Stichwortverzeichnis geholfen haben.

Gerald, der die Idee zu meinem ersten Buch über den Rettungsdienst gehabt hatte und dadurch auch einen Grundstein für dieses Buch legte, gemeinsam mit meiner Schreiblehrerin Christiane, bei der ich vieles gelernt habe.

Meiner Frau Renate, die sich oft auch mit mir zusammen an das, was sie schon aus den Erzählungen wusste, erinnert hat und meine Erzählungen vorab gründlich durchgearbeitet hat.

Unserer Tochter Teresa aus der Hebammenpraxis «Dein Herzstück», die sich zusammen mit mir in vielen Nachtschichten Zeit genommen hat, das gesamte Buch mehrfach durchzuarbeiten und viele kleine Fehler zu eliminieren.

Autorenwebseite:

www.georglehmacher.com

E-Mail-Adresse:

georg@lehmacher.de